Zu diesem Buch

Allergische Erkrankungen nehmen zu, insbesondere auch bei Säuglingen, Kindern und Jugendlichen. Die Suche nach den vielschichtigen Ursachen ist aufwendig, besorgte Eltern und allergiegeplagte Jugendliche stehen einer verwirrenden Vielzahl von diagnostischen Maßnahmen gegenüber, denen schließlich eine noch größere Anzahl von mehr oder weniger erfolgreichen therapeutischen Vorschlägen folgt. Eine vernünftige Orientierung ist schwierig.

Dieses Buch stellt Eltern und Betroffenen fundierte Informationen bereit. Es zeigt auf, welche Erkrankungen nach heutigem Wissensstand allergisch ausgelöst sind, wie diese Erkrankungen sich äußern und welche diagnostischen Schritte bei welchem Allergietyp sinnvoll sind. Gerade bei Kindern sollten schmerzhafte und belastende diagnostische und therapeutische Maßnahmen sehr wohl überlegt eingesetzt werden, um das Vertrauen in eine oft über lange Zeit erforderliche therapeutische Zusammenarbeit mit dem Arzt oder der Ärztin nicht zu zerstören. Weiterhin werden sinnvolle, effektive und möglichst nebenwirkungsfreie Behandlungsmethoden dargelegt. Zu guter Letzt widmet sich der Autor den Möglichkeiten der Allergievorbeugung sowie den Erfahrungen mit alternativen Heilmethoden.

Der Autor

Dr. med. Peter J. Fischer, geboren 1955, ist Facharzt für Kinderheilkunde und Allergologe. Nach elfjähriger Tätigkeit am Olgahospital in Stuttgart arbeitet er seit Mitte 1993 in einer Gemeinschaftspraxis in Schwäbisch-Gmünd. Er ist verheiratet und hat drei Kinder.

Dr. med. Peter J. Fischer

ALLERGIEN BEI KINDERN UND JUGENDLICHEN

Vorbeugen, erkennen, heilen

Mit Illustrationen von
Matthias Wagner

rororo
Rowohlt

rororo medizin und gesundheit
Lektorat Heike Wilhelmi

Originalausgabe
Veröffentlicht im Rowohlt Taschenbuch Verlag GmbH,
Reinbek bei Hamburg, Juni 1993

Umschlaggestaltung Nina Rothfos
(Foto: BAV – Helga Lade Fotoagentur)
Satz Sabon (Linotronic 500)
Gesamtherstellung Clausen & Bosse, Leck
Printed in Germany
1690-ISBN 3 499 19396 5

Inhaltsübersicht

TEIL D: Anhang

Vorwort

Allergische Erkrankungen nehmen auch bei Kindern und Jugendlichen zu. Viele Eltern junger Säuglinge stellen sich die Frage, ob Hautausschläge, die bei ihren Kindern auftreten, durch eine Unverträglichkeit der Nahrung oder andere Umweltfaktoren bedingt sein könnten. Andere Eltern sind verunsichert, ob z. B. Symptome wie ständiger Schnupfen oder gerötete Augen, die sie bei ihren Kindern beobachten, möglicherweise eine allergische Ursache haben. Neben der Vielfalt allergisch bedingter Krankheitserscheinungen steht eine verwirrende Vielzahl von diagnostischen Maßnahmen, die von verschiedensten Seiten angeboten werden. Außerdem existiert eine noch größere Anzahl mehr oder weniger erfolgreicher therapeutischer Vorschläge. Eine vernünftige Orientierung ist schwierig.

Dieses Buch will den Eltern und betroffenen Patienten fundierte Informationen bereitstellen. Es wird aufzeigen, welche Erkrankungen nach heutigem Wissensstand allergisch ausgelöst sind, wie diese Erkrankungen sich äußern und welche diagnostischen Maßnahmen bei welchem Allergietyp sinnvoll sind. Auf der einen Seite ist es z. B. für den Patienten mit Asthma bronchiale sehr wichtig, daß der entscheidende allergische Auslöser erkannt wird, um diesen dann möglichst weitgehend meiden zu können; auf der anderen Seite müssen vor allem bei Kindern schmerzhafte und belastende diagnostische und therapeutische Maßnahmen sehr wohlüberlegt eingesetzt werden, um das Vertrauen in eine oft über lange Zeit erforderliche therapeutische Zusammenarbeit mit dem Arzt nicht zu zerstören. Das Buch wird weiter darlegen, welche Behandlungsmaßnahmen sinnvoll, effektiv und möglichst frei von Nebenwirkungen sind. Nicht zuletzt werden die Möglichkeiten der Allergievorbeugung, alternative Methoden und Impfprobleme bei Allergikern besprochen.

Neben Patienten und Eltern ist das Buch auch eine gute Informationsquelle für Lehrer und Erzieher, die allergische oder asthmakranke Kinder betreuen.

Wie kann dieses Buch gelesen werden?

Dieses Buch kann auf verschiedene Weisen gelesen werden. Wer sich zunächst allgemein über Allergien informieren will, beginnt am besten mit dem Allgemeinen Teil A. Wer jedoch gezielt Anworten auf bestimmte Fragen sucht, kann prinzipiell in jedes Kapitel einsteigen. Querverweise stellen den Zusammenhang mit anderen Kapiteln her.

Der Allgemeine Teil A führt in die Grundlagen des Problems der Allergien ein. Im Teil B können Sie sich über die einzelnen allergischen Erkrankungen mit ihren Ursachen, Symptomen und Behandlungsmöglichkeiten informieren. Teil C beantwortet speziellere Fragen oder vertieft bestimmte Teilgebiete weiter. Teil D enthält neben dem Glossar eine Anschriftenliste von Selbsthilfegruppen.

Die Inhaltsübersicht am Anfang des Buches gibt einen raschen Überblick über die einzelnen Kapitel. Das ausführliche Inhaltsverzeichnis am Ende des Buches dient zur genauen Orientierung über die einzelnen Kapitel und Unterkapitel.

TEIL A:

Allgemeines

1
Was ist eine Allergie?

Der Begriff «*Allergie*» ist zum Schlagwort geworden, das oftmals mehr verwirrt als klärt. Man ist «allergisch» gegen bestimmte Personen, gegen Hausaufgaben und vieles andere. Das erste Kapitel informiert darüber, was unter einer Allergie und einer Pseudoallergie zu verstehen ist. Es gibt einen Überblick, wie sich Allergien äußern können und wodurch sie ausgelöst werden.

Was bedeutet «Allergie»?

Allergie

Eine *Allergie* ist eine überschießende Reaktion des Körpers auf bestimmte allergieauslösende Stoffe aus der Umwelt (= Allergene). Die normale Abwehrreaktion des Immunsystems schießt über das eigentliche Ziel, nämlich den Körper vor Fremdstoffen zu schützen, hinaus. Durch diese Überreaktion entstehen für den Betroffenen zum Teil höchst unangenehme und krankmachende Symptome. Ist der Organismus einmal auf ein Allergen empfindlich geworden (= sensibilisiert), so wird dieses Allergen bei jedem erneuten Kontakt vom Immunsystem sofort wiedererkannt und löst wieder Krankheitserscheinungen aus. Die Mengen des allergieauslösenden Stoffes müssen dafür oft nur gering sein. Jedoch schwächen sich eine ganze Reihe allergischer Reaktionen mit zunehmendem Alter ab oder verschwinden gänzlich, wie z. B. bei der Kuhmilchallergie des Säuglings, welche nach zwei bis drei Jahren bei der Mehrzahl der Kinder verschwunden ist.

Pseudoallergie

Bei einer echten Allergie ist immer das Immunsystem beteiligt, indem es zur Bildung von Antikörpern gegen den allergieauslösenden Stoff kommt. Es gibt jedoch auch *«allergieähnliche Reaktionen»* oder *«Pseudoallergien»*. Diese verursachen Symptome, die einer allergischen Erkrankung ähneln, bei deren Auslösung jedoch das Immunsystem nicht direkt beteiligt ist. So sind z. B. viele Reaktionen auf Nahrungsmittel und Medikamente keine Allergien im engeren Sinne, sondern «Pseudoallergien».

Atopie

Da verschiedene allergische Erkrankungen in Kombination sowie familiär gehäuft auftreten können, wurde der Begriff *Atopie* geprägt. Man versteht darunter eine familiär auftretende Veranlagung zu Ekzemen, Asthma und Heuschnupfen.

Die Mechanismen, die bei einer allergischen Reaktion im Immunsystem ablaufen, sind in → Kapitel 16 ausführlich beschrieben.

Gibt es heute mehr Allergien als früher?

Diese Frage wurde lange Zeit kontrovers diskutiert. Zu ihrer stichhaltigen Beantwortung müssen mehrere Gesichtspunkte berücksichtigt werden:

Gründe, die gegen eine Zunahme der Allergien sprechen

Verfechter der Ansicht, daß Allergien nicht zugenommen hätten, führen folgende Argumente ins Feld:

- Die Leute gehen heutzutage öfters zum Arzt als früher. Daher würden auch mehr Allergien dokumentiert.
- Die Methoden der Diagnose von Allergien haben sich stark ver-

bessert. Eine vermeintliche Zunahme von Allergien könnte dadurch zustande kommen, daß diese Methoden vor einigen Jahrzehnten noch nicht zur Verfügung standen und man viele Allergien daher überhaupt nicht diagnostizieren konnte.

- Heutige Studien könnten mit älteren Studien nicht verglichen werden, da die älteren Studien oft von lückenhafter Qualität seien.
- Weniger die Zahl der Allergiker habe zugenommen, sondern in erster Linie die Anzahl der Allergene, z. B. durch den Verzehr exotischer Früchte wie Kiwi und Mango.

Argumente, die für eine tatsächliche Zunahme von Allergien sprechen

Es gibt jedoch einige stichhaltige Zahlen, die eine Zunahme der Allergiehäufigkeit eindeutig belegen:

- So hatte in der Nordschweiz 1926 durchschnittlich 1 % der Bevölkerung einen Heuschnupfen. Bis 1985 war diese Zahl auf 10 % angestiegen. Während 1926 die Stadtbevölkerung zehnmal häufiger betroffen war (1,2 %) als die Landbevölkerung (0,13 %), existiert dieser Unterschied interessanterweise heute nicht mehr.
- Die Asthmahäufigkeit stieg bei Genfer Schülern in den letzten dreißig Jahren von 1,9 auf 2,8 %, in England in der Stadt Birmingham von 1,7 auf 2,3 %.
- Die Neurodermitis hat in Dänemark in den letzten zwanzig bis dreißig Jahren von 3 bis 5 % auf 10 bis 12 % zugenommen.

Insgesamt kann also mit Sicherheit davon ausgegangen werden, daß Erkrankungen aus dem atopischen Formenkreis eindeutig zugenommen haben.

Etwa 20 bis 30 % der Bevölkerung dürften die prinzipielle Veranlagung zu einer allergischen Reaktionsbereitschaft haben. Zwar werden wir nicht alle im Laufe der Zeit allergisch reagieren, eine weitere Zunahme allergischer Erkrankungen ist jedoch noch möglich.

Kinder sind besonders empfänglich für Allergien

Die Säuglingszeit und frühe Kindheit ist eine besonders empfindliche Zeit. Dies gilt für alle Einflüsse, die von außen auf das Kind einwirken, sei es auf die Psyche, sei es auf den Körper.

Das Immunsystem ist noch im Aufbau. Der Säugling hat zwar von der Mutter einen «Nestschutz» mitbekommen und erhält auch über die Muttermilch Abwehrstoffe. Dieser Nestschutz schützt jedoch nur gegen einige wenige Infektionen wie Windpocken und dies auch nur über einen begrenzten Zeitraum. Ansonsten muß sich das Immunsystem nach und nach mit einer Vielzahl von Krankheitserregern und möglichen Allergieauslösern auseinandersetzen.

Je früher und je massiver Allergene auf das noch unreife Immunsystem treffen, desto größer ist die Wahrscheinlichkeit, daß eine Allergie entsteht (siehe auch → Kapitel 14 «Allergievorbeugung»). So ist z. B. die Darmschleimhaut des Säuglings noch durchlässiger, so daß potentielle Allergieauslöser wie Kuhmilch- oder Hühnereiweiß leichter passieren können.

Der Säugling hat im Vergleich zum Erwachsenen bezogen auf das Körpergewicht eine wesentlich größere Körperoberfläche. Dies bedeutet eine große Kontaktfläche mit der Umwelt und deren Allergieauslösern. Die Flächen der Bronchialschleimhaut und der Lungenbläschen, welche mit der Außenluft Kontakt haben, sind ebenfalls sehr groß.

Die Entgiftungsorgane Leber und Niere haben bei der Geburt noch nicht ihre volle Funktion erreicht, sondern müssen erst ausreifen. Bestimmte Giftstoffe werden daher noch nicht im vollen Umfang ausgeschieden, können sich im Körper ansammeln und möglicherweise das Immunsystem schwächen.

Wie können sich Allergien äußern?

Allergien können sich an vielen Organen äußern. Das macht ihre Symptomatik so vielfältig und ihr Erkennen oft schwierig.

Die häufigste allergische Reaktion, der *Heuschnupfen*, spielt sich an den *Schleimhäuten der Nase* und oft auch *der Augen* ab. Es kommt zu Niesreiz, Absonderung eines klaren Sekrets aus der Nase, im weiteren Verlauf zu einer «verstopften» Nase. Andere Allergene können einen *Dauerschnupfen* bewirken. Schleimhautschwellungen im Bereich des *Kehlkopfes* und des *Halses* sind Ausdruck einer allergischen Allgemeinreaktion und können die Vorboten eines allergischen Schocks sein.

Eine *allergische Bindehautentzündung* wird meist durch dieselben Allergene hervorgerufen wie der Heuschnupfen. Die Augen werden rot, brennen und tränen.

Reagieren auch die *Schleimhäute der tieferen Atemwege*, kommt es zur anfallsweisen Verengung der Luftwege mit Atemnot, der *obstruktiven Bronchitis* bzw. dem *Asthma bronchiale*. Die Schleimhaut der Bronchien schwillt an, Schleim verlegt die Atemwege, die Muskeln der Bronchien verkrampfen sich. Eine im Kindesalter seltene Erkrankung ist die *Entzündung der Lungenbläschen*, der letzten Verzweigungen der Atemwege. Sie kann z. B. durch Vogelfedern ausgelöst werden.

Die *Haut* ist ein gut beobachtbares Reaktionsorgan allergischer Reaktionen. Hautausschläge im Rahmen von *Kontaktallergien* auf Schmuck oder *Medikamentenallergien* sind typische Beispiele. Auch Vorboten einer schweren Allgemeinreaktion können sich zuerst als Hautausschlag äußern. Bei der *Neurodermitis* finden sich in bestimmten Fällen allergische Provokationsfaktoren, welche einen neuen Schub auslösen können.

Der *Magen-Darm-Trakt* ist bei *Nahrungsmittelallergien* betroffen. Magen-Darm-Symptome wie Durchfälle, Erbrechen, Blut im Stuhl, Gedeihstörungen, daneben Hautausschläge, Symptome der Atemwege mit Schnupfen oder Asthma können die Folge sein; sogar Anzeichen eines Schocks können sich zeigen.

Allergische Reaktionsabläufe finden sich auch bei gewissen *nichteitrigen Entzündungen der Nieren* (Glomerulonephritis).

Eine vorzeitige *Zerstörung von roten und weißen Blutkörperchen* (Erythrozyten und Leukozyten) sowie *Blutplättchen* (Thrombozyten) kann durch allergische Mechanismen bedingt sein.

Fieber kann der Ausdruck allergischer Vorgänge am *Zentralnervensystem* sein.

Die *schwerwiegendste allergische Reaktion* ist der *anaphylaktische Schock*. Dabei kommt es zum Kreislaufversagen durch eine Fehlsteuerung der Blutgefäßregulation. Das Blut versackt in den peripheren Blutgefäßen. Die Folge ist ein Blutdruckabfall. Lebenswichtige Organe werden nicht mehr mit Sauerstoff versorgt, durch eine Mangeldurchblutung des Gehirns kommt es zur Benommenheit bis zur Bewußtlosigkeit. Eine kreislaufstabilisierende medikamentöse Behandlung muß möglichst rasch eingeleitet werden, evtl. sogar mit Herzmassage und künstlicher Beatmung. Ein anaphylaktischer Schock ist zum Glück selten, er kann jedoch lebensbedrohlich sein. Als Auslöser kommt z. B. eine Insektengiftallergie oder eine Nahrungsmittelallergie in Frage.

Was kann Allergien auslösen?

Allergene treten mit dem Körper hauptsächlich über die Schleimhäute der Atemwege, den Magen-Darm-Trakt und die Haut in Kontakt.

Allergieauslösung über die Luft

Die meisten Allergien werden durch Allergene hervorgerufen, welche über die Luft in die Schleimhäute der Atemwege oder der Augen gelangen:

Pollen (Blütenstaub) von Bäumen, Gräsern und Kräutern können jahreszeitlich wechselnde Beschwerden wie Heuschnupfen, allergische Bindehautentzündungen, Asthma sowie Schübe einer Neurodermitis auslösen. Die Pollen dienen der Vermehrung dieser Pflanzen und befinden sich zur entsprechenden Blütezeit in großen Mengen in der Luft, vor allem während warmer und trockener Wetterperioden. Pollenkalender (siehe → Abb. 12.2) und Pollenwarndienste geben Hinweise über die jeweils vorherrschende Pollenart.

Hausstaubmilben sind das Hauptallergen des Hausstaubes. Man findet sie hauptsächlich im Schlafzimmer, in größter Menge im Bett in der Matratze und im Bettzeug. In der übrigen Wohnung sind Polstermöbel der Hauptaufenthaltsort. Eiweißbestandteile im Kot der Hausstaubmilbe stellen das eigentliche Allergen dar. Dauerschnupfen und Asthma bronchiale können die Folge einer Sensibilisierung sein.

Schuppen, Speichel, Urin, Haare und Blutserumbestandteile von *Tieren* sind weitere häufige Allergieauslöser bei Kindern, auch sie können einen allergischen Schnupfen, eine allergische Bindehautentzündung oder ein Asthma bronchiale auslösen. Es ist nicht unbedingt ein direkter Kontakt mit dem Tier erforderlich. Verschiedene Gegenstände wie z. B. Decken oder Teppiche können Schuppen oder Speichel des Tieres enthalten und bei Kontakt zur Symptomauslösung führen.

Schimmelpilzsporen gibt es in großen Mengen in der freien Natur z. B. auf Blättern, in Pflanzenabfall und in der Erde. Schimmelpilze finden sich auch in feuchten Wohnungen, z. B. an feuchten Wänden. Sie können zu allergischem Schnupfen führen oder an der Entstehung eines Asthma bronchiale beteiligt sein.

Allergieauslösung durch Aufnahme in den Magen-Darm-Trakt

Andere Allergene gelangen über den Magen-Darm-Trakt in den Körper:

Verschiedene *Nahrungsmittel* und *Nahrungsmittelzusätze* können Ursache einer Nahrungsmittelallergie mit Hautausschlag, Durchfällen oder Atemnot sein. Die beim Säugling bekannteste Nahrungsmittelallergie ist die Kuhmilchallergie. Weitere häufige Auslöser von Nahrungsmittelallergien sind Eier und Nüsse.

Medikamente rufen in einigen Fällen allergisch bedingte Arzneimittelausschläge hervor, es können jedoch auch schwere Allgemeinreaktionen mit Schock auftreten.

Allergieauslösung durch Kontakt mit der Haut

Gewisse Allergene führen über einen Hautkontakt zu einer Sensibilisierung:

Bestimmte *Metalle in Schmuck*, vor allem Nickel, verursachen manchmal Kontaktallergien an den Körperstellen, an denen der Schmuck getragen wird.

Verschiedene *Chemikalien*, z. B. in Kosmetika, können ebenfalls Kontaktallergien auslösen, bei Inhalation evtl. auch Asthma.

Weitere Informationen zu den oben genannten und weiteren Allergenen finden Sie im → Kapitel 12 «Allergieauslöser» sowie in den Kapiteln, in denen die verschiedenen allergischen Erkrankungen beschrieben sind.

Warum gerät das Immunsystem außer Kontrolle?

Es drängt sich die Frage auf, warum der Körper sich mit einer überschießenden Reaktion auf Allergene selbst schadet und wodurch eine ausgewogene Regulation des Abwehrsystems aus den Fugen gerät.

Nach heutigem Kenntnisstand müssen für die Entstehung einer Allergie eine ganze Reihe von Faktoren verantwortlich gemacht werden. Neben der anlagebedingten Bereitschaft, allergisch zu reagieren, begünstigen verschiedene Faktoren in der Umgebung und Umwelt des Menschen die Entstehung einer Allergie. Die Umweltfaktoren haben für die Behandlung und Vorbeugung von Allergien eine große Bedeutung, sie werden in → Kapitel 2 eingehend besprochen. Tabelle 1.1 zeigt für die Allergieentstehung wichtige Faktoren.

Tabelle 1.1
Faktoren, die an der Entstehung einer Allergie beteiligt sind

1)	Anlagebedingte allergische Reaktionsbereitschaft
2)	Einflüsse während der Schwangerschaft
3)	Streßfaktoren bei der Geburt
4)	Frühzeitiger Allergenkontakt
5)	Intensiver Allergenkontakt
6)	Umweltschadstoffe

Allergie und Veranlagung

Allergische Erkrankungen treten familiär gehäuft auf. So hatten in einer Studie 87 % der Kinder, die bis zum zehnten Lebensjahr eine atopische Erkrankung entwickelten, einen nahen Verwandten mit einer atopischen Vorgeschichte. In einer anderen Studie hatten ca. 70 % der Kinder eine atopische Erkrankung, wenn beide Eltern Atopiker waren, und 54 %, wenn ein Elternteil eine atopische Erkrankung hatte.

Es wurde eine Verbindung allergischer Erkrankungen mit Erbmerkmalen auf den weißen Blutkörperchen, dem HLA-System, vermutet, jedoch ist dieser Zusammenhang nicht sehr ausgeprägt. Wahrscheinlich liegt eine Vererbungsart vor, die über mehrere Gene gesteuert wird.

Kennzeichen vieler allergischer Erkrankungen ist ein erhöhter Immunglobulin E (IgE)-Spiegel im Blut. Neugeborene mit einem erhöhten IgE-Spiegel im Nabelschnurblut haben eine höhere Wahrscheinlichkeit, eine atopische Erkrankung zu entwickeln. Eine neuere deutsche Studie konnte jedoch zumindest bis zum Alter von einem Jahr keinen strengen Zusammenhang zwischen Nabelschnur-IgE und der Entwicklung atopischer Erkrankungen herstellen. Für den IgE-Spiegel besteht bei Familienangehörigen eine gewisse Übereinstimmung, besonders bei Zwillingen. Diese Übereinstimmung liegt jedoch auch bei eineiigen Zwillingen nicht über 50 %. Dies zeigt, daß neben der vererbten Veranlagung noch weitere Auslösefaktoren an der Entstehung einer Allergie beteiligt sein müssen.

Die Veranlagung für verschiedene allergische Erkrankungen wird offenbar auf unterschiedliche Weise weitergegeben. So besteht zum Beispiel kein gemeinsamer Vererbungsgang für das überempfindliche Bronchialsystem und andere allergische Erkrankungen. Keine gehäufte Kombination mit anderen allergischen Erkrankungen fand sich z. B. bei Insektengiftallergien und der Penicillinallergie.

Zusammenfassung:

Eine *Allergie* ist eine überschießende Reaktion des Organismus auf bestimmte allergieauslösende Stoffe. Eine allergische Reaktion geht mit der Bildung allergieauslösender Antikörper einher. Unter einer *Pseudoallergie* versteht man Reaktionen, die zwar einer allergischen Reaktion ähneln, bei denen jedoch das Immunsystem nicht beteiligt ist.

Die Häufigkeit von Allergien hat zweifellos zugenommen. Die Entstehung von Allergien ist mit Anlagefaktoren allein nicht zu erklären. Es müssen noch andere Faktoren hinzukommen, um aus der vererbten Bereitschaft, allergisch zu reagieren, eine manifeste allergische Erkrankung entstehen zu lassen.

Kinder sind für Allergien besonders empfänglich. Das Immunsystem und viele Entgiftungsfunktionen des Körpers sind noch nicht ausgereift.

Das Wissen um eine allergische Veranlagung darf jedoch *nicht zur Resignation führen* («Da kann ich ja doch nichts machen!»). Im Gegenteil, *beeinflußbaren Faktoren in der häuslichen Umgebung und übrigen Umwelt muß besondere Aufmerksamkeit geschenkt werden*, um durch sinnvolle vorbeugende Maßnahmen das Risiko einer Allergieentstehung oder Allergieausweitung zu senken!

2
Allergie und Umwelt

Aus Kapitel 1 wissen Sie, daß die Entstehung einer Allergie mit Veranlagungsfaktoren allein nicht zu erklären ist. Dieses Kapitel beschäftigt sich nun mit Umweltfaktoren, welche die Entstehung einer Allergie begünstigen können (siehe auch Tabelle 1.1).

Was haben Umweltschadstoffe mit Allergien zu tun?

Studien aus Ballungsgebieten haben gezeigt, daß bei schwerer Luftverschmutzung die Erkrankungshäufigkeit und die Sterblichkeit an Erkrankungen der Luftwege zunimmt. Betroffen sind vor allem Menschen mit Asthma bronchiale. Wie ist diese erhöhte Erkrankungshäufigkeit zu erklären?

- Viele Schadstoffe in der Luft wirken reizend auf die Schleimhäute der Augen und der Atemwege und bewirken eine Bindehautreizung und Reizhusten sowie eine erhöhte Empfindlichkeit des Bronchialsystems (z. B. Formaldehyd).
- Ein Teil dieser Stoffe kann selbst zu einer Antikörperbildung führen und eine Immunreaktion des Organismus auslösen (z. B. Isozyanate).
- Es gibt begründete Hinweise dafür, daß bestimmte Schadstoffe die Schleimhäute so weit schädigen, daß andere Allergene, welche normalerweise an den Schleimhäuten abgefangen werden, in den Körper eindringen und eine Allergie auslösen (z. B. Stickstoffdioxid).

- Die Pollenkonzentration ist in städtischen Regionen mit hoher Luftverschmutzung höher.
- Pollen werden durch Umweltschadstoffe zu aggressiveren Allergenen.
- Einige Forscher vermuten, daß bestimmte Umweltgifte in die Immunabwehr eingreifen und so auch die Allergiehäufigkeit erhöhen.

Zudem wird von der Industrie jedes Jahr eine Unzahl neuartiger chemischer Substanzen in Umlauf gebracht, mit denen der Mensch bisher nicht in Kontakt getreten ist und mit denen sich das Immunsystem neu auseinandersetzen muß. Mit neuen Kosmetika werden diese Stoffe auf die Haut aufgetragen oder im Falle von Nahrungsmittelzusatzstoffen, für welche es strengere Prüfverfahren gibt, dem Magen-Darm-Trakt zugeführt. Somit steigt von Jahr zu Jahr die Zahl der potentiellen Allergene.

Allergische Personen haben ein besonders hohes Risiko, auf viele Begleitprodukte unserer komplexen Industriegesellschaft zu reagieren. Unterschieden werden muß zwischen der Schadstoffbelastung *im Haus*, welche viel leichter von jedem Betroffenen reduziert werden kann, und der Schadstoffbelastung in der *Außenluft*, welche vom einzelnen kaum oder nur schwer zu beeinflussen ist.

Wahrscheinlich wirken eine Vielzahl von Umweltschadstoffen *synergistisch*. Dies bedeutet, daß ein Umweltgift allein keine faßbare Wirkung zeigt, jedoch die Einwirkung mehrerer unterschiedlicher Substanzen mit verschiedenen Schädigungsmechanismen zur Krankheit führt.

Es ist nicht möglich, in diesem Buch alle möglichen Schadstoffe zu besprechen, zumal von vielen Stoffen die Langzeitwirkungen überhaupt noch nicht erfaßt sind. Exemplarisch soll jedoch auf die wichtigsten Luftschadstoffe, welche Auswirkungen auf die Atemwege haben können, eingegangen werden.

Schadstoffe im Haus

Die hauptsächlichen Schadstoffe und Reizstoffe im Haus sind Tabakrauch (gleichgültig, ob durch Aktiv- oder Passivrauchen eingeatmet), Formaldehyd und Emissionen aus der Verbrennung in Holz- oder Gasöfen.

Passivrauchen

Tabakrauch führt zum einen zu einer Reizung der Atemwege. Eine weitere gravierende Folge ist, daß der Selbstreinigungsprozeß der Bronchialschleimhaut empfindlich gestört wird. Die Flimmerhärchen in den Atemwegen, deren Aufgabe es ist, Schleim und Schmutzteilchen aus den Atemwegen herauszubefördern, erlahmen in ihrer Tätigkeit. Dadurch wird die Aufenthaltsdauer von eingeatmeten Teilchen im Bronchialsystem bis auf das Zehnfache verlängert. Als Konsequenz wird die Dauer der reizenden Einwirkung vergrößert, die verlängerte Kontaktzeit erhöht das Risiko einer Allergieentstehung.

Akute Folgen des Passivrauchens sind Augenreizungen, Kopfschmerzen, Irritation der Schleimhaut der Atemwege mit Husten bei etwa einem Drittel aller Personen.

Chronische Folgen sind eine deutlich erhöhte Rate von Erkrankungen der tiefen Atemwege (Bronchitis, Asthma, Lungenentzündung) vor allem in den ersten Lebensjahren bei Kindern rauchender Eltern. Kinder, deren Eltern rauchen, müssen wegen dieser Probleme auch häufiger ins Krankenhaus als Kinder nicht rauchender Eltern. Zudem steigt das Risiko für chronische Mittelohrergüsse, besonders bei allergischen Kindern. Es gibt sogar Hinweise dafür, daß es zu einer Störung in der Entwicklung der Lungenfunktion kommen kann.

Das *Einstellen des Rauchens* zumindest in der Wohnung ist eine der effektivsten Maßnahmen, bei Erkrankungen der Atemwege – ob allergischer oder nichtallergischer Natur – eine Besserung der Krankheitserscheinungen zu erzielen. Die positiven Auswirkungen des Einstellens des Rauchens auf die Luftwege können nicht überbetont werden!

Formaldehyd und andere chemische Schadstoffe

Formaldehyd führt dosisabhängig zu Reizungen der Augen, der Nasenschleimhaut, Halsbeschwerden, erhöhter Reizbarkeit der Bronchien und Kopfschmerzen. Im Tierversuch wurde mit sehr hohen Dosen auch Nasenkrebs erzeugt. Diese Wirkung ist offenbar beim Menschen von untergeordneter Bedeutung, da sich z. B. bei Pathologen, welche ständig Formaldehyddämpfen ausgesetzt sind, keine erhöhte Rate an Nasenkrebs finden ließ. Hauptquelle des Formaldehyds sind Spanplatten, welche Formaldehyd über lange Zeit ausdünsten können. Inzwischen werden Spanplatten je nach Formaldehydgehalt in drei verschiedene Emissionsklassen eingeteilt. Vorsicht ist bei nicht klassifizierten Spanplatten, vor allem bei Billigimporten, angebracht.

Weitere Reizstoffe sind *Isozyanate*, welche in Kunststoffen Verwendung finden, und *Lösungsmittel*, z. B. in Lacken.

Emissionen aus Gas- und Holzöfen

In Zimmern, in denen ein *Gasofen* betrieben wird, treten vier- bis siebenfach erhöhte Konzentrationen von Stickstoffdioxid (NO_2) auf. Eine vorübergehende Verminderung der Lungenfunktion kann die Folge sein. Abgase von *Holzöfen* können leichte bis mittelschwere Atemwegssymptome hervorrufen. Daher sind offene Feuer in der Wohnung für Patienten mit Luftwegserkrankungen potentiell schädlich.

Schadstoffe in der Außenluft

Die wichtigsten gasförmigen Luftschadstoffe sind Schwefeldioxid (SO_2), Schwefelsäure (H_2SO_4), Stickoxide (NO_x), Kohlenmonoxid (CO), Kohlendioxid (CO_2) und Ozon (O_3). Es ist nicht einfach, die Auswirkungen der einzelnen Luftschadstoffe auf den Menschen zu erfassen. Viele Menschen zeigen bei Exposition überhaupt keine Symptome, manche werden krank.

Schwefeldioxid (SO_2)

Verschiedene epidemiologische Untersuchungen in Smogregionen haben gezeigt, daß SO_2, Ruß und Staub Atemwegserkrankungen hervorrufen können. Bei der Smogkatastrophe 1952 in London starben innerhalb einer Woche 4000 Menschen mehr, als nach der Statistik zu erwarten gewesen wäre. Als Haupttodesursache wurde akute Bronchitis angegeben. Personen in stark belasteten Regionen der ehemaligen DDR zeigten häufiger eine chronische Bronchitis. Neuere Studien zur Pseudocrouperkrankung konnten nur einen schwachen Zusammenhang mit SO_2 nachweisen, wahrscheinlich weil bei uns die SO_2-Belastung insgesamt sinkt. In früheren Untersuchungen war der Zusammenhang deutlicher gewesen. SO_2 stammt aus Kraftwerken, anderen Industriebetrieben und dem Hausbrand.

Kontrollierte Studien am Menschen zeigten, daß Inhalation von Smogluft bei jugendlichen Asthmatikern zu einer Erhöhung des Atemwiderstandes führt, das heißt, daß die Bronchien sich verengen. Jugendliche mit Anstrengungsasthma, einer Asthmaform, die besonders bei körperlicher Anstrengung auftritt, reagieren auf SO_2 mit einer Verkrampfung der Bronchialmuskulatur. Ebenso zeigen jugendliche Asthmatiker eine erhöhte Empfindlichkeit gegenüber Schwefelsäure (H_2SO_4), die aus SO_2 entsteht.

Stickoxide

Stickoxide (Stickstoffmonoxid = NO und Stickstoffdioxid = NO_2) entstammen inzwischen überwiegend dem Kfz-Verkehr und sind noch im Ansteigen begriffen. Auch Stickoxide führen in stark belasteten Gebieten zu einer Häufung von Atemwegserkrankungen. Es gibt auch eindeutige Hinweise dafür, daß die Entstehung von Allergien der Atemwege durch sie begünstigt wird. Eine japanische Untersuchung zeigte eine deutliche Abhängigkeit der Häufigkeit der Zedernpollenallergie (Zedern sind die Hauptpollenquelle in Japan) von der Pollenzahl und der Luftverschmutzung durch Autoabgase: Die Gesamthäufigkeit der Zedernpollenerkrankung im Nikki-Imaichi-Distrikt betrug 9,6%. Die niedrigste Erkrankungsrate mit 1,7% zeigten Bergregionen ohne Zedern und ohne Autoverkehr. In Städten und Dörfern mit Zedern ohne Autoverkehr hatten 8,8% der Bevölkerung, entlang Autobahnen mit Zedern 13,2% eine Zedernpollenallergie! Auch im Tierversuch konnte gezeigt werden, daß Meerschweinchen, die SO_2 und NO_2 ausgesetzt werden, leichter eine Sensibilisierung gegen Inhalationsallergene entwickeln.

Kohlenmonoxid (CO)

Kohlenmonoxid (CO) entsteht, wenn Verbrennungsvorgänge wie in Verbrennungsmotoren unter Sauerstoffmangel ablaufen. Es ist ein starkes Atemgift, das in den roten Blutkörperchen den Sauerstoff vom Transportmolekül, dem Hämoglobin, verdrängt. Da es schwerer ist als Luft und sich daher in geringer Höhe über dem Boden anreichert, sind insbesondere Kleinkinder an stark befahrenen Straßen betroffen.

Ozon (O_3)

Ozon (O_3) führt besonders bei körperlicher Betätigung ab einer Konzentration von 0,01 ppm zu einer Einschränkung der Lungenfunktion. Es bewirkt eine Übererregbarkeit der Bronchien und schädigt die Bronchialschleimhaut. Die Ozonkonzentration ist in den Mittagsstunden besonders hoch. Daher sollten gefährdete Personen körperliche Anstrengungen und Sport auf den Morgen vor 11 Uhr oder den Abend nach 19 Uhr verlegen.

Andere wichtige Luftschadstoffe

Ein wichtiges Schwermetall in der Luft ist das *Blei*. Auch es entstammt hauptsächlich aus Autoabgasen. Es kann Schäden am Nervensystem und Knochenmark verursachen. Kinder aus stark bleibelasteten Regionen haben einen niedrigeren Intelligenzquotienten.

Benzol ist heute mengenmäßig einer der wichtigsten schädlichen Kohlenwasserstoffe in der Luft. Es kann Blutarmut und Leukämien auslösen. Es entstammt hauptsächlich dem Kfz-Verkehr. Kinder aus der Innenstadt von Köln wiesen deutlich höhere Benzolwerte im Blut auf im Vergleich zu Kindern aus einer Kleinstadt.

Wie beeinflussen Luftschadstoffe die Allergiehäufigkeit?

Eine Erklärung, weshalb in Regionen mit hoher Luftverschmutzung Inhalationsallergien besonders häufig sind, liefern folgende Untersuchungsergebnisse am Beispiel der Pollenallergie:

- Die Pollenkonzentration ist unabhängig von Einflüssen des Wetters in Regionen mit hoher Luftverschmutzung höher. Einem Anstieg der Pollenkonzentration geht jeweils ein Anstieg von SO_2 und Stickoxiden voraus. Die Pflanzen geben also als eine Art Streßreaktion auf Luftschadstoffe vermehrt Pollen ab.
- An Pollen aus Gebieten mit hoher Luftverschmutzung haften

deutlich mehr Schadstoffteilchen als an Pollen aus unbelasteten Regionen. Diese Schadstoffteilchen können zellschädigend auf die Schleimhäute der Atemwege einwirken.

- Die eigentlichen Pollenallergene befinden sich im Inneren der Pollen. Die Freisetzung der Pollenallergene wird durch einen hohen Luftschadstoffgehalt begünstigt, das heißt, die Pollen werden zu aggressiveren Allergenen.
- Bei hoher Luftverschmutzung werden von einigen Pflanzen Eiweiße gebildet, die den Pollenallergenen ähneln.

Weitere Umweltfaktoren, die die Entstehung von Allergien fördern können

Vorgeburtliche Faktoren

Veranlagungsfaktoren und die Bedeutung des *Nabelschnur-IgE-Spiegels* wurden in → Kapitel 1, S. 19f, erörtert. In einer Studie wiesen Kinder, deren Mütter in der Schwangerschaft rauchten, höhere IgE-Werte im Nabelschnurblut auf. Bestimmte *Medikamente* wie Progesteron, die von der Mutter in der Schwangerschaft eingenommen werden, erhöhen das Atopierisiko beim Kind. Ob sich das Kind bereits im Mutterleib gegen Nahrungsmittel sensibilisieren kann, ist noch nicht endgültig geklärt.

Faktoren um den Geburtszeitpunkt

Komplikationen bei der Geburt, die Mutter oder das Kind betreffend, erhöhen die spätere Asthmahäufigkeit. *Frühgeborene* haben ebenfalls häufiger Asthma als zum normalen Termin geborene Kinder. Ein *früher und intensiver Allergenkontakt* beeinflußt das Atopierisiko. Daher kann auch die *Jahreszeit*, zu der das Kind geboren wird, einen Einfluß auf die Entstehung einer Allergie haben. In Skandinavien hatten Kinder, die zwischen Februar und April geboren wurden, ein höheres Risiko für eine Birkenpollenallergie. In England hatten im Spätsommer geborene Kinder eine höhere

Asthmarate. Die Bedeutung von Umgebungsfaktoren unterstreicht auch folgende Beobachtung: In England lebende afrikanische Kinder wiesen eine höhere Asthmarate auf, wenn sie in Großbritannien geboren worden waren, im Vergleich zu afrikanischen Kindern, die erst später nach England gekommen waren. Offenbar besteht im frühen Säuglingsalter eine besonders kritische Periode, in der Sensibilisierungen besonders leicht entstehen können.

Nachgeburtliche Faktoren

Frühes Füttern von Kuhmilch und Beikost erhöht das Allergierisiko. Ausschließliches *Stillen* über vier bis sechs Monate hat einen schützenden Effekt. Die Auslösung einer Nahrungsmittelallergie über die Muttermilch ist jedoch in *seltenen* Fällen möglich, so daß ein übermäßiger Genuß von Kuhmilch und Hühnereiweiß durch die stillende Mutter bei allergiegefährdeten Kindern nicht zu empfehlen ist. Kinder, die in jungem Alter in Allgemeinnarkose operiert oder aus anderen Gründen im Krankenhaus behandelt werden mußten, haben ebenfalls eine höhere Allergierate.

Häusliche Umgebungsfaktoren

Eine besonders hohe Anzahl von *Allergenen in der Wohnung* wie Hausstaubmilben, Schimmelpilze und andere Tierallergene begünstigen eine Sensibilisierung. Auf häusliche Schadstoffe wurde auf Seite 24 f eingegangen.

Infektionen

Virusinfektionen sind ein häufiger Auslöser von Asthmaepisoden bei Menschen mit überempfindlichem Bronchialsystem. Obstruktive Bronchitiden im Säuglingsalter sind fast immer infektausgelöst. Möglicherweise können Viren auch über eine Erhöhung der Durchlässigkeit der Schleimhäute der Atemwege die Entstehung von Allergien begünstigen.

Hobbies und Berufswahl

Einige Hobbies sind mit einer besonderen Allergenexposition verbunden, z. B. mit einem engen und intensiven Kontakt mit Tieren. Für Allergiker sind Hobbies und Berufe, die mit extremen Temperaturen, hoher Feuchtigkeit, Kontakt mit Schimmelpilzen, Enzymen oder aggressiven Chemikalien oder Gerüchen verbunden sind, ungeeignet.

Zusammenfassung:

Anlagefaktoren allein können die Entstehung einer Allergie nicht erklären. Einige *Luftschadstoffe* zeigen eine stark reizende Wirkung auf die Atemwege und können sich verschlechternd auf allergische und nichtallergische Luftwegserkrankungen auswirken. Insbesondere Kinder, ältere Menschen und chronisch Kranke sind gefährdet. Zudem liegt inzwischen eine Vielzahl von Hinweisen dafür vor, daß bestimmte Luftschadstoffe die Entstehung von Allergien begünstigen.

Zusätzlich erhöhen Komplikationen bei der Geburt, Frühgeborenheit sowie ein früher und intensiver Kontakt mit Allergieauslösern das Risiko einer Allergieentstehung.

3
Wie werden Allergien diagnostiziert?

Wenn Sie mit Ihrem Kind mit dem Verdacht auf eine Allergie zum Arzt gehen, wollen Sie natürlich wissen, was Sie erwartet. Das dritte Kapitel gibt Ihnen die notwendigen Informationen. Sie können sich und Ihr Kind dann besser darauf vorbereiten.

Frau Weber hat mit ihrem achtjährigen Sohn Thomas einen Termin beim Arzt zur Allergieuntersuchung. Seit drei Monaten hat Thomas in der Nacht Husten und Atemnot bei körperlicher Anstrengung. Daher soll jetzt eine eingehende Untersuchung erfolgen. Thomas ist es ziemlich mulmig im Bauch, auch Frau Weber ist gespannt, was sie erwartet. Nach einer kurzen Wartezeit ist Thomas an der Reihe und wird vom Arzt mit seiner Mutter freundlich begrüßt. Dieser stellt zunächst eine ganze Reihe von Fragen. Es folgt eine gründliche körperliche Untersuchung. Dann wird ein Hauttest angelegt. Es tut kaum weh, das an drei Stellen auftretende Hautjucken stört Thomas mehr. Nach fünfzehn Minuten wird abgelesen: es zeigt sich eine stark positive Reaktion gegen Hausstaubmilben. Zuletzt wird noch eine Lungenfunktionsuntersuchung vor und nach einem Dauerlauf durchgeführt, Thomas muß dazu in einen Schlauch blasen. Der Ausgangswert ist in Ordnung, nach Belastung zeigt sich jedoch eine Funktionseinschränkung. Zum Abschluß bespricht der Arzt alle Befunde mit Thomas und seiner Mutter: Thomas hat ein Asthma bronchiale, das durch eine Milbenallergie hervorgerufen wird und sich zudem bei körperlicher Belastung verschlechtert. Die Milbensanierung vor allem im Kinderzimmerbereich wird besprochen. Der Arzt verordnet auch ein Inhaliergerät, dessen genaue Handhabung die Arzthelferin anschließend erklärt. In vier Wochen wird ein Termin für eine Kontrolluntersuchung vereinbart, um den Erfolg der Behandlungsmaßnahmen zu überprüfen. Vor dem nächsten Termin hat Thomas keine Angst mehr.

Die Schritte einer Allergieuntersuchung

Die Diagnose einer Allergie umfaßt mehrere Schritte: Der erste und wichtigste Schritt ist die *Krankengeschichte (Anamnese)*. Mit der Krankengeschichte allein kann in vielen Fällen die Diagnose bereits mit hoher Wahrscheinlichkeit gestellt oder ausgeschlossen werden. Auf jeden Fall ist sie für die Weichenstellung in bezug auf weitere diagnostische Maßnahmen entscheidend.

Nach der Erhebung der Krankengeschichte erfolgt die *körperliche Untersuchung*. Der Arzt wird dabei speziell auf alle möglicherweise betroffenen Organe achten.

Der nächste Schritt sind dann je nach Situation *Hauttests* oder *Laboruntersuchungen des Blutes*. Es wird versucht, den spezifischen allergischen Auslöser zu finden. Bei beiden Untersuchungsverfahren wird nach Antikörpern, welche allergische Reaktionen verursachen, gefahndet. Bei der Blutuntersuchung (meist RAST-Untersuchung) werden die Antikörper selbst nachgewiesen. Mit den Hauttesten kann man die Wirkung der Antikörper an den Hautreaktionen, die sie hervorrufen, ablesen.

Kann mit diesen Maßnahmen die Diagnose noch nicht mit ausreichender Sicherheit geklärt werden, muß unter Umständen eine *Provokation* erfolgen. Bei der Provokation wird der Körper mit dem angeschuldigten Allergen in Kontakt gebracht (z. B. bei Verdacht auf eine Hühnereiweißallergie durch Zufuhr von Hühnerei) und die Antwort des Körpers beobachtet.

Bei bestimmten Erkrankungen werden weitere *Zusatzuntersuchungen*, z. B. beim Asthma eine Lungenfunktionsuntersuchung, durchgeführt.

Die Krankengeschichte

Die folgenden Punkte sind zur Abklärung einer Allergie besonders wichtig. Eventuell erhalten Sie einen Allergiefragebogen, den Sie zur Vorinformation des Arztes bereits im Wartezimmer ausfüllen.

Fragen zu den Beschwerden

- Wann und in welchem Zusammenhang sind die ersten Symptome aufgetreten?
- Welche Beschwerden haben bestanden, und wie lange haben sie angehalten?
- Treten die Beschwerden immer zu einer bestimmten Jahreszeit oder Tageszeit auf (z. B. immer im Frühjahr oder nur nachts)?
- Besteht eine Abhängigkeit vom Aufenthaltsort (z. B. drinnen oder draußen, bei den Großeltern oder Freunden, in der Schule oder im Beruf)?
- Welche Behandlungsmaßnahmen sind bisher mit welchem Erfolg durchgeführt worden?
- Liegen persönliche Risikofaktoren vor (z. B. Frühgeborenheit)?

Fragen zur Wohnsituation

- Liegt die Wohnung auf dem Land (Felder, Wiesen in direkter Nachbarschaft) oder in der Stadt (Hauptverkehrsstraße, Industrieansiedlung)?
- Wie wird geheizt, gibt es Gas- oder Holzöfen in der Wohnung? Ist es in der Wohnung feucht oder schimmlig?
- Wie ist der Schlafbereich beschaffen (Material von Bettdecke, Kissen und Matratze, Stockbett, viel Staub, Pflanzen)?

- Sind Haustiere vorhanden, und wo halten sich diese Tiere auf?
- Wird in der Wohnung geraucht?

Fragen zum außerhäuslichen Bereich

- Besteht in der Schule, im Beruf oder bedingt durch Hobbies Kontakt mit bestimmten Allergieauslösern (z. B. Chemikalien)?

Fragen zur Familie

- Gibt es allergische Erkrankungen in der Familie?

Fragen zur Ernährung

- Art der Ernährung
- Bestehen erkennbare Zusammenhänge zwischen Nahrungsmitteln und Symptomen?
- Besonders bei Säuglingen wichtig: Art der Ernährung, Stilldauer, wie hat sich die Mutter während der Stillzeit ernährt, wann wurde was zugefüttert?

Fragen zu Medikamenten

- Wurden vor Auftreten der Symptome Medikamente eingenommen?

Die körperliche Untersuchung

Bei der körperlichen Untersuchung durch den Arzt werden insbesondere die aufgrund der Vorgeschichte erfragten betroffenen und möglicherweise betroffenen Organe erfaßt. Oft ist jedoch, vor allem bei Säuglingen, eine Allgemeinuntersuchung erforderlich, z. B. wenn das Kind nicht richtig gedeiht.

Hauttests

Hauttests sind das am häufigsten angewendete Untersuchungsverfahren bei der Suche nach Allergieauslösern.

Das allergene Material kann *in die Haut* eingebracht (Pricktest, Intrakutantest) oder *auf die Haut* aufgebracht (Epikutantest = Patchtest) werden. Liegt eine Sensibilisierung gegen die entsprechende Substanz vor, so reagiert die Haut mit einer Hauterhebung (Quaddel) und Rötung bzw. einer Ekzemreaktion (Bläschen und Knötchen). Durch das Ausmaß der auftretenden Hautreaktion kann der Ausprägungsgrad der Sensibilisierung abgeschätzt werden.

Wichtig!: Vor einem Hauttest müssen antiallergisch wirkende Medikamente aus der Gruppe der *Antihistaminika* (z. B. Fenistil®, Lisino®, Teldane®, Zyrtec®) *abgesetzt* werden, da sie die Reaktionsbereitschaft der Haut herabsetzen und damit das Testergebnis verfälschen können. Die Medikamentenpause muß zwischen drei Tagen und mehreren Wochen betragen. Vor allem langwirkende Antihistaminika wie z. B. Astemizol (Hismanal®) können die Testergebnisse noch über einige Wochen nach Absetzen beeinflussen. Auch *Kortikoid-haltige Salben und Cremes* dürfen drei bis sieben Tage vor der Testung im Testareal nicht verwendet werden.

Der Pricktest

Beim Pricktest werden die Testsubstanzen auf zuvor markierten Stellen auf die Haut aufgetropft. Danach wird jeweils mit einer Einmallanzette oder einer speziellen Nadel durch die Allergenlösung hindurch oberflächlich in die Haut gestochen (siehe →Abb. 3.1). Durch diese kleine Verletzung wird der Antigenkontakt hergestellt. Nach 15 Minuten wird der Test, der hauptsächlich allergische Sofortreaktionen erfaßt, abgelesen. Entscheidend ist eine Anhebung (Quaddelbildung) der Haut. Parallel wird immer mit *Kochsalzlösung* (darf nicht reagieren) und *Histamin* (Vermittlersubstanz aller-

Abb. 3.1: Pricktest

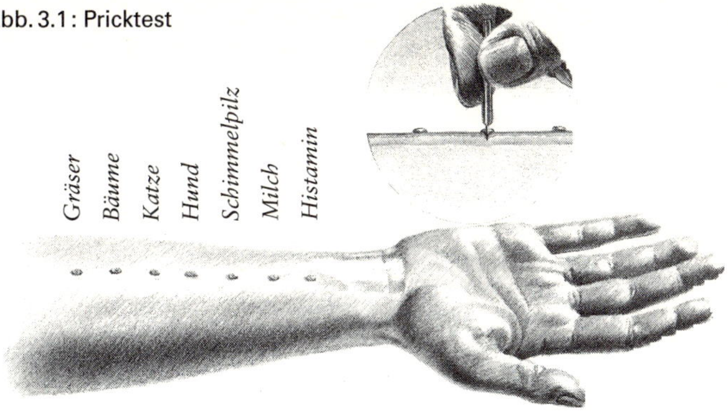

gischer Reaktionen, 1:1000 verdünnt, soll reagieren) getestet. Die Reaktion auf das Allergen wird im Vergleich zur Reaktion der Kochsalzlösung (Negativkontrolle) und des Histamins (Positivkontrolle) entweder als negativ oder zwischen ein- bis vierfach positiv eingestuft. Bei Säuglingen, Kleinkindern und älteren Menschen ist die Hautreaktion schwächer ausgeprägt als in den übrigen Altersstufen.

Achtung!: Nicht jeder positive Pricktest bedeutet das Vorliegen einer bedeutsamen allergischen Erkrankung! Eine positive Reaktion zeigt nur an, daß der Organismus Kontakt mit dem entsprechenden Allergen hatte und Antikörper gegen das Allergen gebildet wurden. Sie kann jedoch nichts darüber aussagen, ob diese Sensibilisierung («Allergiebereitschaft») auch wirklich Krankheitserscheinungen hervorruft. Diese Einschränkung gilt vor allem bei Nahrungsmitteln und Schimmelpilzen. Bei einem positiven Pricktest gegenüber Nahrungsmitteln konnten bei verdeckten Belastungen (die Nahrungsmittel waren in Kapseln versteckt und weder der verabreichende Arzt noch der Patient wußten, was verabreicht wurde) nur in ca. 50% der Fälle auch wirklich Symptome ausgelöst werden. Wesentlich besser ist die Übereinstimmung zwischen positivem Testergebnis und Krankheitserscheinungen bei Pollen, Hausstaubmilben und Tierallergenen. Der Pricktest kann jedoch auch negativ ausfallen: z. B. im Frühstadium einer allergischen Erkrankung oder wenn die Sensibilisierung nicht sehr stark ist, beispielsweise wenn lediglich eine allergische Bindehautentzündung vorliegt.

Das Ergebnis eines Hauttests kann daher niemals für sich allein und isoliert bewertet werden, sondern muß *immer im Zusammenhang mit der Vorgeschichte und den Krankheitserscheinungen betrachtet* werden!

Der Scratchtest

Beim Scratchtest wird die Haut oberflächlich angeritzt und anschließend das Allergen aufgetragen. Der Test hat viele unspezifisch positive Reaktionen und wird daher nur noch selten angewendet.

Der Intrakutantest

Der Intrakutantest dient vor allem der Diagnostik von *Insektengiftallergien* und ist bei dieser Fragestellung äußerst zuverlässig. Das Insektengift (in der Regel Bienen- oder Wespengift) wird in mehreren Verdünnungsstufen in ansteigender Konzentration oberflächlich in die Haut gespritzt. Die Reaktion in Form einer Quaddelbildung wird nach 15 Minuten abgelesen und mit der Reaktion auf Histamin verglichen. Auch bei *Penicillinallergien* findet der Intrakutantest Anwendung.

Der Reibetest

Bei besonders starker Sensibilisierung z. B. gegen Tierhaare genügt oft ein vorsichtiges Reiben über 60 Sekunden mit den Tierhaaren auf der Haut, um eine Hautreaktion hervorzurufen. Für einen Reibetest wird ein kräftiges Büschel Haare benötigt, etwa soviel wie bei einem mittelgroßen Malpinsel.

Abb. 3.2: Pflastertest

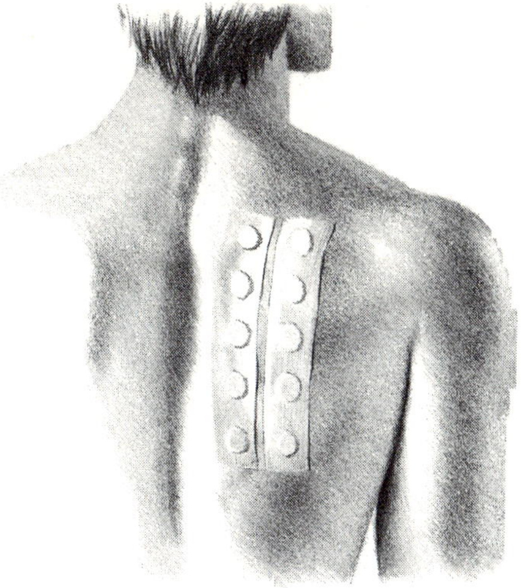

Der Patchtest (= Epikutantest oder Pflastertest)

Der Patchtest dient der Ursachensuche bei *Kontaktallergien* der Haut (z. B. Hautausschlägen an Körperstellen, an denen Schmuck getragen wird, oder zum Aufspüren beruflicher Allergene). Es werden damit allergische Spätreaktionen erfaßt, die innerhalb von Stunden bis Tagen auftreten. Die angeschuldigten Substanzen werden mit Hilfe eines hautfreundlichen Pflasters mit der Haut, meist am Rücken, in Kontakt gebracht (siehe →Abb. 3.2). Parallel mit den zu untersuchenden Allergenen wird mit einer neutralen Substanz, welche normalerweise keine Hautreaktionen hervorruft (z. B. Vaseline) getestet, um unspezifische Hautreaktionen nicht fälschlicherweise als positiv einzustufen. Die Testsubstanz verbleibt 24 Stunden auf der Haut, die Ablesung erfolgt nach 24, 48 und 72 Stunden. Eine positive Reaktion äußert sich als Anhebung der Haut, Bildung kleiner Bläschen oder Knötchen.

Auch zur Überprüfung allergischer Auslösefaktoren bei *Neuro-*

dermitis wird der Patchtest in letzter Zeit zunehmend mit Erfolg eingesetzt. Er erfaßt die bei der Neurodermitis wichtigen allergischen Spätreaktionen besser als der Pricktest oder RAST.

Wann kann ein Hauttest nicht durchgeführt werden?

Eine ganze Reihe von Faktoren können die Reaktionsbereitschaft der Haut verändern und beeinträchtigen die Aussagefähigkeit eines Hauttests. Hauttests sollen daher in folgenden Situationen nicht durchgeführt werden:

- Während akuter Infektionen
- Unmittelbar nach Ablauf einer akuten allergischen Reaktion (mindestens eine Woche), da die Antikörper durch die Reaktion verbraucht und unter Umständen nicht nachzuweisen sind
- Antihistaminika oder örtlich verabreichte Kortikoide wurden nicht abgesetzt
- Testbezirk ist z. B. durch starke Verhornung oder Ekzem verändert
- Zu starke Angstreaktion bei kleinen Kindern.

Gibt es Nebenwirkungen durch Hauttests?

Bei der bei weitem überwiegenden Anzahl von Hauttests sind überschießende örtliche oder allgemeine Reaktionen nicht zu erwarten. Vorsicht ist jedoch geboten, wenn durch das zu testende Allergen zuvor Allgemeinreaktionen (z. B. ein ausgedehnter Hautausschlag) oder Schockreaktionen hervorgerufen worden sind. Dies kann z. B. bei Insektengiftallergien oder Nahrungsmittelallergien der Fall sein. In solchen Situationen wird das Allergen in sehr hohen Verdünnungen zur Testung verwendet, und Notfallmedikamente werden bereitgehalten. Wenn ein möglicherweise mit größeren Nebenwirkungen behafteter Test keine Konsequenzen für die Behandlung hat, sollte er ganz unterbleiben.

Laboruntersuchungen

Unterschieden werden muß zwischen Untersuchungen, die lediglich einen *Hinweischarakter* auf allergische Erkrankungen haben (z. B. Erhöhung der Eosinophilenzahl, Gesamt-IgE), und Untersuchungen, welche *spezifisch* allergieauslösende Antikörper nachweisen können.

Untersuchungen mit Hinweischarakter auf eine allergische Erkrankung

Häufig wird die Erhöhung der Anzahl der *Eosinophilen* im Blut, einer bestimmten Art weißer Blutkörperchen, als Allergiehinweis gewertet. Dies ist jedoch nur mit deutlichen Einschränkungen möglich, da auch andere Erkrankungen wie ein Befall mit Parasiten (z. B. Würmern) einen Anstieg der Eosinophilenzahl bewirken können. Der Anstieg und Abfall der Eosinophilenzahl im Blut kann jedoch in gewissen Fällen für die Verlaufsbeurteilung einer allergischen Erkrankung nützlich sein. Wertvoll ist die Bestimmung der Eosinophilen im Nasenabstrich: beim allergischen Schnupfen ist ihre Zahl auf über 10 % vermehrt.

Auch die Bestimmung des *Gesamt-IgE* im Blut ist zum Beweis einer Allergie ungeeignet. Die Werte für Allergiker und Nichtallergiker überlappen stark, auch andere Erkrankungen können zu erhöhten Werten führen, und es gibt deutliche Unterschiede der Normalwerte bei verschiedenen Volksgruppen. Lediglich die Bestimmung des Nabelschnur-IgE beim Neugeborenen hat einen gewissen prognostischen Wert bezüglich einer möglichen Allergieentstehung.

Nachweis spezifischer allergieauslösender IgE-Antikörper im Blut (RAST)

Allergische Sofortreaktionen werden durch *spezifische Antikörper aus der IgE-Klasse* vermittelt. Diese *allergenspezifischen IgE-Antikörper*, die sich spezifisch gegen einzelne Allergene (z. B. Birkenpollen) richten, können mit verschieden Verfahren im Blutserum nachgewiesen werden. Meist wird der *RAST* (*R*adio-*A*llergo-*S*orbent-*T*est) verwendet. Das Ergebnis wird in RAST-Klassen angegeben: Klasse 0 = negativ, Klasse 1 = zweifelhaft, Klasse 2 = schwach positiv, Klasse 3 = positiv, Klasse 4 = stark positiv. Ein anderes Laborsystem verwendet die Klassen 0 bis 6.

Vorteile des RAST sind die Unabhängigkeit vom Hautzustand, vom Lebensalter sowie von vorausgegangener Medikamentengabe. Er ist jedoch im Vergleich zum Pricktest etwas weniger empfindlich und teurer. Auch ist das Ergebnis nicht sofort verfügbar. Er wird bevorzugt bei kleinen Kindern, denen eine umfangreiche Hauttestung nicht zugemutet werden kann, und bei Personen mit chronischen Hautveränderungen (z. B. Ekzemen) durchgeführt.
Achtung!: Auch für den RAST und andere Nachweismethoden spezifischer Antikörper gilt wie für die Hauttests, daß ein Antikörpernachweis nicht mit einer klinisch bedeutsamen allergischen Erkrankung gleichgesetzt werden darf! Viele Personen bilden Antikörper gegen verschiedenste Allergene, ohne Krankheitszeichen aufzuweisen. Wie beim Pricktest gelten diese Einschränkungen vor allem bei Nahrungsmitteln. Ein positiver RAST auf Nahrungsmittelallergene muß daher in Zweifelsfällen durch einen Auslaß- und Provokationstest abgesichert werden. Gut ist die Übereinstimmung mit Kranheitssymptomen bei Pollen, Hausstaubmilben und Tierallergenen. Negative Ergebnisse kommen wie beim Pricktest im Frühstadium allergischer Erkrankungen oder bei schwacher Sensibilisierung vor, z. B. wenn ausschließlich eine allergische Bindehautentzündung besteht.

Das Ergebnis von Laboruntersuchungen darf daher niemals isoliert für sich allein betrachtet werden, sondern muß *immer im*

Zusammenhang mit der Vorgeschichte und den vorliegenden Symptomen durch den allergologisch erfahrenen Arzt bewertet werden!

Nachweis spezifischer IgG-Antikörper im Blut

Bei einigen Fragestellungen wird nach spezifischen Antikörpern der IgG-Klasse gesucht. Dies ist zum Beispiel bei der Entzündung der Lungenbläschen (allergische Alveolitis) oder Insektengiftallergien der Fall. Bei den Insektengiftallergien wirken die IgG-Antikörper als «schützende» oder «blockierende» Antikörper, d.h., ein hoher IgG-Antikörperwert macht eine schwere Reaktion nach einem Stich unwahrscheinlicher. Auch zur Diagnose einer Kuhmilchunverträglichkeit und anderer Nahrungsmittelallergien wurde diese Untersuchung häufig verwendet. Neuere Untersuchungen haben jedoch gezeigt, daß eine IgG-Antikörperbildung eine normale Antwort des Organismus auf den Kontakt mit verschiedenen Nahrungsmitteln darstellt und daß daher die Bestimmung der IgG-Antikörper zur Diagnose einer Nahrungsmittelallergie ungeeignet ist.

Provokationstests

Kann mit den oben angeführten Untersuchungen eine Allergie nicht zweifelsfrei diagnostiziert werden, wird ein Provokationstest erforderlich. Beim Provokationstest wird das zu untersuchende Organ direkt mit dem angeschuldigten Allergen in Kontakt gebracht und somit eine allergische Reaktion provoziert. Die wichtigsten Provokationstests sind die Provokation der Nasenschleimhaut (*nasale Provokation*), der Bindehaut (*konjunktivale Provokation*), der Bronchien (*bronchiale* oder *inhalative Provokation* und *Laufbelastung*) sowie des Magen-Darm-Traktes (*orale Provokation*).

Provokation der Nasenschleimhaut: nasale Provokation

Die Lösung mit dem angeschuldigten Allergen wird in ein Nasenloch auf die untere Nasenmuschel aufgebracht. Eine positive Reaktion äußert sich als wäßrige Absonderung und Schwellung der Nasenschleimhaut, als Vergleich dient die unbehandelte andere Nasenseite. Zusätzlich kann die Änderung des Luftwiderstandes in der Nase vor und nach Aufbringen des Allergens bestimmt werden (*Rhinomanometrie*). Dieses Verfahren ist jedoch sehr aufwendig und störanfällig, so daß es vor allem bei Kindern nicht routinemäßig angewendet wird.

Provokation der Bindehaut: konjunktivale Provokation

Die Allergenlösung wird in den unteren Bindehautsack eingetropft. Eine positive Reaktion zeigt sich in einer Anschwellung der Bindehautgefäße und einer Absonderung von Tränenflüssigkeit.

Provokation der Bronchien: bronchiale Provokation

Laufbelastung

Die *Laufbelastung* ist eine sinnvolle und häufig durchgeführte Untersuchung bei Verdacht auf ein überempfindliches (hyperreagibles) Bronchialsystem oder ein belastungsabhängiges Asthma. Diese Asthmaform, auch Anstrengungsasthma genannt, tritt vor allem bei körperlicher Anstrengung auf. Vor und nach einem Lauf von sechs Minuten Dauer wird eine Lungenfunktionsuntersuchung durchgeführt. Bei einem hyperreagiblen Bronchialsystem oder einem Anstrengungsasthma steigt der Atemwiderstand nach dem Lauf deutlich an, die Fluß-Volumen-Kurve zeigt Veränderungen im Sinne einer Einengung der Bronchien.

Inhalation von Histamin oder Mecholyl

Die Inhalation mit *Histamin* oder *Mecholyl* führt bei einem allgemein überempfindlichen Bronchialsystem auch nichtallergischer Ursache zu einer Erhöhung des Atemwiderstandes und einer Veränderung der Fluß-Volumen-Kurve im Sinne einer Verengung der Bronchien. Ähnlich wirkt die Inhalation von kalter Luft.

Die Laufbelastung sowie die Provokation mit Histamin, Mecholyl oder kalter Luft dienen dazu, ein Asthma bronchiale nachzuweisen bzw. ein Asthma bronchiale von anderen Lungenerkrankungen zu unterscheiden.

Inhalation von Allergenen

Bei der *bronchialen Provokation mit Allergenen* wird eine Lungenfunktionsdiagnostik vor und nach Inhalation einer fein vernebelten Allergenlösung durchgeführt. Eine positive Reaktion zeigt sich in einem deutlichen Anstieg des Atemwiderstandes und einer Veränderung der Fluß-Volumen-Kurve im Sinne einer Einengung der Bronchien. Während und nach einer Inhalationsbelastung muß der Patient gut überwacht werden, da unter Umständen schwere Asthmaanfälle ausgelöst werden können. Bei der bronchialen Provokation durch Allergene können nach sechs bis zehn Stunden noch Spätreaktionen auftreten. Auch können die Bronchien dadurch so stark gereizt werden, daß hinterher über Wochen ein Husten besteht. Aus diesen Gründen wird eine bronchiale Provokation mit Allergenen bei Kindern heute nur noch in Ausnahmefällen durchgeführt.

Provokation des Magen-Darm-Traktes: orale Provokation

Nahrungsmittelallergien lassen sich in vielen Fällen durch Hauttests oder Laboruntersuchungen nicht ausreichend abklären, da viele Personen positive Hauttests zeigen oder im Blut positive Antikörper gegen Nahrungsmittel haben, ohne daß dies mit Krankheitszeichen verknüpft ist. Zum Beweis einer Nahrungsmittelallergie werden daher in der Regel zunächst ein oder mehrere angeschuldigte Nahrungsmittel aus der Ernährung ausgeschlossen (Auslaß- oder Eliminationsphase). Verschwinden oder bessern sich daraufhin die Beschwerden, spricht dies bereits für einen ursächlichen Zusammenhang. Den sicheren Beweis bringt jedoch nur die schrittweise Wiedereinführung der eliminierten Nahrungsmittel, was dann zum erneuten Auftreten der Beschwerden führen muß (Provokationsphase). Die Eliminations- und Provokationsphase müssen je nach vermutetem Reaktionstyp ausreichend lang sein (von Stunden bis zu zwei oder gar vier Wochen), da viele Reaktionen nicht sofort auftreten, beispielsweise Ekzemreaktionen bei einer Neurodermitis. Um subjektive Einflüsse weitgehend auszuschalten, können die Nahrungsmittel auch in Medikamentenkapseln versteckt verabreicht werden. Die sicherste Methode der Provokation mit Nahrungsmitteln ist die *doppel-blind und plazebokontrollierte Provokation* mit solchen Kapseln, bei der weder Arzt noch Patient wissen, was verabreicht wird.

Auch bei vermuteten *Medikamentenallergien* führt oft nur eine orale Provokation zum Ziel. Das angeschuldigte Medikament wird vorsichtig in ansteigenden Dosen verabreicht und die Reaktion des Patienten genau beobachtet.

Wenn es um die Abklärung von Allgemeinreaktionen oder Schockzuständen geht, darf die orale Provokation nur bei entsprechender Überwachungsmöglichkeit und bei Vorhandensein ausreichender notfallmedizinischer Eingreifmöglichkeiten für eventuell auftretende schwere Reaktionen durchgeführt werden.

Weitere Zusatzuntersuchungen

Bei bestimmten Problemen müssen weitere Untersuchungen durchgeführt werden:

Röntgenuntersuchungen

Bei akuten Atemwegsproblemen zeigt eine *Röntgenuntersuchung der Lunge*, ob z.B. eine Lungenentzündung vorliegt. Bei chronischen Atemwegsproblemen muß nach angeborenen Fehlbildungen oder chronisch entzündlichen Veränderungen der Lunge gesucht werden. Bei Verdacht auf eine Vereiterung der Nasennebenhöhlen als Komplikation einer allergischen Erkrankung wird evtl. eine *Röntgenuntersuchung der Nasennebenhöhlen* erforderlich.

Tympanometrie und Hörtest

Sind die Ohren in Form von Ergüssen im Mittelohr beteiligt, wird eine schmerzlose Messung der Trommelfellbeweglichkeit *(Tympanometrie)* vorgenommen. Bei einem ausgeprägten Paukenerguß bewegt sich das Trommelfell nicht mehr. Ein *Hörtest* zeigt eine mögliche Beeinträchtigung des Hörvermögens durch Mittelohrergüsse. Er gibt auch Hinweise dafür, ob bei einer länger andauernden Hörbeeinträchtigung eventuell auch eine operative entlastende Therapie durchgeführt werden muß.

Schweißtest

Eine Mukoviszidose (= Cystische Fibrose) kann ein Asthma bronchiale vortäuschen. Es handelt sich dabei um eine angeborene Stoffwechselstörung, die vor allem zu einer Beeinträchtigung der Funktion der Lunge und der Bauchspeicheldrüse führt. Beim *Schweißtest* wird der Salzgehalt im Schweiß gemessen, welcher bei der Mukoviszidose erhöht ist.

Abb. 3.3: Peak-Flow-Meter

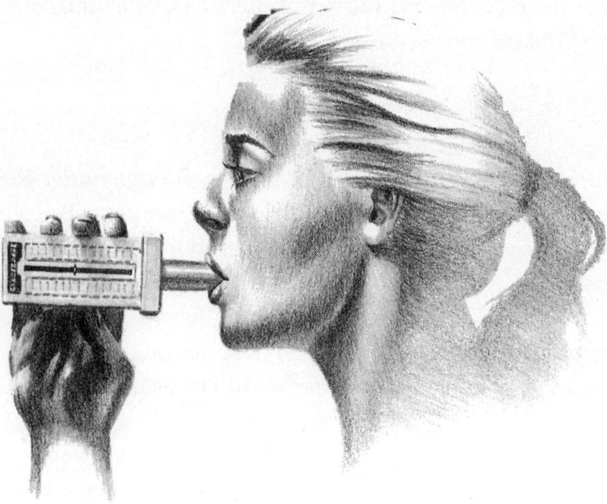

Lungenfunktionsuntersuchungen

Zur Verlaufs- und Therapiekontrolle bei Asthma bronchiale und anderen chronischen Lungenerkrankungen werden *Lungenfunktionsuntersuchungen* eingesetzt:

Die einfachste Möglichkeit ist die Messung des maximalen Luftflusses bei Ausatmung (*Peak Flow*) mit einer relativ einfachen Vorrichtung, dem *Peak-Flow-Meter* (siehe → Abb. 3.3). Damit können ohne großen Aufwand auch häusliche Kontrolluntersuchungen vorgenommen werden. Das Peak-Flow-Meter erfaßt jedoch nur gröbere Einschränkungen der Lungenfunktion und liefert bei Verengung der kleinen Atemwege normale Werte!

Wesentlich aussagekräftiger ist die Aufzeichnung des Luftflusses bei Ein- und Ausatmung mit einem entsprechenden Gerät, das eine *Fluß-Volumen-Kurve* erstellen kann (*Fluß- Volumen-Spirometrie*). Hierdurch können bereits geringgradige Veränderungen der Lungenfunktion sowie auch Verengungen der kleinen Atemwege dokumentiert werden. Diese Geräte sind jedoch teuer und eignen sich daher nicht für den häuslichen Gebrauch. Neben der Fluß-Volumen-Kurve wird auch der Widerstand in den Atemwegen, der *Atemwiderstand* bestimmt, was mit verschiedenen Methoden möglich ist. Die aufwendigste Untersuchung ist die Untersuchung in der Lungenfunktionskammer *(Bodyplethysmographie)*. Neben der Fluß-Volumen-Kurve und dem Atemwiderstand liefert sie auch Aussagen über eine Lungenüberblähung, was besonders beim Asthmatiker für gewisse Therapieentscheidungen wichtig ist.

Zeigen sich Hinweise für eine Verengung der Bronchien, wird im *Bronchospasmolysetest* durch Inhalation eines bronchialerweiternden Medikaments überprüft, ob diese Verengung rückbildungsfähig ist. Es ergeben sich dadurch wichtige diagnostische Hinweise auf ein Asthma bronchiale.

Die Lungenfunktionsuntersuchungen setzen die Mitarbeit des Patienten voraus. Einfachere Lungenfunktionsprüfungen gelingen etwa ab einem Alter von vier bis fünf Jahren.

Welcher Arzt ist der richtige?

Bei allen Problemen sollten Sie zunächst Ihren Kinder- oder Hausarzt ansprechen. Dieser kann eventuell schon eine allergologische Grunddiagnostik durchführen. Für die spezielle allergologische Diagnostik und die Einleitung einer spezifischen Therapie ist für die meisten Probleme für Säuglinge, Kinder und Jugendliche der allergologisch weitergebildete Kinderarzt der richtige Ansprechpartner. Er hat eine spezielle Ausbildung für die Erkrankungen in diesen Altersstufen und hat den Überblick über den gesamten Organismus. So kann er die Diagnostik und Behandlung, die bei allergischen Erkrankungen meist mehrere Organsysteme betrifft (z.B. Nase und Augen; Lunge und Nasennebenhöhlen; Magen-Darm-Trakt und Haut) am besten koordinieren und im Bedarfsfall weitere Fachkollegen einschalten. Sie erkennen speziell allergologisch weitergebildete Ärzte daran, daß sie hinter ihrem Facharzttitel die Zusatzbetel die Zusatzbezeichnung «Allergologie» führen. Sie finden diese Ärzte über Verzeichnisse, welche die regionalen Krankenkassen herausgeben; ebenso können die Bezirksärztekammern Auskunft geben.

Zusammenfassung:

Die Diagnose einer Allergie verläuft in verschiedenen Schritten. Nach der Erhebung der *Krankengeschichte* erfolgt die *körperliche Untersuchung*. Danach wird entweder mit *Haut-* oder *Bluttests* nach allergieauslösenden Antikörpern gesucht. In unklaren Fällen muß der Körper direkt mit dem vermuteten Allergieauslöser in Kontakt gebracht und müssen auftretende Reaktionen beobachtet werden *(Provokationstest)*. Bei bestimmten Erkrankungen werden weitere *Zusatzuntersuchungen* wie eine Lungenfunktionsuntersuchung oder ein Röntgenbild der Lunge durchgeführt.

TEIL B:

Allergische Erkrankungen

4
Allergische Erkrankungen der oberen Atemwege

In diesem Kapitel erfahren Sie, wie die oberen Atemwege aufgebaut sind und welche Funktion sie haben. Anschließend werden der Heuschnupfen und der allergische Dauerschnupfen mit ihren Komplikationen besprochen.

Aufbau der oberen Atemwege

Zu den oberen Atemwegen zählen die *Nase* und der *Rachen*. Mit der Nase in Verbindung stehen die *Nasennebenhöhlen*, deren beiden größten die Stirnbeinhöhle und die beiden Oberkieferhöhlen sind. Die *Ohrtrompete* zieht vom oberen Nasenrachenraum zur Paukenhöhle des Mittelohrs und ist für den Luftausgleich zwischen Mittelohr und Rachen zuständig. Durch diese enge anatomische Nachbarschaft können daher bei Allergien im Nasenrachenraum auch die Nasennebenhöhlen und das Mittelohr im Mitleidenschaft gezogen werden (siehe → Abb. 4.1).

Funktion der Nase

Die Nase hat die wichtigen Funktionen der *Erwärmung*, *Befeuchtung* und *Reinigung* der eingeatmeten Luft. Die Einatemluft wird in der Nase von Raumtemperatur auf etwa 30 °C erwärmt und stark befeuchtet. Fast alle Teilchen über 10 μm (z. B. Pollen) werden in

Abb. 4.1: Aufbau der oberen Atemwege

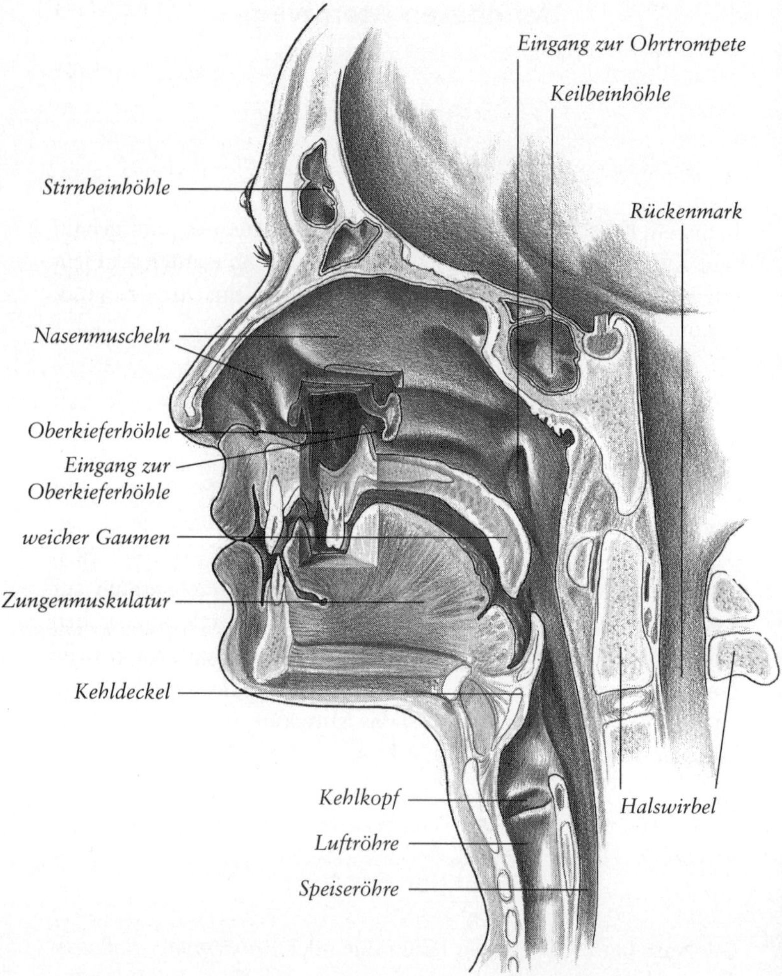

der Nase abgefangen und gelangen nicht in die tieferen Atemwege. Die meisten Teilchen unter 2 µm (z. B. Schimmelpilzsporen) passieren ungehindert. Die Nase hat auch die Funktion einer «Gasmaske», indem sie viele wasserlösliche Gase wie Formaldehyd oder Ozon zum großen Teil zurückhält. Wird durch den Mund geatmet, fallen die genannten Schutzmechanismen aus, es kann dadurch zu einer beträchtlichen Reizung der Bronchien kommen. Dies ist vor allem für Personen mit überempfindlichem Bronchialsystem und Asthmatiker bedeutsam. Weiterhin fungiert die Nase als Riechorgan und Klangkörper beim Sprechen und Singen. Interessant ist, daß alle drei bis sechs Stunden die Schleimhaut einer Nasenseite anschwillt und auf der Gegenseite abschwillt, so daß es in regelmäßigen Abständen zu einer Umverteilung des Atemstroms zwischen rechts und links kommt.

Übererregbarkeit der Nase

Kennzeichen allergischer wie nichtallergischer Erkrankungen der Nase ist die *Übererregbarkeit der Nasenschleimhaut*. Die Parallele dazu ist beim Asthma eine Übererregbarkeit der Bronchien. Unterschiedliche Reize wie Kälte, große Staubmengen oder allergische Auslöser können zu einer Anschwellung der Nasenschleimhaut führen, was die Nasengänge einengt und die Atmung erschwert. Über parasympathische Nervenfasern wird die Nasenschleimhaut zu einem wäßrigen Ausfluß angeregt.

Etwa 50 % des Widerstandes, den die Luft überwinden muß, bis sie in die tiefsten Atemwege gelangt ist, wird durch die Nase hervorgerufen. Vor allem bei Säuglingen und kleinen Kindern wird die Atmung durch eine Verlegung der Nase deutlich beeinträchtigt. Eine Stimulation parasympathischer Nervenfasern regt die Drüsen in der Nase an, was zu einem wäßrigen Nasenausfluß führt.

Ein *Leitsymptom* allergischer Erkrankungen der Nase ist der *Schnupfen*: entweder in Form einer «laufenden Nase» (Fließschnupfen) mit Absonderung von wäßrigem Sekret oder einer «verstopften Nase» mit blockierter Nasenatmung. Man unterscheidet den saisonal auftretenden allergischen Schnupfen (Heuschnupfen) vom allergischen Dauerschnupfen.

Heuschnupfen

Der sechsjährige Paul macht an einem der ersten schönen Tage im Mai mit seinen Eltern und Geschwistern einen Ausflug ins Grüne. Er tollt den ganzen Tag im Wald und auf Wiesen herum. Nachmittags fängt Paul an, die Augen zu reiben, die Nase juckt. Als die Familie am Abend nach Hause kommt, hat Paul knallrote Augen, die Nase läuft.

An den folgenden Tagen regnet es, und Paul geht es gut. Beim nächsten Ausflug am folgenden Wochenende geht es wieder los: Pauls Nase juckt und läuft, die Augen tränen. Die Mutter ahnt jetzt, was los ist. Sie kennt die Symptome aus eigener Erfahrung: Heuschnupfen.

Was bedeutet Heuschnupfen?

Unter *Heuschnupfen* versteht man einen *saisonal auftretenden allergischen Schnupfen* (= *saisonale allergische Rhinitis*), der durch Pollen hervorgerufen wird. Diese Bezeichnung ist historisch gewachsen. Die Beschwerden werden jedoch nicht durch Heu, sondern das blühende Gras ausgelöst, und die Nase ist nicht das einzige befallene Organ: auch die Augen und die Nasennebenhöhlen können mitreagieren. Der Begriff *Rhinokonjunktivitis* umfaßt die Erscheinungen an Nase und Bindehaut. Der Ausdruck *Pollinose* schließt alle durch Pollen hervorgerufenen Krankheitserscheinungen (beispielsweise auch ein durch Pollen ausgelöstes Asthma bronchiale) ein.

Wie häufig ist Heuschnupfen?

Durch ihre Eigenschaft als Filterorgan für die Einatemluft ist die Nase ständig allergenen Substanzen ausgesetzt. Es verwundert daher nicht, daß die *Nase* auch *das am häufigsten betroffene Allergieorgan* ist. An Heuschnupfen, dem saisonal auftretenden allergischen Schnupfen leiden etwa 10 % aller Kinder und bis zu 20 % der Jugendlichen. Die Häufigkeit des Heuschnupfens hat in den letzten Jahrzehnten etwa um das Zehnfache zugenommen. Der Heuschnupfen beginnt oft schon im vierten bis sechsten Lebensjahr und erreicht einen Häufigkeitsgipfel zwischen dem zehnten und zwanzigsten Lebensjahr.

Symptome bei Heuschnupfen

Typisch ist ein streng *saisonales Auftreten* der Heuschnupfensymptome während der Blütezeit der auslösenden Pflanzen.

Zunächst tritt ein *Nasenjucken* mit heftigem *Niesreiz* auf. Die von Kindern häufig durchgeführte Handbewegung von der Oberlippe zur Nasenspitze wird als «allergischer Gruß» bezeichnet. Es folgt eine *wäßrige Absonderung* aus der Nase. Bis zu 20 ml Sekret pro Stunde kann die Nase abgeben. Parallel dazu kommt es zu einer Schwellung der Nasenschleimhaut, die *Nase verstopft*, die Sprache klingt näselnd. Ein *Jucken am Gaumen oder Rachen* zeigt an, daß die Allergene bis in den Rachen gewandert sind. Ein Verschwellen der Nasennebenhöhlen führt zu *Schmerzen im Bereich der Nasennebenhöhlen* und zu einem dumpfen *Druck im Kopf*. Auch ein *Jukken im Gehörgang* (Gehörgang und Rachen werden vom selben sensiblen Nerven versorgt) und ein *Druck in den Ohren* (durch eine Blockierung der Mittelohrbelüftung über die Ohrtrompeten) können sich zeigen. *Geruchs- und Geschmackssinn* werden gestört. Im akuten Schub kann das *Allgemeinbefinden*, einem grippalen Infekt ähnlich, deutlich beeinträchtigt sein.

Oft ist beim Heuschnupfen auch die Bindehaut der Augen mitbeteiligt. Es kommt zu *Augenjucken*. Durch ständiges Reiben werden die *Augen rot*, *brennen* und *tränen*. Der Teufelskreis ist geschlossen. Die Beeinträchtigung durch diese Symptome kann enorm sein. In etwa 20 % der Fälle können die Augensymptome auch ohne Nasensymptome als alleinige Heuschnupfensymptome auftreten.

Bei einigen Menschen tritt im Laufe der Zeit eine Verengung der tieferen Atemwege, ein *Asthma bronchiale*, hinzu (sogenannter Etagenwechsel).

Die Auslöser des Heuschnupfens: Pollen

Auslöser des Heuschnupfens sind *Pollen* (= Blütenstaub). Pollen sind bei höheren Pflanzen die Träger des männlichen Erbguts. Sie werden durch den Wind aufgewirbelt und in großen Mengen unter Umständen kilometerweit durch die Luft getragen. Die in den Pollen vorhandenen Eiweißbestandteile lösen die allergischen Reaktionen aus.

Es können *drei Hauptquellen von Pollen* mit verschiedenen Flugzeiten unterschieden werden:

- *Bäume*, welche im Frühjahr blühen (sogenannte Frühblüher)
- *Gräser und Getreide* mit Blütezeit im Frühsommer und
- *Kräuter* mit Blütezeit im Frühherbst.

Weitere Informationen über Pollen → Kapitel 12, S. 243 ff.

Diagnose des Heuschnupfens

Die *Vorgeschichte* mit dem saisonalen Auftreten der Symptome liefert bereits die entscheidenden Hinweise.

Bei der *Untersuchung* findet der Arzt neben einer laufenden oder blockierten Nase mit geschwollener Nasenschleimhaut und geröteten Augen bei Kindern oft weitere Zeichen: dunkle Ringe und eine Anschwellung unter den Augen, durch häufiges Reiben der Nase eine quere Falte im unteren Nasendrittel, bei Verlegung der Nase eine Mundatmung sowie nächtliches Schnarchen. Ein Erguß im Mittelohr kann vorliegen. Die Lunge wird zum Ausschluß einer Mitreaktion der Bronchien ebenfalls abgehört.

Ein *Pricktest* mit den verdächtigten Pollen identifiziert schließlich den oder die Auslöser. Alternativ kann bei kleinen Kindern oder Vorliegen von Ekzemen ein *RAST* durchgeführt werden. Es ist zu beachten, daß im Frühstadium eines Heuschnupfens oder wenn isoliert eine allergische Bindehautentzündung besteht, der Prick- und RAST-Test unauffällig sein können. Jedoch nicht jeder positive Prick- oder RAST-Befund beweist auch den ursächlichen Zusammenhang zwischen dem getesteten Allergen und den bestehenden Symptomen! (→ siehe Kapitel 3, S. 36 ff und 41 ff).

In Zweifelsfällen kann ein *Nasenabstrich* mit Untersuchung der Eosinophilenzahl weiterhelfen (mehr als 10 % Eosinophile sprechen für einen allergischen Schnupfen). Der sichere Nachweis ist schließlich mit der *nasalen Provokation* möglich, wobei die Austestung mehrerer Allergene jedoch sehr zeitaufwendig ist. Eine routinemäßige Röntgenuntersuchung der Nasennebenhöhlen ist nicht erforderlich.

Therapie des Heuschnupfens

Die Therapie des Heuschnupfens umfaßt die Reduktion des Pollenkontakts, die medikamentöse Therapie und eventuell die Hyposensibilisierung.

Pollenkontakt reduzieren

Da Pollen praktisch allgegenwärtig sind, ist eine vollständige Meidung des Pollenkontakts natürlich unmöglich. Es gibt jedoch einige wichtige Rätschläge für Pollenallergiker, die den Pollenkontakt einzuschränken in der Lage sind. Sie finden diese in Kapitel 12, S. 249 f.

Bei stärkerer Sensibilisierung mit ausgeprägten Symptomen kommt man um eine medikamentöse Behandlung nicht herum. Es muß unterschieden werden zwischen Medikamenten, die vorbeugend wirken, und Medikamenten, die akut auftretende Beschwerden lindern.

a) DNCG

DNCG (= Dinatriumcromoglicinsäure, z. B. Allergocrom®, Lomupren®, Vividrin®) wirkt vorbeugend. Es ist auch bei jahrelanger Behandlung sehr gut verträglich. Es kann als Nasentropfen, Nasenspray oder Augentropfen verabreicht, bei Asthma auch inhaliert werden. DNCG stabilisiert die Wand der Mastzellen, welche Histamin, die wichtigste Vermittlersubstanz allergischer Reaktionen, enthalten. Die Histaminausschüttung wird blockiert oder vermindert, die allergische Reaktion dadurch abgefangen. DNCG *wirkt jedoch nur vorbeugend*, nicht bei akuten Beschwerden. *Nur bei regelmäßiger Anwendung ist eine gute Wirkung zu erzielen.* Bis zum Wirkungseintritt vergehen einige Tage. Die Behandlung sollte daher bereits einige Tage vor dem erwarteten Pollenflug, spätestens bei den ersten Symptomen beginnen. Die Anwendung muß zumindest während der Zeiten mit starkem Pollenflug viermal täglich erfolgen. DNCG ist ein wertvolles Mittel in der Heuschnupfentherapie. Auch bei Langzeitanwendung sind keine ernsthaften Nebenwirkungen zu erwarten.

b) Schleimhautabschwellende Mittel

Im Akutfall bei starkem Ausfluß aus der Nase oder verstopfter Nase helfen *abschwellende Nasentropfen* (z. B. Balkis®, Nasivin®, Olynth®, Otriven®). Sie enthalten Substanzen, welche die Blutgefäße in der Nasenschleimhaut verengen, dadurch zu einer Schleimhautabschwellung führen und die Nasensekretion eindämmen. *Bei längerdauernder Anwendung ist jedoch Vorsicht geboten!* Der schnelle Wirkungseintritt dieser Mittel verleitet zum häufigen Gebrauch. Die enthaltenen gefäßverengenden Substanzen schädigen bei längerfristiger Anwendung die Nasenschleimhaut. Die Nasenschleimhaut wird nicht mehr auseichend durchblutet, sie trocknet aus. Diese Präparate dürfen daher regelmäßig *nur eine Woche angewendet* werden.

Abschwellende Schnupfenmittel mit gefäßverengenden Inhaltsstoffen werden auch als Saft oder Tabletten angeboten. Ihre Wirkung ist deutlich schwächer als bei örtlicher Anwendung, allerdings tritt auch keine Schädigung der Nasenschleimhaut ein. Meist werden diese Medikamente zudem in Kombination mit anderen Wirkstoffen angeboten. Diese Kombinationen sind in der Regel jedoch nicht sinnvoll, da man besser jeden Wirkstoff einzeln bedarfsgerecht dosiert. Gefäßverengende innerliche Schnupfenmittel spielen daher bei der Behandlung des Heuschnupfens keine große Rolle.

c) Antihistaminika

Reicht DNCG und die kurzfristige Anwendung abschwellender Nasentropfen nicht aus, werden als nächster Schritt *Antihistaminika* (z. B. Lisino®, Teldane®, Zyrtec®) als Tabletten oder Saft eingesetzt. Antihistaminika blockieren die Wirkung des Histamins und dämpfen so die allergische Reaktion. Die älteren Antihistaminika haben als Nebeneffekt eine müdemachende Wirkung, die neueren Präparate haben diesen Effekt praktisch nicht mehr. Die neueren Antihistaminika spielen daher neben DNCG eine wichtige Rolle in der Heuschnupfenbehandlung. Die bisher bekannten Antihistaminika wurden nur selten in der Nase oder am Auge örtlich angewendet, da allergische Reaktionen auftreten können. Inzwischen ist ein Antiallergikum speziell zur örtlichen Anwendung an der Nase zugelassen worden (Allergodil®). Die Zulassung als Augentropfen ist geplant.

d) Kortikoide

Liegen schwerste, auch mit Antihistaminika nicht unter Kontrolle zu bringende Symptome vor, so müssen eventuell *örtlich verabreichte Kortikoide* als Nasenspray oder als Augentropfen angewendet werden. Sie haben eine starke antientzündliche Wirkung, die allerdings nicht sofort eintritt. Die Anwendung von Kortikoiden als Nasenspray unterliegt der strengen Indikationsstellung durch den allergologisch erfahrenen Arzt. Auch der Einsatz von kortikoid-haltigen Augentropfen oder Augensalben darf nur vom Arzt veranlaßt werden! Bei längerdauernder Anwendung müssen regelmäßige augenärztliche Kontrollen durchgeführt werden.

Die *innerliche Anwendung von Kortikoiden* bei Heuschnupfen muß absoluten Ausnahmen vorbehalten bleiben, da bei längerfristiger Anwendung unter anderem mit Wachstumsstörungen zu rechnen ist!

Hyposensibilisierung (siehe auch → Kapitel 13)

Das klassische Feld der subkutanen Hyposensibilisierungsbehandlung (Injektion der Allergenlösung unter die Haut) ist die Pollenallergie. Ihr Einsatz beim Heuschnupfen ist bei Vorliegen folgender Voraussetzungen zu erwägen:

- Die Allergene, gegen welche man hyposensibilisieren will, sind eindeutig als ursächliche Auslöser nachgewiesen.
- Die Beschwerden sind gravierend, bestehen mindestens vier Wochen im Jahr und lassen sich durch eine medikamentöse Therapie nicht ausreichend kontrollieren.
- Das Allergen kann nicht vermieden werden.
- Je weniger Allergieauslöser beteiligt sind, desto erfolgversprechender ist eine Hyposensibilisierung.

Die Injektionen erfolgen normalerweise anfangs in ein- bis zweiwöchentlichen, dann vierwöchentlichen Abständen außerhalb der Pollensaison (präsaisonale Therapie). Die Therapiedauer beträgt in der Regel mindestens drei Jahre. Die Notwendigkeit der häufigen Injektionen macht bei jungen Kindern eine strenge Indikationsstellung erforderlich. Der Erfolg einer oralen Hyposensibilisierung (Einnahme der Allergenlösung) bei Pollenallergien ist nicht nachgewiesen.

Verschwindet ein Heuschnupfen wieder?

Der Heuschnupfen beginnt meist im Kindes- oder Jugendalter, kann jedoch prinzipiell in jedem Lebensalter auftreten. In den ersten zwei bis drei Jahren der Erkrankung verstärken sich die Symptome in der Regel, bleiben dann für die nächsten zwanzig oder dreißig Jahre stabil und bessern sich dann im weiteren Verlauf. Ein Heuschnupfen kann sich jedoch im Einzelfall nach einer unterschiedlichen Anzahl von Jahren abschwächen oder ganz verlieren. Die Verlaufsbeurteilung wird allerdings durch einen in verschiedenen Jahren sehr unterschiedlich starken Pollenflug erschwert. Im höheren Alter stellt der Heuschnupfen kaum noch ein größeres Problem dar.

Komplikationen

Folgende Faktoren können den Verlauf einer Heuschnupfenerkrankung komplizieren:

- Da die Schleimhaut der Nasennebenhöhlen mitreagiert und anschwillt, kann leichter eine eitrige oder chronische *Nasennebenhöhlenentzündung* entstehen.
- Bei Personen mit allergischem Schnupfen finden sich häufiger *Mittelohrergüsse*, welche das Hörvermögen beeinträchtigen.
- Die *Sensibilisierung* kann sich im Laufe der Jahre *verbreitern*, das heißt, der Körper reagiert auf immer mehr Pollenarten allergisch, oder es tritt eine *Nahrungsmittelallergie hinzu*. Folgende Kreuzallergien sind bedeutsam: Personen mit einer Allergie gegen Birken-, Erle- oder Haselnußpollen können bei einem Verzehr von Apfel, Aprikose, Erdbeere, Kirsche, Pfirsich, Haselnuß, Walnuß, Erdnuß und Mandel allergisch reagieren. Patienten mit einer Beifußpollenallergie entwickeln möglicherweise eine Sensibilisierung gegen Anis, Karotte, Kümmel und Sellerie. Oft sind die Symptome der Kreuzallergie gegen Nahrungsmittel nur während der Pollenflugzeit vorhanden.
- Es kann ein sogenannter *Etagenwechsel* stattfinden. Dies bedeu-

tet, daß die Allergie «nach unten wandert» und die Bronchien in Form einer Verengung mitreagieren, also ein Asthma bronchiale entsteht. Bei Kindern geht dieser Weg jedoch oft in die andere Richtung, das heißt, zuerst tritt ein Asthma bronchiale auf, dann eventuell zusätzlich der Heuschnupfen.

Diese Punkte zeigen, daß ein Heuschnupfenpatient ärztlich gut überwacht werden muß, vor allem wenn eine anhaltende Verschlimmerung der Symptome auftritt oder neue Symptome hinzutreten.

Zusammenfassung:

Unter *Heuschnupfen* versteht man einen durch Pollen hervorgerufenen *saisonalen allergischen Schnupfen* mit Nasenjucken, Niesreiz, laufender oder verstopfter Nase. Das Haupterkrankungsalter liegt zwischen zehn und zwanzig Jahren. Meist sind auch die Augen in Form einer Bindehautentzündung mit Augenjucken, -rötung, -brennen und -tränen mitbeteiligt. Im Akutstadium kann das Allgemeinbefinden deutlich beeinträchtigt sein. In etwa 20 % kann eine Bindehautentzündung auch das alleinige Symptom sein. Die *Diagnose* wird durch die Anamnese und den Nachweis einer Pollenallergie mit dem Pricktest oder RAST gestellt.

Die *Behandlung* des Heuschnupfens umfaßt die Reduktion des Pollenkontakts, die örtliche Anwendung von DNCG und bei Bedarf die Einnahme von Antihistaminika. DNCG hat auch bei längerer Anwendung praktisch keine Nebenwirkungen, eventuelle Nebenwirkungen der neueren Antihistaminika (vor allem Müdigkeit) sind bei Abwägung der zum Teil enormen Beeinträchtigung durch die Heuschnupfensymptome vertretbar. Bei Beschwerden, die medikamentös schlecht kontrollierbar sind, kommt eine Hyposensibilisierung in Betracht.

Dauerschnupfen

> Patrizia, vierzehn Jahre alt, hatte den ganzen Winter über eine verstopfte Nase, was sie auf wiederholte «Erkältungen» zurückführte. Als die Symptome aber auch noch im August anhalten, beginnt sie sich doch zu wundern und geht zum Arzt. Dieser findet eine geschwollene Nasenschleimhaut und führt einen Hauttest durch. Es zeigen sich positive Reaktionen gegen Hausstaubmilben und Gräserpollen. Die Diagnose lautet: allergischer Dauerschnupfen, ausgelöst durch eine Milbenallergie und verstärkt durch eine Gräserpollenallergie. Die vom Arzt vorgeschlagene Milbensanierung im Schlafbereich lindert die Beschwerden bereits deutlich. Falls sich die Beschwerden im nächsten Jahr zur Gräserpollenzeit wieder verschlechtern, wird Patrizia zusätzlich ein vorbeugendes DNCG-Nasenspray erhalten.

Wie äußert sich ein Dauerschnupfen?

Beim Dauerschnupfen bestehen die Symptome praktisch das ganze Jahr über, wenn auch die Schwere der Symptome wechseln kann. Auch hier können eine «laufende Nase» mit wäßriger Absonderung und eine «verstopfte Nase» mit Atemproblemen und nächtlichem Schnarchen im Verlauf abwechseln. Die Augen sind weniger häufig als beim Heuschnupfen mitbetroffen.

Es wird geschätzt, daß etwa zwei bis vier Prozent der Bevölkerung an einem Dauerschnupfen leiden, der medikamentöser Behandlung bedarf.

Was sind die Ursachen des Dauerschnupfens?

Es gibt eine allergische und eine nichtallergische Form des Dauerschnupfens:

Allergischer Dauerschnupfen

Auslöser eines allergischen Dauerschnupfens können sein:

- *Hausstaubmilben* (siehe → Kapitel 12, S. 252 ff)
- *Tiere* (siehe → Kapitel 12, S. 259 ff)
- *Schimmelpilze* (siehe → Kapitel 12, S. 265 ff)
- seltener auch *Nahrungsmittel*
- Eine *Kombination der oben genannten Allergene untereinander oder mit Pollen* (siehe → Kapitel 12, S. 243 ff). Hausstaubmilben, Tiere und Schimmelpilze können gemeinsam oder abwechselnd einen allergischen Dauerschnupfen verursachen. Außerdem kann eine Sensibilisierung gegen eine Vielzahl von Pollen unterschiedlicher Blütezeit Dauersymptome hervorrufen. Es kann mitunter schwierig sein, das hauptverantwortliche Allergen ausfindig zu machen.

Nichtallergischer Dauerschnupfen

Beim nichtallergischen Dauerschnupfen besteht eine *Überempfindlichkeit der Nasenschleimhaut gegen eine ganze Reihe unterschiedlicher Reizfaktoren.* Kälte, Wärme und verschiedene Reizstoffe in der Luft führen zu einer Anschwellung der Nasenschleimhaut. Diese Form des Dauerschnupfens wird nicht durch immunologische Mechanismen, sondern durch ein Überwiegen des Parasympathikus über den Sympathikus ausgelöst. Die Diagnose eines nichtallergischen Dauerschnupfens kann nur gestellt werden, wenn zuvor allergische Auslösefaktoren ausgeschlossen worden sind. Auch eine Kombination allergischer und nichtallergischer Mechanismen ist möglich. Bei Erwachsenen gibt es eine Verlaufsform, welche mit einer Polypenbildung in der Nase einhergeht.

Weitere Ursachen eines nichtallergischen chronischen Schnupfens

Vor allem bei kleinen Kindern ist bei einer chronisch verstopften Nase an eine *angeborene Verengung in der Nase* zu denken. Ein Nasenloch kann zu eng angelegt sein, oder die *Nasenscheidewand* ist *verkrümmt* und behindert den Luftstrom durch die Nase.

Kleine Kinder stecken sich gerne alle möglichen Dinge in die Nase, z. B. Perlen. Daher muß man bei chronischem Schnupfen immer auch an *Fremdkörper* in der Nase denken.

Ständiges Atmen durch den offenen Mund und nächtliches Schnarchen können durch eine *Vergrößerung der Rachenmandeln* (Adenoide) verursacht sein.

Die *unkontrollierte Daueranwendung von schleimhautabschwellenden Nasentropfen* führt unweigerlich zu einer Funktionsstörung der Nasenschleimhaut (Privinismus).

Hormonell bedingte Funktionsstörungen der Nasenschleimhaut etwa durch eine Schilddrüsenunterfunktion spielen im Kindesalter keine große Rolle.

Diagnose des Dauerschnupfens

Nach Erhebung der *Anamnese* erfolgt zunächst die genaue *Untersuchung der Nase.* Der Arzt sucht z. B. nach Einengungen in der Nase oder einer verkrümmten Nasenscheidewand, das Aussehen der Nasenschleimhaut wird beurteilt. Es wird nach Mittelohrergüssen gefahndet und die Lunge abgehört. Mit einem *Pricktest* oder *RAST* wird nach auslösenden Allergenen gefahndet. Eventuell wird die Wirkung von Allergenen direkt an der Nasenschleimhaut getestet (nasale Provokation) oder ein Abstrich von der Nasenschleimhaut zur Bestimmung der Eosinophilenzahl entnommen. Bei Verdacht auf eine schwerwiegende Beteiligung der Nasennebenhöhlen wird unter Umständen eine Röntgenuntersuchung der Nasennebenhöhlen durchgeführt.

Therapie des Dauerschnupfens

An erster Stelle der Therapie steht, soweit möglich, die Vermeidung des Kontaktes mit dem auslösenden Allergen. Beim nichtallergischen Dauerschnupfen müssen die im Einzelfall wichtigen provozierenden Reize wie Kälte minimiert werden. An zweiter Stelle kommt die medikamentöse Therapie, in speziellen Fällen auch eine Hyposensibilisierung in Betracht.

Allergenvermeidung

- *Ratschläge für Milbenallergiker* siehe → Kapitel 12, S. 254 ff
- *Was ist zu tun bei Tierallergien?* siehe → Kapitel 12, S. 262 f
- *Ratschläge bei Schimmelpilzallergien* siehe → Kapitel 12, S. 268 f
- *Ratschläge für Pollenallergiker* siehe → Kapitel 12, S. 249 f

Medikamentöse Therapie des Dauerschnupfens

Die medikamentöse Therapie des Dauerschnupfens erfolgt ähnlich wie beim Heuschnupfen zunächst mit *DNCG*-Nasenspray. Bei allergischer Ursache und wenn das Symptom der «laufenden Nase» vorherrscht, ist die Wirkung am besten. Kurzzeitig können auch hier *abschwellende Nasentropfen* für maximal eine Woche verabreicht werden, langdauernder Gebrauch trocknet die Nasenschleimhaut aus! *Antihistaminika* wirken beim Dauerschnupfen weniger gut als beim saisonalen Heuschnupfen. *Örtlich verabreichte Kortikoide* haben bei «blockierter Nase» guten Erfolg, sollten jedoch bei Kindern zurückhaltend eingesetzt werden.

Hyposensibilisierung

Beim allergischen Dauerschnupfen ist bei Vorherrschen einer Pollenallergie eine Hyposensibilisierung zu erwägen (siehe → Kapitel 13). Bei Milben-, Tier- und Schimmelpilzallergien hat die Allergenvermeidung Vorrang.

- Andere unspezifische Reize wie Tabakrauch sind auszuschalten.
- Eine trockene Nasenschleimhaut ist besonders reizbar. Deshalb wird im Bedarfsfalle eine Nasensalbe aufgetragen oder die Schleimhaut mit Kochsalznasentropfen angefeuchtet.
- Tritt eine Nasenblockade vor allem bei Nacht auf, so kann durch ein leichtes Anheben des Kopfes die Blutfülle in der Nasenschleimhaut reduziert und eine gewisse Schleimhautabschwellung erreicht werden.
- Allgemeine abhärtende Maßnahmen (z. B. regelmäßiges körperliches Training, Sauna, Kneipp-Therapie) können die Nasenschleimhaut zusätzlich stabilisieren.

Komplikationen

Die Komplikationen des allergischen Dauerschnupfens sind wie beim Heuschnupfen eine *Nasennebenhöhlenentzündung*, *Mittelohrergüsse* und die Entwicklung eines *Asthma bronchiale*. Nasennebenhöhlenentzündung und Mittelohrergüsse gehen in der Regel parallel mit dem Ausprägungsgrad des Dauerschnupfens. Wenn ein allergischer Auslöser ausgeschaltet werden kann und sich der Schnupfen bessert, gehen auch die anderen Begleiterscheinungen zurück.

Bei einer *Nasennebenhöhlenentzündung* muß zunächst eine guter Sekretabfluß aus den Nasennebenhöhlen in die Nase gewährleistet sein. Daher werden abschwellende Nasentropfen gegeben. Bei einer schweren eitrigen Nasennebenhöhlenentzündung muß antibiotisch behandelt werden.

Mittelohrergüsse sind häufig ein ausgesprochen hartnäckiges Problem. Die noch häufig geübte Verwendung abschwellender Nasentropfen über Wochen mit dem Ziel, die Ohrtrompete zwecks einer besseren Belüftung des Mittelohres abzuschwellen, ist in ihrer Wirksamkeit nicht gesichert und kann die Nasenschleimhaut austrocknen. Auch andere innerlich verabreichte abschwellende oder antiallergische Medikamente zeigten in kontrollierten Studien keine überzeugende anhaltende Wirkung. Bei diesen Untersuchungen konnten Antibiotika den Erguß in vielen Fällen für eine begrenzte Zeit zum Verschwinden bringen. Den besten Effekt hatte eine kombinierte Behandlung mit Antibiotika und innerlich verabreichten Kortikoiden. Ob sich diese Behandlung durchsetzen wird, ist noch offen. Bei hartnäckigen Mittelohrergüssen mit Beeinträchtigung des Hörvermögens muß manchmal über einen Trommelfellschnitt (Parazentese) die Flüssigkeit im Mittelohr abgelassen werden oder ein Paukenröhrchen als Dauerdrainage eingelegt werden.

Zusammenfassung:

Beim *Dauerschnupfen* bestehen im Gegensatz zum Heuschnupfen die Beschwerden mehr oder weniger stark ausgeprägt das ganze Jahr über. Das Symptom der blockierten Nase steht meist im Vordergrund.

Beim *allergischen Dauerschnupfen* sind ganzjährig vorkommende Allergene wie Hausstaubmilben, Schimmelpilze und Haustiere die Hauptauslöser. Diese Allergien können auch untereinander oder mit einer Pollenallergie kombiniert auftreten. Beim *nichtallergischen Dauerschnupfen* liegt eine unspezifische Überempfindlichkeit der Nasenschleimhaut gegen unterschiedliche Reizfaktoren wie Kälte, Wärme und verschiedene Reizstoffe vor. Auch ist eine Kombination allergischer mit nichtallergischen Faktoren möglich.

Therapeutisch werden im Akutfalle begrenzt auf wenige Tage abschwellende Nasentropfen eingesetzt. Bei einer allergischen Ursache wird DNCG als Nasenspray verabreicht. Antihistaminika wirken beim Dauerschnupfen nicht so gut wie beim Heuschnupfen. Kortikoide als Spray haben bei blockierter Nase einen guten Effekt, sollten jedoch bei Kindern zurückhaltend verwendet werden.

5
Allergische Erkrankungen der unteren Atemwege

Zunächst werden Sie etwas über Aufbau und Funktion der unteren Atemwege erfahren. Anschließend werden die obstruktive Bronchitis, das Asthma bronchiale und der Pseudocroup besprochen.

Aufbau und Funktion der unteren Atemwege

Zu den unteren Atemwegen zählen der *Kehlkopf*, die *Luftröhre* mit den großen und kleinen *Bronchien*, die sich immer weiter aufzweigen und in den *Lungenbläschen* enden (siehe → Abb. 5.1). Dort findet der eigentliche Gasaustausch statt: Kohlendioxid (CO_2) wird an die Ausatemluft abgegeben und Sauerstoff (O_2) ins Blut aufgenommen. Die Bronchien bestehen aus einem knorpeligen Anteil, der Stabilität verleiht, einer Muskelschicht und einer Schleimhautschicht mit Schleimdrüsen und Flimmerhärchen. Die kleinen Bronchien haben allerdings keine Knorpelspangen mehr. Die Flimmerhärchen haben die Aufgabe, Fremdstoffe abzufangen und sie mit dem Schleim wieder nach oben zu transportieren.

Störung der Funktion der unteren Atemwege

Der Reinigungsmechanismus der Bronchien kann durch eine Reihe unterschiedlicher Einflüsse gestört werden. Tabakrauch und andere Luftschadstoffe behindern die Selbstreinigung der Bronchien erheblich, indem sie die Flimmerhärchen in ihrer Tätigkeit lähmen und

Abb. 5.1: Aufbau der unteren Atemwege

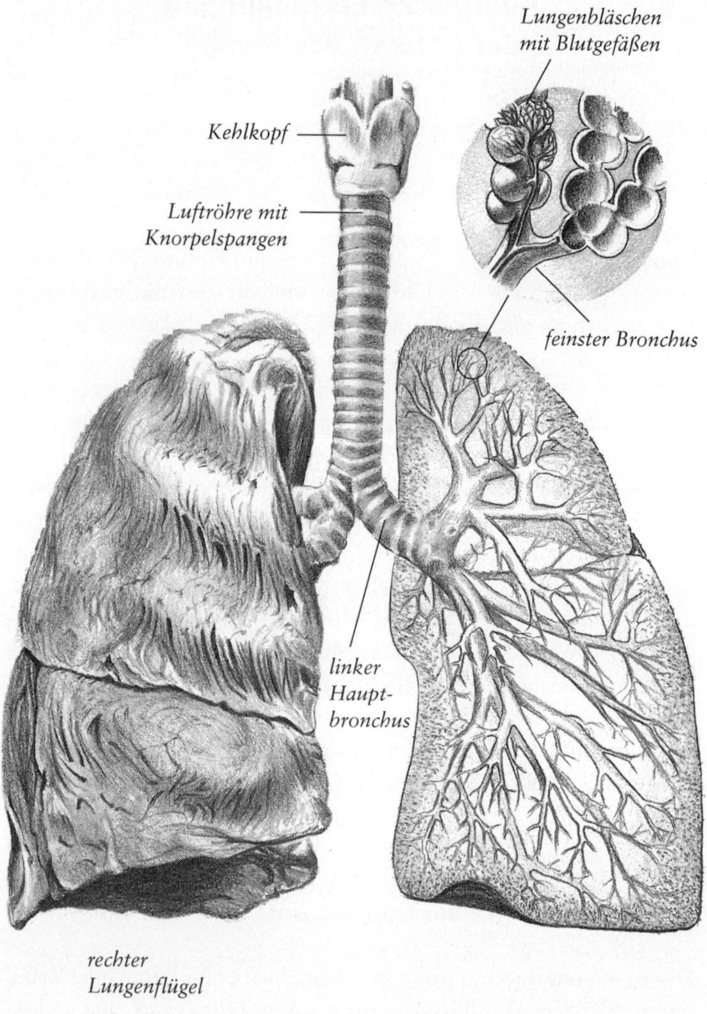

eingeatmete Teilchen so bis zu zehnmal länger in den Bronchien verweilen. Auch Infektionen, vor allem Virusinfektionen, können die Funktion der Flimmerhärchen nachhaltig beeinträchtigen. Wird die Bronchialschleimhaut gereizt, schwillt sie an und produziert große Mengen an Schleim, der abgehustet werden muß. Zusätzlich verkrampft sich bei größeren Kindern die Bronchialmuskulatur, was die Atemwege zusätzlich einengt und zu Atemnot führt. Hierbei spielen bei Kindern und Jugendlichen allergische Ursachen eine große Rolle.

Obstruktive Bronchitis

Der 18 Monate alte Jan hat seit zwei Tagen Schnupfen und Temperaturen um 38 °C. Seit der Nacht hustet er wieder, ist unruhig und will nicht schlafen. Die Atmung ist beschleunigt, beim Ausatmen hört man ein pfeifendes Atemgeräusch. Dies ist bereits die dritte Episode mit immer denselben Symptomen. Im ersten Winter, als Jan neun Monate alt war, hatte es zum ersten Mal begonnen. Die dreijährige Schwester hatte aus dem Kindergarten im November einen Schnupfen und Husten mitgebracht. Jan hatte sich angesteckt und zunächst nur einen Schnupfen, dann auch Husten bekommen. Dann kam nach einem Tag eine pfeifende und schnelle Atmung hinzu. Der Kinderarzt diagnostizierte eine obstruktive Bronchitis und verordnete ein bronchialerweiterndes und schleimförderndes Medikament und eine reichliche Flüssigkeitszufuhr. Jan wollte zunächst nur wenig trinken, die Eltern hatten es dann aber mit viel Geduld doch geschafft, daß der Junge immer wieder in kleinen Portionen Tee mit Traubenzucker zu sich nahm. Eine Krankenhausbehandlung konnte gerade noch umgangen werden. Die Eltern wissen jetzt schon genau, was zu tun ist. Sie geben Jan reichlich zu trinken und lassen ihn beim Kinderarzt abhören. Auch diesmal lautet die Diagnose «obstruktive Bronchitis».

Abb. 5.2: Schematische Darstellung eines kleinen Bronchus: a) Normalzustand, b) Verengung durch Muskelverkrampfung, c) Verengung durch Schleim und chronische Entzündung der Schleimhaut

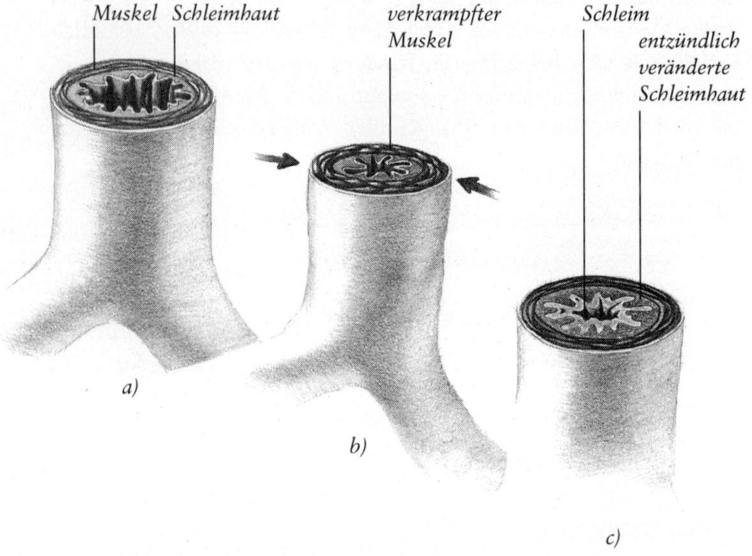

Was ist eine obstruktive Bronchitis?

Die obstruktive Bronchitis, auch spastische oder asthmoide Bronchitis genannt, ist eine typische Erkrankung der Bronchien im Säuglings- und Kleinkindesalter. Es kommt zu einer Verlegung (= Obstruktion) der Bronchien, hervorgerufen durch eine *Anschwellung der Bronchialschleimhaut*, eine *vermehrte Bildung zähen Schleims* sowie in geringerem Ausmaß wie beim älteren Kind und Jugendlichen durch eine *Verkrampfung (= Spastik) der Bronchialmuskulatur* (siehe →Abb. 5.2). Diese Verengung der Atemwege macht besonders Säuglingen Probleme, da bei ihnen die Atemwege besonders eng sind und bereits eine leichte Anschwellung der Bronchialschleimhaut zu einer erheblichen Einengung der Bronchien führt.

Wie äußert sich eine obstruktive Bronchitis?

Die Folgen der Verengung der Atemwege sind *Husten* sowie vor allem eine *erschwerte Ausatmung*, die sich als *pfeifende Atmung*, beim Abhören der Lunge als sogenanntes *Giemen* und *Brummen* äußert. Der Allgemeinzustand kann kaum bis schwer beeinträchtigt sein. Bei einer deutlichen Verengung der Bronchien muß eine erhebliche Atemarbeit geleistet werden.

Die Auslöser einer obstruktiven Bronchitis

Überempfindliches (hyperreagibles) Bronchialsystem

Besonders Säuglinge und Kinder mit einem *überempfindlichen (= hyperreagiblem) Bronchialsystem* sind von obstruktiven Bronchitiden betroffen. Diese Kinder reagieren auf verschiedene Reize besonders schnell mit einer Verengung der Atemwege. Durch eine chronische Entzündungsreaktion in den Bronchien kann diese Überempfindlichkeit erheblich verstärkt werden.

Das überempfindliche Bronchialsystem ist zum einen eine Sache der *Veranlagung*. Andererseits können *Virusinfektionen*, insbesondere RS-Viren, eine solche Überempfindlichkeit beträchtlich erhöhen und verlängern, wahrscheinlich sogar hervorrufen. Auch nach einer *Keuchhustenerkrankung* kann das Bronchialsystem über Monate überempfindlich reagieren. Zusätzlich wirken verschiedene *Schadstoffe in der Luft* reizend auf die Bronchien ein. Frühgeborene, die wegen einer Unreife ihrer Lunge beatmet werden mußten, haben häufiger ein überreagierendes Bronchialsystem.

Virusinfektionen

Virusinfektionen (vor allem RS-, Parainfluenza- und Adenoviren) sind bei über der Hälfte der Kinder mit obstruktiver Bronchitis die Ursache. Bei Säuglingen können sogar in 75 % der Fälle Viren nachgewiesen werden. Daneben kommen andere Infektionserreger wie Mykoplasmen oder Keuchhustenbakterien in Betracht.

Die Häufigkeit von Luftwegsinfekten wird von vielen Eltern überbewertet. Es ist zu beachten, daß im Kleinkindesalter bis zu zehn Luftwegsinfekte pro Jahr normal sind, da das Immunsystem in diesem Alter noch «trainieren» muß. Diese Infekte sind also für die Reifung und Stabilisierung des Immunsystems unbedingt erforderlich. Geschwister bringen oft Infekte aus dem Kindergarten mit, so daß mit dem Eintritt eines Geschwisters in den Kindergarten die jüngere Schwester oder der kleinere Bruder häufiger eine Bronchitis bekommen.

Schadstoffe in der Luft

Eingeatmete *Reizstoffe* wie Zigarettenrauch oder Schwefeldioxid verstärken bei entsprechend veranlagten Kindern die Beschwerden. Kinder von Eltern, die rauchen, haben vermehrt obstruktive Bronchitiden und Asthma bronchiale (siehe auch → Kapitel 2).

Allergien

Allergien durch eingeatmete Allergene wie Pollen oder Hausstaubmilben spielen bei Kindern bis zu zwei Jahren im Gegensatz zu älteren Kindern und Jugendlichen nur eine untergeordnete Rolle. Im Rahmen einer allergischen Allgemeinreaktion beispielsweise durch Insektengift, Medikamente oder Nahrungsmittel kann eine Verkrampfung der Bronchien entstehen, wobei jedoch meist noch andere Symptome wie Hautausschläge und Erbrechen hinzutreten.

Diagnose der obstruktiven Bronchitis

Die Diagnose wird durch die Vorgeschichte, den Nachweis der pfeifenden Atmung und den Abhörbefund der Lungen gestellt. Eventuell muß ein Röntgenbild zum Ausschluß einer Lungenentzündung oder Lungenfehlbildung gemacht werden. Da Allergien bis zum Alter von etwa zwei Jahren als Ursache einer obstruktiven Bronchitis unwahrscheinlich sind, ist eine routinemäßige Allergietestung in dieser Altersstufe nicht erforderlich, es sei denn, es liegen gezielte Hinweise für allergische Auslöser vor. Vor allem bei einseitigem Auftreten von Giemen, für das es keine andere Erklärung gibt, muß an einen in die Luftröhre gelangten Fremdkörper, z. B. ein Erdnußstück, gedacht werden. Bei Kindern mit wiederholten obstruktiven Bronchitiden, die auch schlecht gedeihen, wird man zum Ausschluß einer Mukoviszidose einen Schweißtest durchführen (siehe → Kapitel 3, S. 47).

Die Behandlung der obstruktiven Bronchitis

Kind beruhigen

Besonders wichtig ist, daß Sie Ihr Kind *beruhigen*, da Unruhe und Angst die Atemnot verstärken.

Ausreichend Flüssigkeit zuführen

Es muß *ausreichend Flüssigkeit zugeführt werden*, um den Schleim zu verflüssigen, damit er besser abgehustet werden kann. Die Flüssigkeitszufuhr ist wichtiger und wirksamer als das Verabreichen der üblichen Schleimlöser. Bei Kindern mit häufigen obstruktiven Bronchitiden ist die Inhalation von Kochsalzlösung eine sinnvolle Maßnahme zur Befeuchtung der Atemwege und zur Schleimlösung (siehe auch → Kapitel 5, S. 96 ff).

Der Husten dient zur Reinigung der Bronchien durch Aushusten von Schleim und eingeatmeten Schmutzteilchen. Diese wichtige

Funktion sollte daher möglichst nicht durch Hustenblocker unterdrückt werden. Die einzige Ausnahme für den Einsatz von Hustenblockern ist, wenn sich ein Kind bei einem trockenen Hustenreiz völlig erschöpft und überhaupt nicht mehr schläft. Kleine Kinder schlucken den Schleim oft hinunter und spucken ihn nicht aus, was jedoch unbedenklich ist.

Medikamentöse Behandlung

- *Bronchialerweiternde Medikamente*

Da bei Säuglingen und kleinen Kindern die Verkrampfung der Bronchialmuskulatur als Ursache der Atemprobleme nicht im Vordergrund steht, sind *bronchialerweiternde Medikamente (Bronchospasmolytika)* aus der Gruppe der Beta-Mimetika (z. B. Bricanyl®, Sultanol®) bis zum Alter von etwa einem bis eineinhalb Jahren oft nicht sehr wirksam. Als positiver Effekt wird jedoch eine Anregung der Tätigkeit der Flimmerhärchen in den Bronchien erreicht und somit die Reinigung der Bronchien unterstützt. Beta-Mimetika können als Saft gegeben oder inhaliert werden. Die früher viel geübte Praxis, ätherische Öle auf die Kleidung aufzutropfen oder die Brust damit einzureiben, ist für viele Kinder nicht günstig: ätherische Öle können die Haut und die Schleimhäute der Atemwege erheblich reizen. Wenn eine stationäre Behandlung erforderlich ist, wird eventuell eine Infusion mit Theophyllin vorgenommen, das ebenfalls bronchialerweiternd wirkt. Bei starker Verschleimung wird das Sekret zusätzlich durch eine krankengymnastische Atemgymnastik gelockert.

- *In schweren Fällen: Kortikoide als Zäpfchen*

In schweren Fällen werden *Kortikoide* als Zäpfchen (z. B. Rectodelt®, Prectal®, Klismacort®) oder in der Klinik als intravenöse Injektion verabreicht. Sie sind in der Lage, die Bronchialschleimhaut abzuschwellen und entzündliche Reaktionen zu bremsen, wirken jedoch nicht sofort. Bei einer kurzzeitigen Anwendung sind keine Nebenwirkungen zu erwarten.

- *Zur Stabilisierung der Bronchien: Ketotifen*

Bei häufig wiederkehrenden obstruktiven Bronchitiden kann *Ketotifen* (z. B. Zaditen®) als Saft oder Tabletten gegeben werden. Es gehört zur Gruppe der Antihistaminika und stabilisiert die Bronchien. Ketotifen wirkt jedoch nur vorbeugend und muß regelmäßig eingenommen werden. Als Nebenwirkung kann eine meist nur vorübergehende Müdigkeit und eine Appetitsteigerung auftreten. Daher wird mit der Gabe zunächst abends begonnen. Die Verträglichkeit ist auch über einen längeren Zeitraum gut. Bei vielen Kindern kann damit in der Hauptinfektzeit die Anzahl und Schwere der obstruktiven Bronchitiden deutlich reduziert werden.

Ist die obstruktive Bronchitis eine frühe Erscheinungsform des Asthma bronchiale?

Die meisten Säuglinge und Kleinkinder, die eine obstruktive Bronchitis durchgemacht haben, entwickeln *kein* Asthma bronchiale. Schätzungen besagen, daß 20 % der Säuglinge, die *wiederholt* eine obstruktive Bronchitis hatten, später ein Asthma bronchiale entwickeln. Bei diesen Kindern setzt sich die anlagebedingte bronchiale Überempfindlichkeit ins spätere Leben fort. Denkbar ist auch, daß die durchgemachten Virusinfektionen die Bronchialschleimhaut so weit durchlässig machen, daß Allergene in die Schleimhaut eindringen können und eine Sensibilisierung bewirken, also ein allergisches Asthma bronchiale entsteht.

Zusammenfassung:

Bei der *obstruktiven Bronchitis* ind die Bronchien durch eine Anschwellung der Bronchialschleimhaut, eine vermehrte Bildung zähen Schleims sowie in geringerem Ausmaß durch eine Verkrampfung der Bronchialmuskulatur verengt. Die Folge ist eine verlängerte und erschwerte Ausatmung mit einem pfeifenden Geräusch bei der Ausatmung. Die *Ursache* sind bis zum Alter von zwei Jahren meist Virusinfektionen; Reizstoffe wie Zigarettenrauch können die Beschwerden verstärken. Besonders Kinder mit einem überempfindlichen Bronchialsystem sind betroffen. Die *Behandlung* besteht in reichlicher Flüssigkeitszufuhr zur Verflüssigung des Schleims und in schwereren Fällen in der Verabreichung bronchialerweiternder Medikamente. Bei wiederholten obstruktiven Bronchitiden werden vorbeugende, die Bronchien stabilisierende Medikamente eingesetzt.

Asthma bronchiale

> Den achtjährigen Thomas kennen wir bereits aus Kapitel 3 von seinem ersten Gang zur Allergieuntersuchung. Er hatte bis zum Alter von drei Jahren viermal eine obstruktive Bronchitis gehabt, welche jeweils durch Infekte ausgelöst worden war. Er hatte dann zunächst keine offensichtlichen Atemprobleme mehr. Beim Schulsport konnte er allerdings bei langanhaltenden Dauerbelastungen gelegentlich nicht ganz mithalten. Er bekam in diesen Situationen Husten. Jetzt hatte er seit drei Monaten einen nächtlichen Husten. Auch beim Langlauf oder bei einem anstrengenden Fußballspiel bekommt er Husten und auch Atemnot. Wenn es besonders schlimm ist, kann man ihn richtig pfeifen hören.

Was bedeutet Asthma bronchiale?

Unter Asthma bronchiale versteht man eine *anfallsweise auftretende Verengung der Atemwege*, verbunden mit einem überempfindlichen Bronchialsystem und chronisch entzündlichen Veränderungen an den Bronchien. Die Verengung der Bronchien wird hervorgerufen durch eine *Schwellung der Bronchialschleimhaut*, eine *vermehrte Bildung zähen Schleims* sowie eine *Verkrampfung der Bronchialmuskulatur* (siehe →Abb. 5.2). Zwischen Episoden mit Atembeschwerden liegen Zeiten vollständigen Wohlbefindens.

Eine strenge begriffliche Trennung zwischen wiederholten obstruktiven Bronchitiden und dem Asthma bronchiale ist nicht möglich, die Übergänge sind fließend.

Wie häufig ist das Asthma bronchiale?

Das Asthma bronchiale ist *eine der häufigsten chronischen Erkrankungen des Kindesalters.* Etwa 3,5 % der Kinder bis elf Jahre haben Hinweise für ein Asthma bronchiale. Wenn auch Säuglinge und Kleinkinder, die eine obstruktive Bronchitis durchgemacht haben, einbezogen werden, steigt die Zahl auf 14 %. Die Häufigkeit des Asthma bronchiale hat zugenommen.

Wie äußert sich ein Asthma bronchiale?

Das typische Asthmasymptom ist die *erschwerte Ausatmung.* Der Arzt stellt im Anfall beim Abhören *Giemen* und *Brummen* über der Lunge fest, Geräusche, die durch eine Verlegung der Bronchien zustande kommen.

Diese Zeichen stellen jedoch nur die Spitze eines Eisberges dar (siehe → Abb. 5.3). Bei einer nur leichten Einengung der Atemwege kann *Husten* oder ein *Druck auf der Brust* das einzige Symptom sein. Manche Kinder verspüren vor einem Asthmaanfall Übelkeit, ein Stechen oder Kribbeln in der Brust oder Müdigkeit. Diese Vorboten sind bei jedem Asthmatiker unterschiedlich, jeder sollte seine Alarmsymptome durch genaue Beobachtung herausfinden.

Bei einem Asthma bronchiale mit häufigen Atemproblemen wird der Brustkorb bei kleineren Kindern verformt und eingezogen. Die *Brustmuskeln verkürzen sich*, was zu einem Rundrücken führt. Dadurch daß die Ausatemluft nicht mehr vollständig entweichen kann, kann es später zu einer andauernden *Überblähung der Lungen* mit einem faßförmigen Brustkorb kommen.

Ein nicht oder unzureichend behandeltes Asthma bronchiale kann erhebliche Konsequenzen für das soziale, schulische oder berufliche Leben haben: Atemprobleme und gestörter Schlaf führen zu chronischer Müdigkeit mit Gereiztheit und Leistungsabfall in Schule und Beruf.

Überempfindliches (hyperreagibles) Bronchialsystem

Die *Grundlage* jeder Form eines Asthma bronchiale ist ein *überempfindliches Bronchialsystem*, das offenbar hauptsächlich anlagebedingt ist. Kommen nun weitere Reizfaktoren hinzu, verkrampft sich die Bronchialmuskulatur, die Bronchialschleimhaut schwillt an und sondert vermehrt zähen Schleim ab. Die Bronchien verengen sich also aufgrund dieser verschiedenen Einwirkungen. Im Unterschied zur obstruktiven Bronchitis des Säuglings spielt beim Asthma des Kindes, Jugendlichen und Erwachsenen die Verkrampfung der Bronchialmuskulatur eine große Rolle (siehe → Abb. 5.2).

Chronisch entzündliche Veränderungen

Inzwischen weiß man, daß chronisch entzündliche Veränderungen an den Atemwegen einen entscheidenden Beitrag zur Übererregbarkeit der Bronchien leisten, so daß diese inzwischen in die Asthma-Definition aufgenommen worden sind. Die Kenntnis dieser Vorgänge hat auch zu einer Änderung der therapeutischen Strategien beim schweren Asthma geführt.

Das *Spektrum der Auslöser* eines Asthma bronchiale ändert sich in verschiedenen Altersstufen:

Infektasthma

Im Kleinkindesalter spielen *Virusinfekte* noch eine große Rolle, deren Bedeutung nimmt jedoch im Schulalter deutlich ab, um im Erwachsenenalter wieder zuzunehmen.

Allergisches Asthma

Im Kindes- und Jugendalter stehen *allergische Auslöser* an erster Stelle:

- *Pollen* (siehe → Kapitel 12, S. 243 ff),
- *Hausstaubmilben* (siehe → Kapitel 12, S. 252 ff) und
- *Haustiere* (siehe → Kapitel 12, S. 259 ff) sind die häufigsten Allergene.
- *Schimmelpilze* (siehe → Kapitel 12, S. 265 ff) wirken in der Regel nicht als alleiniges Allergen, erhöhen jedoch im Zusammenspiel mit anderen Allergenen die Reizbarkeit der Bronchien.
- *Nahrungsmittelallergien* sind eine sehr seltene Ursache eines allergischen Asthma bronchiale.

Anstrengungsasthma

Ab dem Schulalter wird *körperliche Anstrengung* wie Rennen oder Fahrradfahren ein wichtiger Auslösefaktor. Bei über der Hälfte aller Asthmatiker spielt der Einfluß körperlicher Anstrengung eine mehr oder weniger große Rolle. Hauptauslöser einer asthmatischen Reaktion bei körperlicher Anstrengung ist eine Austrocknung durch vermehrte Flüssigkeitsabgabe sowie Abkühlung der Bronchien bei beschleunigter Atmung. Kalte und trockene Luft sind starke Auslösefaktoren, feuchte und warme Luft wird wesentlich besser vertragen.

Schadstoffe in der Luft

Schadstoffe in der Luft wie Ozon, Chemikalien, Smog, Zigarettenrauch oder einfach kalte Luft sind vom Kleinkindes- bis zum Erwachsenenalter als Reizfaktoren bedeutsam. Luftschadstoffe können auch die Entstehung eines allergischen Asthma bronchiale fördern (siehe auch → Kapitel 2).

Ein *Wetterumschwung* verursacht bei vielen Asthmatikern Probleme.

In jedem Lebensalter können *psychische Faktoren* eine Rolle spielen. Jede Art von innerer Anspannung kann auch die Anspannung der Bronchialmuskulatur erhöhen. Ein Asthma hat andererseits wie jede chronische Erkrankung auch erhebliche Rückwirkungen auf den emotionalen Zustand des Betroffenen (siehe auch →Kapitel 5, S. 107 ff).

Bei nächtlichem Asthma kann ein *Rückfluß von saurem Mageninhalt über die Speiseröhre in die Luftröhre* (gastroösophagealer Reflux) ursächlich sein.

Jede *Entzündung der oberen Luftwege* (Nasennebenhöhlen, Nase), auch nichtallergischen Ursprungs, kann durch abfließendes Sekret oder Reflexmechanismen die Reizbarkeit der Bronchien erhöhen.

Bestimmte *Medikamente* wie Acetylsalicylsäure (z. B. Aspirin®) führen bei entsprechend veranlagten Personen über pseudoallergische Mechanismen zu einem Asthmaanfall. *Asthmatiker sollten daher Acetylsalicylsäure nicht einnehmen.* Als Mittel gegen Schmerzen und Fieber sollten Asthmatiker statt dessen Paracetamol (z. B. Benuron®, Captin®) bevorzugen. Bei einer echten Acetysalicylsäureintoleranz ist jedoch auf mögliche Kreuzreaktionen zu achten (siehe auch →Kapitel 10, S. 228 f).

Hormonelle Faktoren wie bei Frauen in der Zeit kurz vor der Menstruation können ein Asthma bronchiale verschlechtern.

Meist spielen *mehrere der genannten Faktoren* gemeinsam eine Rolle. Mitunter ist es schwierig, den hauptverantwortlichen Auslöser dingfest zu machen. Auf jeden Fall müssen allergische Auslöser erkannt und gemieden werden!

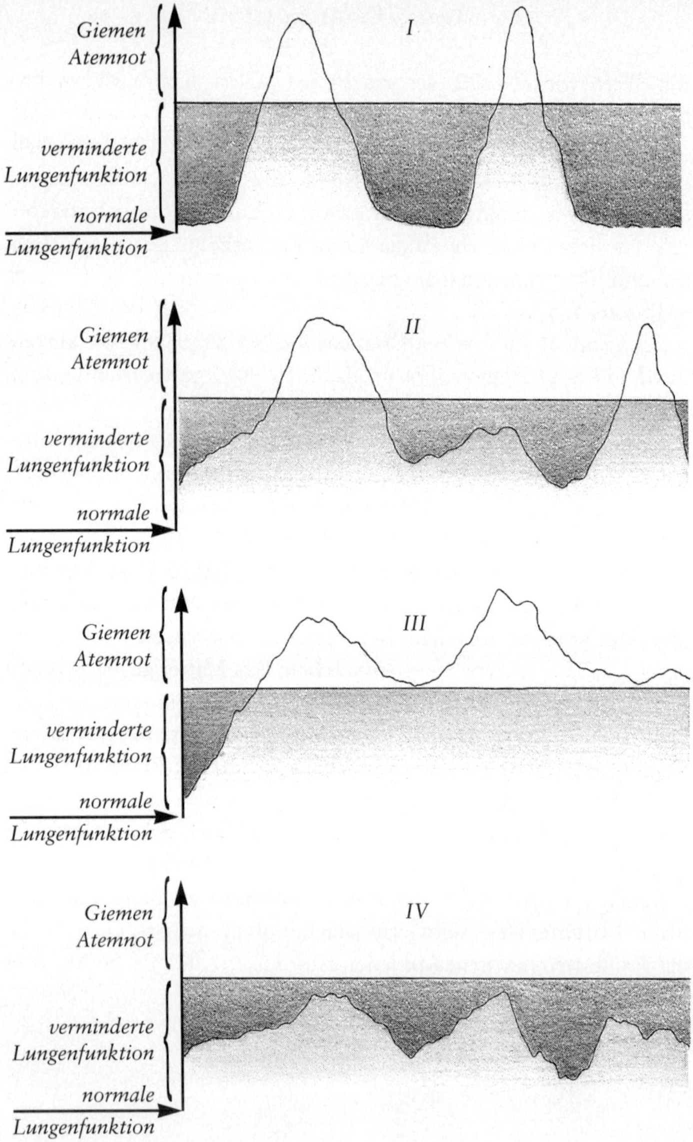
I
Giemen
Atemnot
verminderte
Lungenfunktion
normale
Lungenfunktion
II
Giemen
Atemnot
verminderte
Lungenfunktion
normale
Lungenfunktion
III
Giemen
Atemnot
verminderte
Lungenfunktion
normale
Lungenfunktion
IV
Giemen
Atemnot
verminderte
Lungenfunktion
normale
Lungenfunktion

Verlaufsformen des Asthma bronchiale

Der Verlauf und Schweregrad eines Asthma bronchiale hat eine große Schwankungsbreite von nur leichten Formen, welche nur einer gelegentlichen Therapie bedürfen, bis zu schweren Formen, welche eine medikamentöse Dauerbehandlung und engmaschige Überwachung erfordern.

Beispielhaft sind *vier mögliche Verlaufsformen* eines Asthma bronchiale dargestellt (siehe → Abb. 5.3, S. 86).

1) Bei der ersten Form sind die Bronchien nur jeweils über eine kurze Zeitdauer verengt, was dann zu Atemproblemen führt. In der überwiegenden Zeit dazwischen sind die Bronchien normal weit, es bestehen keine Beschwerden, die Lungenfunktion ist normal.
2) Bei der zweiten Form ist die Bronchialverengung konstant, wenn auch in unterschiedlichem Ausmaß vorhanden. In gewissen Abständen ist Giemen zu hören. Ansonsten bestehen keine oder keine offensichtlichen Symptome, jedoch zeigt die Lungenfunktionsuntersuchung eine konstante Atemwegsverengung an.
3) Bei der dritten Form sind die Bronchien andauernd verengt. Es liegt konstantes Giemen wechselnder Stärke vor.
4) Bei der vierten Form sind die Bronchien ebenfalls andauernd verengt, die Lungenfunktion ist anhaltend eingeschränkt. Es ist jedoch niemals Giemen zu hören.

Bei einem Asthma, das sich nicht durch Giemen äußert, kann die Verengung der Bronchien nur durch eine Lungenfunktionsuntersuchung festgestellt werden! Diese Asthmaformen werden oft erst sehr spät erkannt.

Dauert ein Asthmaanfall länger als einen Tag und ist er nicht durch die übliche bronchialerweiternde Therapie zu durchbrechen,

Abb. 5.3 (links): Verschiedene Verlaufsformen des Asthma bronchiale: Die erkennbaren Beschwerden sind oft nur die Spitze eines Eisbergs (weitere Erläuterungen im Text)

liegt eine Asthmakrise oder *Status asthmaticus* vor. Es handelt sich um einen unter Umständen lebensbedrohlichen Zustand, der im Krankenhaus behandelt werden muß.

Auch leichtere Asthmaanfälle müssen auf jeden Fall ernstgenommen werden. *Jeder Asthmaanfall erhöht die Reizbarkeit der Bronchien über einen längeren Zeitraum und bereitet so den Weg für weitere Asthmaanfälle.* Deshalb ist eine vorbeugende Asthmabehandlung so wichtig.

Diagnostische Maßnahmen bei Asthma bronchiale

Anamnese

Der Arzt bzw. die Ärztin wird folgende Fragen an Sie richten: Bestanden bereits im Säuglings- oder Kleinkindesalter obstruktive Bronchitiden? Unter welchen Umständen treten die Atembeschwerden auf? Können Auslösefaktoren eingegrenzt werden? Zu welcher Tages- und Jahreszeit sind die Beschwerden am schlimmsten? In welcher häuslichen, schulischen oder beruflichen Umgebung lebt der bzw. die Betroffene?

Körperliche Untersuchung

Bei der *Untersuchung* achtet der Arzt bzw. die Ärztin besonders auf die Form und Beweglichkeit des Brustkorbs (bestehen Verformungen des Brustkorbs aufgrund chronischer Probleme, ist der Brustkorb aufgedehnt durch überblähte Lungen, besteht ein Rundrücken durch verkürzte Brustmuskeln oder eine Wirbelsäulenverbiegung?). Das Abhören der Lunge gibt Aufschluß über die Belüftung der Lungenflügel und das Vorliegen von Atemnebengeräuschen, hervorgerufen durch eine Bronchialverengung oder Schleim (Giemen und Brummen). Auch Nase, Nasennebenhöhlen und Ohren werden auf eine entzündliche Mitreaktion hin überprüft.

Lungenfunktionsuntersuchung

Die *Lungenfunktionsuntersuchung* gibt objektivere Aufschlüsse über Leistungsfähigkeit der Lungen als der Abhörbefund alleine (siehe →Kapitel 3, S. 48 f). Die Bestimmung des *Peak Flow* (siehe →Abb. 3.3) alleine reicht nicht aus. Es muß eine *Fluß-Volumen-Kurve* geschrieben und der *Atemwiderstand* gemessen werden. Die Lungenfunktionsuntersuchung ist auch für die Verlaufsbeurteilung und die Kontrolle des Therapieerfolges wichtig. Bei Hinweisen auf ein belastungsabhängiges Asthma (Anstrengungsasthma) erfolgt eine *Laufbelastung*. Zeigt sich eine Einengung der Bronchien, so wird überprüft, ob diese Einengung durch Inhalation von bronchialerweiterndenen Medikamenten rückbildungsfähig ist (*Bronchospasmolysetest*). Daraus ergeben sich wichtige Hinweise für die Diagnose und Behandlung eines Asthma bronchiale.

Weitere Untersuchungen

Nach allergischen Auslösern wird mit dem *Pricktest* oder *RAST* gefahndet (siehe →Kapitel 3, S. 36 f und 42 f).

Können mit den bisher genannten Untersuchungen die Ursachen nicht eindeutig eingegrenzt werden und hängt davon eine therapeutische Entscheidung wie eine Hyposensibilisierung ab, wird in Ausnahmefällen eine *bronchiale Provokation* vorgenommen. Entweder wird durch die Inhalation von Mecholyl die allgemeine Reizbarkeit der Bronchien überprüft oder durch Inhalation fein vernebelter Allergene die Reaktion der Bronchien getestet. Bei der bronchialen Provokation durch Allergene können jedoch nach sechs bis zehn Stunden noch Spätreaktionen auftreten. Auch können die Bronchien dadurch so stark gereizt werden, daß hinterher über Wochen ein Husten besteht. Darum wird eine bronchiale Provokation bei Kindern heute nur noch in Ausnahmefällen durchgeführt.

Als Basisuntersuchung wird im Verlauf eines Asthma bronchiale zum Ausschluß von Lungenfehlbildungen oder anderer Lungenveränderungen ein *Röntgenbild der Lunge* angefertigt.

Behandlung des Asthma bronchiale

Ziele und Voraussetzungen einer erfolgreichen Asthmatherapie

Das oberste *Ziel* ist, die *volle körperliche und psychische Belastbarkeit* des Asthmakranken zu erhalten oder wiederherzustellen. Er soll an sämtlichen altersüblichen Aktivitäten (Schule, Arbeit, Sport und Freizeitaktivitäten usw.) teilnehmen können. Es stehen heute die therapeutischen Möglichkeiten zur Verfügung, dieses Ziel für fast alle Asthmatiker erreichbar zu machen. Dazu benötigen die Betroffenen bzw. die Eltern ein umfassendes Wissen über die Art der Erkrankung, die Auslöse- und Belastungsfaktoren sowie die verschiedenen Behandlungsformen des Asthma bronchiale. Die Behandlungsmaßnahmen müssen je nach Schweregrad sinnvoll gesteuert werden.

Eltern und Patienten, die mit dem Arsenal der modernen Asthmatherapie umgehen können, haben weniger Angst und wissen, daß sie viele Probleme erfolgreich selbst meistern können. Und sie sind in der Lage zu erkennen, wann sie ärztliche Hilfe in Anspruch nehmen müssen.

Allergenvermeidung

Beim *allergischen Asthma* steht an erster Stelle die *Allergenvermeidung*, die im Kapitel 12 «Allergieauslöser» für die einzelnen Allergene ausführlich beschrieben ist:

- *Ratschläge für Pollenallergiker* siehe → Kapitel 12, S. 249 f
- *Ratschläge für Milbenallergiker* siehe → Kapitel 12, S. 254 ff
- *Was ist zu tun bei Tierallergien?* siehe → Kapitel 12, S. 262 f
- *Ratschläge bei Schimmelpilzallergien* siehe → Kapitel 12, S. 268 f.

Jedoch ist auch bei nichtallergischen Asthmaformen eine Allergievorbeugung sinnvoll, indem z. B. keine federn- und felltragenden Haustiere angeschafft werden.

Hyposensibilisierung

Beim allergischen Asthma, das durch nicht vermeidbare Allergene ausgelöst wird, kommt auch eine Hyposensibilisierung in Betracht. Sinnvoll ist eine Hyposensibilisierung bei einer reinen Pollenallergie, in Ausnahmefällen auch bei einer Milbenallergie. Je mehr allergische Auslöser beteiligt sind, desto weniger erfolgversprechend ist eine Hyposensibilisierung. Weitere Einzelheiten zur Hyposensibilisierung finden Sie in → Kapitel 13.

Ausschaltung anderer Reizfaktoren

Am leichtesten zu beeinflussen sind häusliche Reizfaktoren wie die aktive oder passive Inhalation von *Tabakrauch*. Die Reizwirkung von Tabakrauch muß unbedingt ausgeschaltet werden. Dies gilt für jede Asthmaform. Andere Reizstoffe wie Lösungsmittel, Formaldehyd usw. müssen je nach Einzelfall beseitigt werden. Ein Asthmatiker sollte z. B. nicht unbedingt seine Wohnung selbst renovieren bzw. ein asthmakrankes Kind nicht bei Renovierungsarbeiten anwesend sein. Die Renovierung einer Wohnung legt man sinnvollerweise vor einen Urlaub, damit Farben, Klebstoffe usw. während der Abwesenheit austrocknen können. Die Anstrengungen zur Reduktion der Schadstoffemissionen durch Kraftfahrzeuge, Industrie usw. müssen weiter verstärkt werden. Viele Asthmatiker reagieren besonders empfindlich auf das Einatmen von kalter Luft.

Medikamentöse Therapie

Fortschritte in der medikamentösen Therapie haben für viele Asthmakranke eine erhebliche Verbesserung der Lebensqualität bewirkt. Die Behandlung mit Medikamenten wird je nach Schweregrad des Asthmas in verschiedenen Stufen durchgeführt. Die Erkenntnis, daß chronisch entzündliche Veränderungen an den Bronchien einen wesentlichen Beitrag zu Übererregbarkeit der Bronchien leisten, hat auch den therapeutischen Stufenplan verändert. Sobald Asthmaanfälle nicht nur vereinzelt auftreten, wird eine die Bronchien stabilisierende antientzündliche Langzeittherapie eingesetzt.

- *1. Stufe: Inhalation eines bronchialerweiternden Medikaments*

Treten nur gelegentlich Asthmaanfälle auf, werden diese durch Inhalation mit einem bronchialerweiternden Medikament (= *Bronchospasmolytikum*) durchbrochen. Am häufigsten werden *Beta-Mimetika* (z. B. Salbutamol = Sultanol®, Broncho Spray®; Terbutalin = Bricanyl® u. a.) eingesetzt. Sie *erweitern die Bronchien* und *regen die Flimmerhärchen in der Bronchialschleimhaut an,* den Schleim nach oben zu befördern. Daneben haben sie auch einen *schützenden Effekt* auf die Bronchien. Beta-Mimetika werden gut vertragen. Bei hohen Dosen kann es vorübergehend zu einer Beschleunigung des Pulsschlages oder Zittrigkeit kommen (Beta-Mimetika haben Wirkungen ähnlich wie das körpereigene Streßhormon Adrenalin). Diese Begleitwirkungen klingen jedoch rasch ab und können bei der nächsten Inhalation durch eine Erniedrigung der Dosis vermieden werden. Bei Kleinkindern, die noch nicht richtig inhalieren können, werden Beta-Mimetika auch als Saft verabreicht. Die Anwendung durch Inhalation hat jedoch mehrere Vorteile: Das Medikament kommt direkt an die Stelle, wo es auch wirken soll; die Dosis ist niedriger, und damit sind die Auswirkungen auf den übrigen Organismus geringer (siehe → Abbildung 5.4).

Berichte über eine erhöhte Sterblichkeit bei Asthmatikern, welche Beta-Mimetika in großen Mengen inhalierten, haben zu einer vorübergehenden Verunsicherung über die Unbedenklichkeit dieser Stoffgruppe geführt. Bei der Mehrzahl der berichteten Fälle hat es sich jedoch offensichtlich um unzureichend behandelte schwere Asthmatiker gehandelt, welche im Anfall die Beta-Mimetika überdosiert haben. Inhalative Beta-Mimetika dürfen bei akuter Verschlechterung maximal vierstündlich verabreicht werden. Sind sie häufiger erforderlich, muß das Behandlungskonzept überprüft werden! Beta-Mimetika sind nach wie vor wertvolle und wichtige Medikamente in der Asthmabehandlung.

Abb. 5.4: Wirkstoffverteilung bei verschiedenen Verabreichungsformen eines Medikaments: a) Eingenommenes Medikament: Der Wirkstoff kommt über die Blutbahn in die Lunge, verteilt sich jedoch auch im übrigen Körper, b) Inhaliertes Medikament: Der Wirkstoff kommt direkt in die Lunge

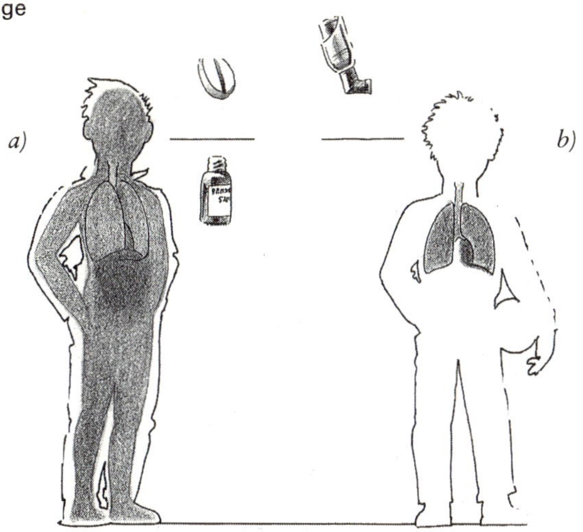

Ein weiteres bronchialerweiterndes Medikament zur Inhalation ist *Ipratropiumbromid* (Atrovent®), das auch in Kombination mit einem Beta-Mimetikum eingesetzt werden kann. Es hat außer einer möglichen Mundtrockenheit praktisch keine Nebenwirkungen.

- *2. Stufe: Inhalation von DNCG.*

Bestehen häufige Asthmaanfälle, erfolgt zusätzlich eine Dauertherapie mit *DNCG* (Dinatriumcromoglicinsäure, z. B. Intal®, DNCG Trom®, Pulbil® u. a.). DNCG stabilisiert die überempfindlichen Bronchien und verhindert neue Asthmaanfälle. Es wirkt jedoch nur *vorbeugend* und muß regelmäßig, anfangs viermal täglich inhaliert werden. Bis zum Eintritt der vollen Wirkung vergehen einige Tage. DNCG hat auch bei jahrelanger Anwendung praktisch keine Nebenwirkungen. Ein akuter Asthmaanfall kann mit DNCG nicht durchbrochen werden. Bei akuten Problemen wird zusätzlich ein Beta-Mimetikum (eventuell kombiniert mit Ipratropiumbromid) inhaliert. Bei Kindern unter drei Jahren wird anstelle von DNCG meist *Ketotifen* (siehe → Kapitel 5, S. 79) innerlich mit ähnlichem Effekt angewendet. DNCG und Ketotifen sind aus der Asthmatherapie nicht mehr wegzudenken.

• *3. Stufe: Inhalation von Kortikoiden*

Ist auch die zweite Stufe nicht ausreichend, hat sich in den letzten Jahren verstärkt die *Inhalation von Kortikoiden* (meist Beclomethason = Sanasthmyl®, Sanasthmax® oder Budesonid = Pulmicort® oder Flunisolid = Inhacort®) durchgesetzt. Kortikoide (z. B. Kortisol) werden auch im menschlichen Körper in den Nebennieren gebildet. Es sind lebenswichtige Hormone mit verschiedenen Aufgaben. Beispielsweise könnten wir schwere Streßreaktionen jeder Art ohne sie nicht überleben. Kortikoide zur Inhalation werden so abgewandelt, daß sie vor allem eine stark entzündungshemmende Wirkung bekommen. Damit wird die chronisch entzündliche Reaktion in der Bronchialschleimhaut, ein wesentlicher Faktor für die bronchiale Überempfindlichkeit, effektiv zurückgedrängt. Die Bronchien werden dadurch gegenüber verschiedensten Asthmaauslösern unempfindlicher. Beim schweren Asthma ist es nicht ausreichend, nur die akute Bronchialverkrampfung zu behandeln!

Die Furcht vor Nebenwirkungen bei einer *innerlichen* Behandlung mit Kortikoiden ab einer bestimmten Menge ist durchaus berechtigt. Bei der *Inhalation* von Kortikoiden ist jedoch im Gegensatz zur innerlichen Anwendung bei richtiger Dosierung nicht mit Auswirkungen auf den übrigen Organismus zu rechnen, höhere Dosen können allerdings den inneren Rhythmus der körpereigenen Kortisonausschüttung stören. Die Inhalationen müssen regelmäßig durchgeführt werden, die Wirkung tritt frühestens nach einigen Tagen ein, eine Sofortwirkung beim akuten Asthmaanfall besteht nicht. Beim akuten Asthmaanfall werden daher zusätzlich Beta-Mimetika inhaliert. Es ist nicht sinnvoll, in diesem Falle akut die Dosis der inhalativen Kortikoide zu erhöhen. Die Bronchialschleimhaut wird nach den bisherigen Erfahrungen auch bei jahrelanger Anwendung nicht geschädigt. Seit die Kortikoide mit einer Inhalierhilfe (siehe → Abb. 5.6) verabreicht werden, werden Heiserkeit und ein Pilzbefall im Mund als Nebenwirkung kaum noch beobachtet. Einer Pilzbesiedelung im Mund kann außerdem durch eine Mundspülung nach der Inhalation und eine Anwendung vor dem Essen vorgebeugt werden.

Diese Behandlung hat bei vielen schwer behandelbaren Asthmatikern, welche zuvor innerlich mit Kortikoiden behandelt werden mußten, einen entscheidenden Durchbruch gebracht und ist als echter Fortschritt zu werten. Viele Ärzte waren anfangs sehr zurückhaltend, inzwischen ist diese Therapie wegen ihrer guten Wirksamkeit fest etabliert. Oft reicht die alleinige Inhalation von Kortikoiden jetzt aus, eine Kombinationsbehandlung mit DNCG ist jedoch sinnvoll. Die Inhalation erfolgt mit einer Inhalationshilfe (siehe → Kapitel 5, S. 101), damit das Medikament gut bis in die feinen Bronchien gelangt und nicht im Nasenrachenraum abgefangen wird. Nur wenige Asthmatiker benötigen heute noch eine innerliche Dauerbehandlung mit Kortikoiden.

- *4. Stufe: Theophyllin oder Beta-Mimetika innerlich*

Falls die bisher aufgeführte Inhalationstherapie nicht ausreicht, wird zusätzlich *Theophyllin* (z. B. Bronchoretard®, Euphyllin®, Solosin® u. a.) verabreicht. Theophyllin wirkt bronchialerweiternd, unterstützt die Atemmuskulatur und regt die Tätigkeit der Flimmerhärchen an. Möglicherweise kann es auch die entzündliche Spätreaktion an den Bronchien vermindern. Es wird als Tabletten eingenommen oder bei einem schweren Asthmaanfall auch intravenös gespritzt. Die Aufnahme von Theophyllin aus Zäpfchen ist unzuverlässig. Als Nebenwirkungen treten Unruhe, Nervosität, Übelkeit und eine Beschleunigung des Pulsschlages auf (es hat Wirkungen wie Koffein). Der Nachteil ist, daß der Theophyllinspiegel im Blut stark schwanken kann und daher mittels Blutspiegelkontrolle überwacht werden muß und daß bereits bei geringer Überdosierung Nebenwirkungen auftreten. Ein möglicher Grund für den Einsatz von

Theophyllin können sonst nicht beherrschbare nächtliche Asthmaanfälle sein.

Bestimmte Zubereitungsformen (Retardpräparate) der *Beta-Mimetika* sind auch zur innerlichen Dauertherapie geeignet (z. B. Loftan®, Volmac®). Die Einnahme ist im Vergleich zu Theophyllin besser steuerbar.

Die Behandlung des schweren Asthmaanfalles

Bei einem schweren Asthmaanfall können zusätzlich Kortikoide als Tabletten (bei kleinen Kindern evtl. als Zäpfchen) gegeben werden. Die Wirkung tritt jedoch nicht sofort ein. Sind auch damit die Symptome nicht beherrschbar, ist eine Behandlung in der Klinik erforderlich. Hier werden neben der Inhalationsbehandlung mit Beta-Mimetika Theophyllin als Dauerinfusion und Kortikoide intravenös gegeben. Selten muß in ganz schweren Fällen auch künstlich beatmet werden.

Wichtig: Die medikamentöse bronchialerweiternde Therapie darf nicht sofort nach den ersten Anzeichen der Besserung abgebrochen, sondern *muß ausreichend lange bis zur Normalisierung der Lungenfunktion fortgeführt werden!*

Allgemeine Maßnahmen

Beruhigen Sie ihr Kind bei Atemproblemen. Seelische Entspannung bewirkt eine Entspannung der Bronchien!

Ausreichende Flüssigkeitszufuhr ist eine ungeheuer wichtige Maßnahme. Sie macht den Schleim dünnflüssiger, so daß er besser abgehustet werden kann. Verbleibt der zähe Schleim in den Atemwegen, so verstärkt er die Einengung der Bronchien und erhöht die Gefahr einer Infektion durch Bakterien. Die Inhalation von physiologischer Kochsalzlösung unterstützt die Lösung und das Abhusten von Schleim. Die meisten schleimverflüssigenden Medikamente (Sekretolytika) haben gegenüber der Inhalation keinen zusätzlichen Effekt, außerdem wirken sie bei Flüssigkeitsmangel nicht.

Eine wichtige Behandlungsmaßnahme bei Asthma bronchiale ist die Inhalationstherapie. Die Inhalation dient zum einen der *Befeuchtung der Atemwege* und dem *Lösen von Schleim.* Physiologische (0,9 %ige) Kochsalzlösung hat sich hier besonders gut bewährt, sie kann nebenwirkungsfrei beliebig oft inhaliert werden. Zum anderen werden durch Inhalation *Medikamente verabreicht* und direkt an den Wirkort in den Bronchien gebracht. Dadurch kann die erforderliche Medikamentenmenge auf höchstens ein Zehntel der Menge, die bei einer innerlichen Gabe erforderlich wäre, reduziert werden. Da die Medikamente auf diese Weise nicht auf dem Blutwege in die Lunge gelangen, können Auswirkungen auf den Gesamtorganismus weitgehend vermieden werden (siehe → Abb. 5.4).

Eine Inhalation ist bei Erkrankungen der Bronchien nur dann wirkungsvoll, wenn ausreichend kleine Teilchen erzeugt werden, die bis in die kleinen Bronchien gelangen. Große Teilchen (über 10 µm) bleiben in der Nase oder im Rachenraum hängen.

Inhalieren mit dem Inhaliergerät

Ein gutes Inhaliergerät muß ausreichend kleine Teilchen (meist 3–6 µm) erzeugen können, robust, leicht bedienbar und gut zu reinigen sein. In einer für die Stiftung Warentest durchgeführten Untersuchung erfüllten viele Geräte diese Voraussetzungen nicht. Das am häufigsten verordnete und preiswerteste gute Gerät ist der Pari Inhalierboy (Preis ca. 340,–DM). Ein kleiner Kompressor produziert Preßluft, welche in einer Düse das Aerosol erzeugt. Das Aerosol wird über eine Maske oder ein Mundstück an den Patienten abgegeben.

Das Inhalieren mit einem Mundstück ist der Inhalation mit der Maske überlegen, da bei der Maskeninhalation viele Teilchen in der Nase hängenbleiben. Die Inhalation sollte in aufrechter Haltung des Oberkörpers vorgenommen werden. Bei Säuglingen und Kleinkindern kann jedoch nur mit der Maske inhaliert werden.

Eine regelmäßige Reinigung und trockene Aufbewahrung des Verneblers ist wichtig, damit keine Schimmelpilze darin wachsen, die dann wiederum inhaliert werden. Zur Reinigung genügt heißes Wasser. Bei Verwendung von Desinfektionslösungen werden unter Umständen Desinfektionsmittelrückstände mit inhaliert. Die Verneblerteile müssen anschließend gut getrocknet werden (z. B. mit einem Föhn). Zur Aufbewahrung werden sie beispielsweise in ein sauberes Küchentuch eingeschlagen.

Die *Dauer* einer einzelnen Inhalation sollte in der Regel zehn Minuten nicht überschreiten, da ansonsten die Mitarbeit der Kinder deutlich nachläßt.

Zur Befeuchtung der Atemwege und zur Schleimlösung dient die Inhalation von *Kochsalzlösung* (in der Regel 0,9 %ig). Es sollten nur Fertigampullen mit 2 bis 5 ml Kochsalzlösung verwendet werden. Größere Abfüllbehältnisse, die wiederholt geöffnet oder angestochen werden müssen, sind ungeeignet, da sehr schnell eine Besiedelung mit Bakterien oder Pilzen eintritt, welche dann inhaliert werden. Die Inhalation von 0,9 %iger Kochsalzlösung ist völlig nebenwirkungsfrei.

Neben Kochsalzlösung können mit dem Inhaliergerät *Medikamente* wie DNCG oder Bronchospasmolytika inhaliert werden. DNCG wird in Form von 2-ml-Ampullen angeboten und kann so direkt inhaliert werden. Beta-Mimetika werden am besten in Tropfenform der Kochsalzlösung oder der DNCG-Lösung zugesetzt.

Noch ein *Hinweis*: Nicht direkt vor dem Schlafengehen inhalieren. Durch die Inhalation löst sich Schleim, der abgehustet werden muß. Geht man direkt nach dem Inhalieren ins Bett, ist ein Abhusten kaum möglich. Daher besser eine halbe Stunde bis eine Stunde vor dem Zubettgehen inhalieren. Durch Spielen und Herumtoben löst sich noch Schleim und kann abgehustet werden.

Die Inhalation oder Luftbefeuchtung über Kaltluftvernebler (außer mit dem Ultraschallvernebler Pulmosonic der Firma De-Vilbis) ist nicht so effektiv und wegen der häufigen Besiedelung mit Schimmelpilzen nicht zu empfehlen.

Dosieraerosole («Sprays»)

Dosieraerosole stellen in bestimmten Situationen für größere Kinder und Jugendliche eine interessante Alternative zum Inhaliergerät zur Verabreichung von Medikamenten dar. Die Anwendung geht schneller und kann auch unterwegs ohne großen Aufwand erfolgen. Dosieraerosole geben pro Spraystoß eine definierte Medikamentenmenge in fein vernebelter Form ab. Die Wirkstoffabgabe an die Bronchien ist jedoch mit dem Inhaliergerät besser, vor allem wenn die Atemwege eingeengt sind. Es ist daher sinnvoll, die Inhalation eines bronchialerweiternden Medikaments mit dem Spray nach fünf Minuten zu wiederholen, damit dann eine ausreichende Wirkstoffmenge in die tieferen Bronchialabschnitte gelangt. Ebenso wird eine effektive Schleimlösung nur mit dem Inhaliergerät erreicht. Ein vernünftiger Kompromiß ist z. B., zu Hause mit dem Inhaliergerät, unterwegs (in der Schule oder vor dem Sport) mit dem Spray zu inhalieren.

Entscheidend für eine gute Wirkung der Medikamente ist die *richtige Anwendung des Sprays* in folgenden Schritten, da ansonsten das Aerosol nicht tief genug in die Bronchien gelangt (siehe →Abb. 5.5):

- Schutzkappe entfernen
- Dosieraerosol kurz schütteln (die Teilchen im Spray müssen gleichmäßig verteilt werden)
- Tief ausatmen (in der Lunge muß Platz geschaffen werden)
- Ansatzstück in den Mund nehmen und mit den Lippen fest umschließen
- Tief einatmen, dabei Spray drücken
- Atem für einige Sekunden anhalten (das Medikament muß sich gleichmäßig in der Lunge verteilen)
- Langsam durch die Nase ausatmen
- Schutzkappe wieder aufsetzen.

Die meisten Dosieraerosole enthalten Material für 200 bis 300 Spraystöße. Der Füllungszustand des Sprays kann ganz einfach

Abb. 5.5: Anwendung eines Dosieraerosols

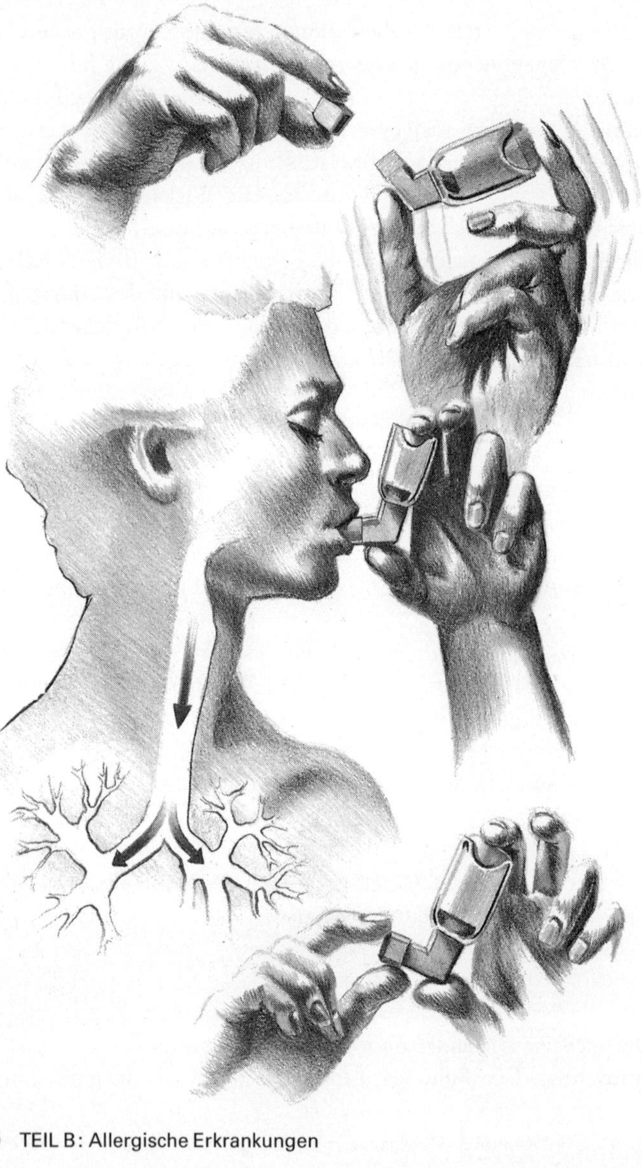

überprüft werden. Der Wirkstoffbehälter wird in ein Glas oder Schüsselchen mit sauberem Wasser gelegt. Schwimmt er fast waagrecht an der Oberfläche, ist er beinahe leer.

Inhalationshilfen

Für eine ganze Reihe von Dosieraerosolen gibt es inzwischen sogenannte Vorschaltkammern aus Kunststoff als *Inhalationshilfen* (z. B. Volumatic®, Rondo®, Spacer®) (siehe →Abb. 5.6). Das Aerosol wird dabei zunächst in die Vorschaltkammer gesprüht und verteilt sich dort fein. Größere, nicht lungengängige Teilchen schlagen sich an der Kammerwand nieder. Dann erst erfolgt die tiefe Einatmung in die Bronchien. Der Vorteil ist, daß eine geringere Menge des Medikaments im Rachenraum hängenbleibt und ein größerer Anteil die feinen Bronchien erreicht. Außerdem ist der oben beschriebene strenge zeitliche Bedienungsablauf in Abhängigkeit von der Ein- und Ausatmung nicht mehr erforderlich. Auch kleine Kinder, die mit dem Spray alleine noch nicht richtig umzugehen in der Lage sind, können mit einer Vorschaltkammer zumindest unterwegs, wenn kein Inhaliergerät zur Verfügung steht, zufriedenstellend inhalieren.

Kortikoid-haltige Sprays sollen nur mit einer großvolumigen Vorschaltkammer angewendet werden, da ansonsten Pilzinfektionen im Mundraum und Heiserkeit auftreten können.

Die Anwendung des Sprays und der Inhalationshilfen wird vom Arzt gezeigt und muß im Bedarfsfalle vom Kind gemeinsam mit den Eltern geübt werden.

Pulverinhalation

Es gibt auch einige Vorrichtungen zur Inhalation von Medikamenten in Pulverform (z. B. Spinhaler®, Rotadisk®). Für die Pulverinhalation ist das Medikament als feines Pulver in einer Kapsel verpackt. Vor der Inhalation wird die Kapsel eröffnet. Die Inhalation

Abb. 5.6: Beispiele für Inhalationshilfen (Vorschaltkammern)

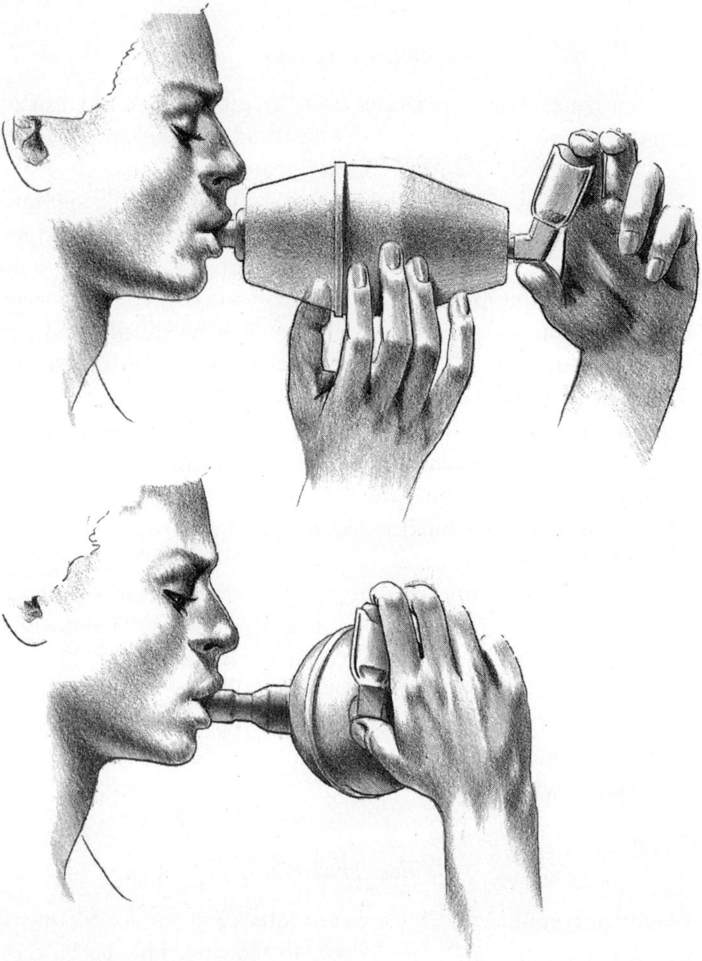

Abb. 5.7: Lippenbremse

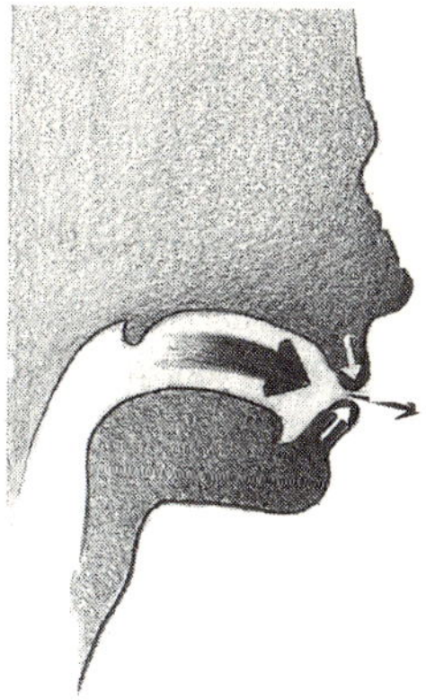

erfolgt durch einen kräftigen Luftstrom bei der Einatmung. Im Vergleich zum Dosieraerosol gelangt eher weniger Wirksubstanz in die Bronchien, wahrscheinlich weil die Teilchen sich stärker zusammenklumpen. Vor allem bei DNCG können aufgrund großer Substanzmengen Rachenreizungen auftreten.

Krankengymnastik / Atemgymnastik

Die Atemgymnastik dient der Verbesserung der Atemtechnik mit Verminderung der Atemarbeit. Sie soll das Abhusten von Schleim fördern und die Lungenbelüftung verbessern. Auch die Beweglichkeit des Brustkorbes kann erhöht werden.

Konsequente Atmung durch die Nase schützt die Bronchien vor Austrocknung, Kältereiz, einer Reihe von Luftschadstoffen und Allergenen, die in der Nase abgefangen werden und dadurch nicht in die Bronchien gelangen können.

Jedes asthmakranke Kind sollte die *Lippenbremse* beherrschen (siehe →Abb. 5.7). Bei der Ausatmung wird von außen ein Druck auf die Lunge und die Bronchien ausgeübt. Dadurch können die Bronchien zusammenfallen, und die Luft aus den kleinen Bronchien und den Lungenbläschen kann nicht mehr ausgeatmet werden. Bei der Lippenbremse wird nun mit leicht aufeinandergelegten Lippen gegen einen leichten Widerstand ausgeatmet, daß sich die Wangen etwas aufblähen. Dies bewirkt, daß ein leichter Luftstau mit einer Erhöhung des Drucks in den Bronchien entsteht. Die Bronchien fallen so bei der Ausatmung nicht so leicht zusammen und bleiben länger offen. Einen ähnlichen Effekt hat beim Schwimmen das Ausatmen gegen Druck ins Wasser.

Verschiedene *Lagerungen* können beim akuten Asthmaanfall die Atmung erleichtern (siehe →Abb. 5.8). Dabei wird jeweils mit der Lippenbremse ausgeatmet.

- Ihr Kind kann sich an den Tisch setzen, die Arme werden auf die Tischplatte, der Kopf auf die Arme gelegt.
- Kutschersitz: Das Kind setzt sich mit leicht nach vorn gebeugtem Oberkörper auf einen Stuhl und stützt sich mit den Unterarmen auf den Oberschenkeln ab.
- Hängebauchlage: Das Kind kniet sich hin, setzt sich auf die Fersen und legt den Kopf nach vorn seitlich auf die auf dem Boden aufliegenden gebeugten Arme.

Diese und andere Techniken für Atemübungen im beschwerdefreien Intervall werden am besten unter fachgerechter Anleitung einer geschulten Krankengymnastin erlernt.

Asthma und Sport

Regelmäßiges körperliches Training ist ein wichtiger Bestandteil der Asthmabehandlung. Körperliche Bewegung fördert die motorische Entwicklung, führt zu einer Stabilisierung der körperlichen Situation insgesamt sowie der Bronchien und stärkt das Selbstvertrauen. Sinnvolle körperliche Betätigung ist daher gezielt zu fördern. Eine generelle Befreiung vom Sportunterricht ist nicht angezeigt, allenfalls sind Einschränkungen bei bestimmten Sportarten zu machen.

Für Kinder bis etwa zehn Jahre sind Sportarten, welche die Koordinationsfähigkeit schulen, sinnvoll.

Abb. 5.8: Krankengymnastische Lagerungen: a) Abstützen auf einem Tisch, b) Kutschersitz, c) Hängebauchlage

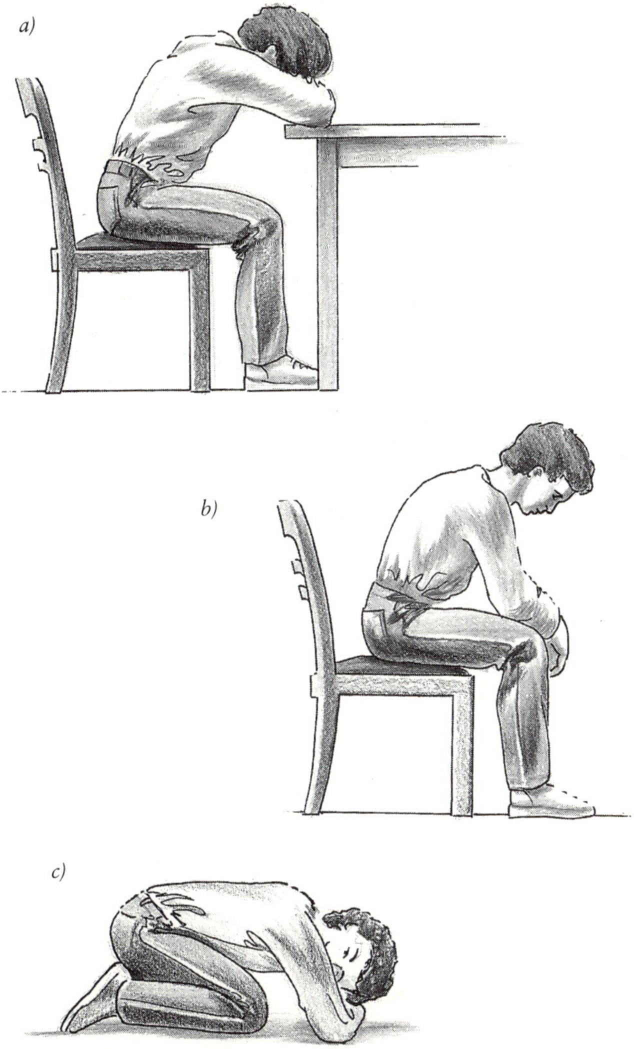

Für ältere Kinder und Jugendliche sind *Ausdauersportarten* wie Schwimmen, Radfahren und Laufen besonders geeignet. Ein plötzlicher «Kaltstart» birgt am ehesten die Gefahr, einen Asthmaanfall auszulösen, und sollte daher vermieden werden. Eine ausreichend lange «Aufwärmphase» von fünf bis zehn Minuten wirkt hingegen stabilisierend.

Die günstigste Sportart für Asthmatiker ist *Schwimmen*. Hier muß das eigene Körpergewicht nicht getragen werden, und die Einatemluft ist feucht. Es kann jedoch eventuell Probleme in stark gechlorten Bädern geben, da Chlor auf die Bronchien reizend wirkt. Radfahren wiederum ist meist günstiger als Langlauf.

Die körperliche Belastung sollte nie bis ans Maximum gehen, da maximale Belastung Asthmaanfälle auslöst. *Ein asthmakrankes Kind muß bei Einsetzen von Beschwerden abbrechen dürfen.* Bei Wettkampfsportarten ist die Wahrnehmung der eigenen Leistungsgrenzen oft nicht gegeben. Diese Sportarten sollten daher nur unter entsprechender Aufsicht durchgeführt werden. An vielen Orten haben sich Asthmasportgruppen gebildet, wo asthmakranke Kinder unter Anleitung von speziell geschulten Lehrern Sport treiben können.

Kinder, die beim Sport leicht mit Asthmaanfällen reagieren, sollten bei körperlicher Betätigung immer ein bronchialerweiterndes Spray greifbar haben. In solchen Fällen ist auch die Überwachung mit einem Peak-Flow-Meter sinnvoll.

Spezielle Maßnahmen bei Anstrengungsasthma

Bei Anstrengungsasthma ist es sinnvoll, DNCG oder ein Beta-Mimetikum *vor* einer größeren körperlichen Belastung, z. B. einer Sportstunde, zu inhalieren. Als erstes wird ein Versuch mit DNCG gemacht. Falls dies nicht ausreicht, kommt ein Beta-Mimetikum zum Einsatz. Das Beta-Mimetikum wirkt länger und hat zusätzlich noch eine anfängliche bronchialerweiternde Wirkung, was in vielen Fällen durchaus erwünscht ist. Kurze Aufwärmsprints können die Bronchien für nachfolgende Belastungen stabiler machen.

Klimatherapie

Unter Klimatherapie versteht man einen in der Regel mehrwöchigen Kuraufenthalt am Meer oder im Hochgebirge. Ob Meeresklima oder Hochgebirgsklima günstiger ist, muß im Einzelfall entschieden werden. Bei einem allergischen Asthma mit einer Pollen- und Milbenallergie kann das pollen- und milbenarme Hochgebirge günstiger sein. Andere Asthmatiker vertragen das feuchte Meeresklima wegen der höheren Luftfeuchtigkeit besser.

Leider bringen diese Aufenthalte oft nur einen vorübergehenden Erfolg, häufig tritt der alte Zustand nach Rückkehr in die gewohnte häusliche Umgebung wieder ein. Sinnvoll sind diese Aufenthalte, wenn sie mit eingehenden Schulungsmaßnahmen für die Kinder und Jugendlichen und deren Eltern verbunden sind. Die Aufenthaltsdauer sollte üblicherweise vier Wochen nicht unterschreiten. Welche Möglichkeiten einer Klimakur für Ihr Kind bestehen, erfahren Sie von Ihrem Kinderarzt oder Ihrer Krankenkasse.

Wichtiger als Kuraufenthalte ist auf jeden Fall eine konsequente und qualifizierte Dauertherapie zu Hause!

Asthma und Psyche

Asthma und Psyche beeinflussen sich wechselseitig. Die Meinung, daß das Asthma bronchiale rein psychisch ausgelöst sei, kann heute nicht mehr aufrechterhalten werden. Bei vielen Asthmatikern spielen psychische Faktoren als Auslöse- oder Verschlechterungsfaktoren allerdings eine mehr oder weniger große Rolle. Eine schlechte psychische Verfassung oder Angst machen den Körper empfänglicher für einen Asthmaanfall. Eine ausgeglichene psychische Verfassung und die Abwesenheit von Angst hingegen machen einen Asthmaanfall weniger wahrscheinlich.

Es gibt Asthmatiker, bei denen psychische Auslösefaktoren eine so große Rolle spielen, daß eine psychotherapeutische Behandlung notwendig wird. Und es gibt Asthmatiker, die mit einem echten oder angedrohten Asthmaanfall ihre Eltern oder die übrige Umwelt in Atem halten und sich damit die gewünschte Aufmerksamkeit verschaffen.

Zwei Grundhaltungen können den Verlauf eines Asthma bronchiale erheblich beeinflussen. Die *Verdrängung* (Nichtwahrhabenwollen) körperlicher Symptome durch den Asthmakranken selbst oder durch die Eltern eines betroffenen Kindes führt unter Umständen zu einer erheblichen Verzögerung der Diagnose und des Behandlungsbeginns. Da jeder Asthmaanfall für einen weiteren Asthmaanfall empfindlicher macht, ist dies längerfristig gesehen ein ungünstiger Weg. Auch Jugendliche neigen in den schwierigen Zeiten der Entwicklung und Selbstfindung zu einer Verdrängung körperlicher Symptome oder haben nicht den Mut, mit den Eltern oder dem Arzt darüber zu sprechen. Oft verhindert die Vorstellung «mir kann so etwas nicht passieren» eine adäquate Therapie.

Ebenso nachteilig ist eine *überbeschützende Haltung der Eltern*, die ihr Kind ständig ängstlich beobachten und von allen nur denkbaren «Gefahren» schützen wollen. Das Kind kann dadurch kein gesundes Selbstvertrauen entwickeln und wird, wenn überhaupt, erst spät Mitverantwortung in der Therapie übernehmen.

Ein wichtiger Aspekt ist die *Rückwirkung der körperlichen Situation auf die seelische Verfassung*: Die Angst vor einem unvorhersehbaren neuen Asthmaanfall; die Angst, in manchen Dingen, vor allem was die körperliche Leistungsfähigkeit anbelangt, hinter Gleichaltrigen zurückstehen zu müssen; die Angst, in Schule, Beruf und Privatleben benachteiligt zu werden usw. All dies hat Rückwirkungen auf das Selbstwertgefühl. Wenn dadurch das seelische Gleichgewicht gestört wird und erneut Angst entsteht, kann es tatsächlich zu einer Verschlechterung der körperlichen Situation mit vermehrten Asthmaanfällen kommen, der Teufelskreis ist geschlossen.

Es wurden verschiedene therapeutische Techniken zur Entspannung der Bronchien entwickelt, z. B. das Biofeedback. Einige dieser Techniken können zwar zu meßbaren Veränderungen in den Bronchien führen, jedoch ist dieser Effekt im Vergleich zu einer medikamentösen Behandlung eher gering und nur mit einem relativ hohen

Aufwand zu erreichen, so daß diese Methoden nicht zur allgemein empfohlenen Therapie für jeden Asthmatiker gehören. Einfachere allgemeine Entspannungsübungen können jedoch viele Asthmatiker mit Nutzen einsetzen.

Besteht das Erfordernis einer Psychotherapie, ist zwischen einer Vielzahl therapeutischer Methoden auszuwählen (z. B. Einzeltherapie, Gruppentherapie, Familientherapie). Der in der Asthmatherapie erfahrene Arzt wird dies im Einzelfall mit dem bzw. der Betroffenen und/oder den Eltern besprechen. Dabei ist auch das jeweils am Ort vorhandene therapeutische Angebot zu berücksichtigen.

Wie bei den allgemeinen Zielen der Asthmatherapie schon erwähnt, ist ein wichtiges Instrument, Angst zu reduzieren, das Wissen um die eigene Fähigkeit, die Mittel der modernen Asthmatherapie effektiv einsetzen zu können.

Überwachung der Asthmatherapie

Sobald es das Alter des Kindes zuläßt, wird die Asthmatherapie auch durch eine Lungenfunktionsprüfung überwacht. Dies ist ab dem Alter von vier bis fünf Jahren der Fall. Der Abhörbefund alleine ist keine ausreichende Therapiekontrolle, da eine Verengung der Atemwege oft nicht mit einem auffälligen Abhörbefund einhergeht. Bei leichten Asthmaformen mit wenig Problemen ist eine jährliche, bei schwereren Asthmaformen eine verlaufsabhängige häufigere Lungenfunktionskontrolle mit einer Fluß-Volumen-Kurve und Bestimmung des Atemwiderstandes angezeigt. Vor allem bei Jugendlichen mit schwer einstellbarem Asthma muß auch hin und wieder das Residualvolumen in der Lunge als Hinweis auf eine mögliche Überblähung überprüft werden. Die Verwendung eines Peak-Flow-Meters ist für zu Hause eine sinnvolle Maßnahme, reicht jedoch als alleinige Überprüfung der Lungenfunktion nicht aus. Bei Kindern und Jugendlichen kann auch das allgemeine Gedeihen und Körperwachstum wichtige Hinweise für eine gute Asthmatherapie geben.

Verlauf und Prognose des Asthma bronchiale

Beginn des Asthma bronchiale

Ein Asthma bronchiale beginnt normalerweise im Kindesalter: in der überwiegenden Mehrzahl unter acht Jahren, etwa in der Hälfte der Fälle unter drei Jahren. Bis zur Pubertät sind Jungen doppelt so häufig betroffen wie Mädchen.

Kann ein Asthma bronchiale wieder verschwinden?

30–50 % der Kinder mit Asthma bronchiale sind zum Zeitpunkt der Pubertät symptomfrei. Das bedeutet *für eine große Zahl betroffener Kinder eine echte Chance der Heilung oder zumindest wesentlicher Besserung.* Die beste Prognose haben Kinder mit einem nichtallergischen Asthma, das hauptsächlich durch Virusinfekte ausgelöst wird (Infektasthma).

Geringere Chancen der Ausheilung haben Kinder und Jugendliche, deren Symptome vor dem sechsten Lebensmonat begannen, die in früher Kindheit bereits ein sehr schweres Asthma hatten, bei denen allergische Mechanismen beteiligt sind, oder die zugleich eine atopische Dermatitis oder eine Familienvorgeschichte mit atopischer Dermatitis aufweisen. Jugendliche, die in der Pubertät nicht erscheinungsfrei sind, werden ihre Beschwerden im Erwachsenenalter wahrscheinlich nicht verlieren. Im Erwachsenenalter hat hingegen ein allergisches Asthma bronchiale eine bessere Prognose als ein nichtallergisches.

Können chronische Lungenveränderungen eintreten?

Äußerlich sichtbare Zeichen einer häufig wiederkehrenden oder chronischen Atemwegsverengung sind eine Verformung des Brustkorbes in Form von seitlichen Einziehungen sowie ein Rundrücken durch eine Verkürzung des großen Brustmuskels. Bei langem Verlauf kommt es zu einer chronischen Schwellung der Schleimhaut und auch der Bronchialmuskulatur sowie zu einer Störung der Reinigungsfunktion der Flimmerhärchen. Bei einer anhaltenden dauerhaften Einengung der Bronchien kann die eingeatmete Luft nicht mehr entweichen. Der Luftgehalt der Lungen ist dadurch ständig erhöht, die Lungen sind überbläht. Das in den Lungen enthaltene erhöhte Restvolumen oder Residualvolumen nimmt jedoch nicht am Gasaustausch teil! Die Überblähung führt zu einer Aufweitung des Brustkorbs, der zudem wenig beweglich ist (Faßthorax). Die seltenen Todesfälle durch ein Asthma bronchiale gehen häufig auf solche dauerhaften Lungenüberblähungen zurück, im Verschlechterungsfall bleiben dann keine Atemreserven mehr übrig.

Durch eine konsequente Asthmatherapie kann solchen Veränderungen vorgebeugt werden. Bei schweren Asthmaformen ist z.B. die korrekte Anwendung inhalativer Kortikoide bei weitem harmloser als die Folgen, die aus einer unzureichenden Behandlung entstehen!

Zusammenfassung:

Das *Asthma bronchiale* ist eine der häufigsten chronischen Erkrankungen im Kindesalter. Es besteht eine anfallsweise auftretende Verengung der Atemwege, hervorgerufen durch eine Verkrampfung der Bronchialmuskulatur, eine Schwellung der Bronchialschleimhaut sowie die vermehrte Produktion von zähem Schleim. Die Grundlage bilden ein überempfindliches (hyperreagibles) Bronchialsystem sowie chronisch entzündliche Veränderungen an der Bronchialschleimhaut.

Auslöser für Asthmaanfälle können Infekte, Allergien, körperliche Anstrengung, Schadstoffe in der Luft, Wetterumschwünge, seltener auch Medikamente sein. Als allergische Auslöser kommen hauptsächlich Milben, Pollen, Haustiere und Schimmelpilze in Betracht. Auch psychische Faktoren können eine große Rolle spielen. Das typische Asthmasymptom ist die erschwerte, pfeifende Ausatmung, geringer ausgeprägte Einengungen der Bronchien können sich auch lediglich als Husten äußern. Bei körperlicher Anstrengung kommt es bei vielen Asthmatikern besonders leicht zu Atemnotzuständen.

Neben dem Abhörbefund gibt die Lungenfunktionsuntersuchung wichtige Aufschlüsse über die Einengung der Bronchien. Mit dem Pricktest oder dem RAST wird nach allergischen Auslösern gesucht.

Die *Behandlung* ist je nach Schweregrad abgestuft. Bei seltenen Asthmaanfällen wird bei Bedarf mit bronchialerweiternden Medikamenten (Beta-Mimetika) inhaliert. Treten häufiger Asthmaanfälle auf, so wird eine vorbeugende, die Bronchien stabilisierende Inhalationsbehandlung mit DNCG durchgeführt. Ist diese Therapie nicht ausreichend, werden Inhalationen mit Kortikoiden vorgenommen, welche die chronisch entzündlichen Vorgänge in den Bronchien effektiv unterdrücken. Mit Wirkungen auf den übrigen Organismus ist bei Einhaltung der empfohlenen Dosierung nicht zu rechnen. Beim allergischen Asthma bronchiale müssen natürlich die auslösenden Allergene streng gemieden werden, insbesondere bei einer isolierten Pollenallergie kommt auch eine Hyposensibilisierung in Frage. Wichtig ist eine konsequente Behandlung, da jeder Asthmaanfall für weitere Anfälle empfindlich macht. Regelmäßige körperliche Betätigung führt zu einer größeren Belastbarkeit und stabilisiert die Bronchien.

Ergänzende Literatur:

Theiling, S., Szcepanski, R., Lob-Corzilius, T.: Der Luftikurs, Stuttgart 1992 (Trias)
(Für Kinder gut geeignete, humorvolle Darstellung des Asthma bronchiale)

Lecheler, J., Fischer, J.: Bewegung und Sport bei Asthma bronchiale, Köln 1990 (Echo Verlags GmbH)
(Ein vor allem auch für Sportlehrer lohnendes Buch)

Entzündung der Lungenbläschen

Neben dem Asthma bronchiale gibt es noch eine andere, zwar seltene, jedoch auch schon bei Kindern vorkommende allergische Erkrankung der Lunge: die *exogen allergische Alveolitis.*

Es handelt sich dabei um eine Entzündung der feinen Lungenbläschen (= Alveolen). Diese Form der Entzündung wird durch feinzerstäubtes organisches Material tierischen und pflanzlichen Ursprungs ausgelöst, das über die Bronchien eingeatmet wird. Bei Kindern kommen z. B. Aktinomyzeten in verschimmeltem Heu (Farmerlunge) oder Vogelkot (Taubenzüchterlunge) als Auslöser in Betracht. Bei Erwachsenen können auch Chemikalien und Medikamente auslösend sein. Es werden IgG-Antikörper gegen die jeweils auslösenden Allergene gebildet.

Es gibt eine akute und eine chronische Form der allergischen Alveolitis. Bei Kindern kommt meist die *chronische Form* vor. Es zeigen sich ein trockener Husten, allgemeines Krankheitsgefühl, Atemnot bei Anstrengung und Gewichtsabnahme. Mit einem Röntgenbild der Lunge kann man meist schon die Verdachtsdiagnose stellen. Die Lungenfunktionsprüfung zeigt eine mangelnde Dehnbarkeit der Lunge (restriktive Ventilationsstörung). Im Blut sind IgG-Antikörper gegen das auslösende Allergen nachweisbar. In Zweifelsfällen muß unter Umständen ein kleines Stück Lungengewebe entnommen und untersucht werden. Es handelt sich um eine allergische Typ III-Reaktion.

Die Behandlung besteht am Anfang in einer innerlichen Behandlung mit Kortikoiden, da nur diese in der Lage sind, die Entzündungsreaktion in der Lunge zu stoppen. Bei unzureichender Therapie können nicht mehr rückgängig zu machende Veränderungen in der Lunge entstehen. Außerdem muß der Auslöser strikt gemieden werden, da ansonsten ein Rückfall droht.

Zusammenfassung:

Die *Entzündung der Lungenbläschen (exogen allergische Alveolitis)* kommt durch die Bildung von IgG-Antikörpern gegen organische Materialien wie Vogelkot (Taubenzüchterlunge) oder Aktinomyzeten in verschimmeltem Heu (Farmerlunge) zustande. Bei Kindern überwiegen chronische Verläufe mit Husten, Atemnot, allgemeinem Krankheitsgefühl und Gewichtsabnahme.

Pseudocroup

Sina, zwei Jahre alt, hat seit einem Tag Schnupfen und Temperaturen bis 38 °C. Am Abend zeigt sich ein leichter bellender Husten. Gegen 22 Uhr wacht Sina mit einem lauten Bellhusten auf. Wenn sie weint, hört man ein pfeifendes Geräusch beim Einatmen.

Die Eltern, die eben zu Bett gehen wollten, reagieren besorgt, aber bedacht. Sie kennen die Symptome von Christoph, dem fünfjährigen Bruder von Sina, und wissen, was los ist: Pseudocroup. Der Vater nimmt Sina auf den Arm und beruhigt sie. Die Beschwerden lassen dadurch bereits deutlich nach. Die Temperatur beträgt 37,8 °C, ist also nur leicht erhöht. Der Vater zieht Sina eine warme Jacke an und geht mit ihr auf den Balkon in die kühle Abendluft. Bereits nach einigen Minuten ist das pfeifende Atemgeräusch verschwunden, gelegentlich hustet das Mädchen bellend. Die Mutter hat in der Zwischenzeit etwas zum Trinken gebracht. Außerdem hängt sie feuchte Tücher im Kinderzimmer auf und öffnet die Fenster. Der Rest der Nacht verläuft dann relativ ruhig. Sina wacht noch zweimal kurz mit bellendem Husten auf, schläft aber bald wieder ein.

Am nächsten Tag bringt die Mutter Sina zum Kinderarzt, der Sina gründlich untersucht und die Diagnose Pseudocroup bestätigt. Er versichert der Mutter, daß sie alles richtig gemacht habe und daß sie in der nächsten Nacht, falls erforderlich, wie in der Nacht zuvor verfahren solle.

Die folgende Nacht verläuft ähnlich wie die vorhergegangene. In der dritten Nacht schläft Sina bereits wieder ruhig durch.

Was bedeutet Pseudocroup?

Unter *Pseudocroup* versteht man eine Entzündung und Verengung der Luftröhre unterhalb der Stimmbänder. Hervorgerufen wird diese Entzündung meist durch Virusinfektionen, also nicht durch eine Allergie. Betroffen sind meist Säuglinge und Kinder zwischen drei Monaten und drei Jahren.

Wie äußert sich ein Pseudocroup?

Oft zeigt sich zunächst nur ein Schnupfen. Dann folgt meist abends oder in der Nacht ein typischer *bellender Husten* und ein *pfeifendes Atemgeräusch bei der Einatmung (Stridor)*. Die Symptome können sich jedoch auch ganz plötzlich ohne Vorboten zeigen (spasmodischer Croup) und halten normalerweise mehrere Tage an. Es werden vier Schweregrade unterschieden. In vielen Fällen ist das Kind kaum beeinträchtigt und zeigt nur bei Aufregung einen bellenden Husten. Die Symptomatik kann sich jedoch bis zu schwerster Atemnot steigern. Eine künstliche Beatmung ist jedoch nur extrem selten erforderlich.

Wovon muß der Pseudocroup abgegrenzt werden?

Abzugrenzen ist der Pseudocroup vor allem von der *eitrigen Kehldeckelentzündung (Epiglottitis)*, hervorgerufen durch eine bakterielle Infektion mit Hämophilus influenzae Typ B. Die eitrige Kehldeckelentzündung ist ein lebensbedrohliches Krankheitsbild mit hohem Fieber, Beschwerden beim Einatmen, Schluckbeschwerden, kloßiger Sprache und Speichelfluß. Der für den Pseudocroup typische bellende Husten fehlt. Betroffen sind meist Kleinkinder von zwei bis fünf Jahren. Die Epiglottitis bedarf sofortiger stationärer Behandlung mit antbiotischer Therapie und Einführen eines Plastikschlauches (Tubus) in die Luftröhre, um ein Ersticken zu verhindern.

Ursachen des Pseudocroup

Die allermeisten Fälle von Pseudocroup sind durch eine *Virusinfektion* bedingt (Parainfluenza-, Influenza-, Adeno- und Rhinoviren). Eine großangelegte Studie konnte in Deutschland nur einen schwachen Zusammenhang zwischen Luftverschmutzung und Pseudocrouphäufigkeit feststellen, wahrscheinlich, weil der Schwefeldioxidausstoß in den letzten Jahrzehnten reduziert werden konnte. In einer früheren Untersuchung aus Duisburg war der Zusammenhang deutlicher gewesen.

Die überwiegende Zahl der Pseudocrouperkrankungen ist nicht allergisch bedingt. Es besteht jedoch ein Zusammenhang mit dem anlagebedingten überempfindlichen (hyperreagiblen) Bronchialsystem. Dies erklärt auch, warum nur eine bestimmte Gruppe von Kindern durch Infektion mit den obengenannten Viren an einem Pseudocroup erkrankt und die meisten Kinder auf dieselbe Infektion nur mit Schnupfen oder Fieber reagieren.

Wie wird ein Pseudocroup behandelt?

Kind beruhigen

Der erste und wichtigste Schritt ist die *Beruhigung des Kindes*. In Ruhe haben viele Kinder nur noch geringe oder keine Beschwerden mehr.

Kalte und feuchte Luft einatmen lassen

Das Einatmen *kalter und feuchter Luft* bewirkt eine Abschwellung der Schleimhaut. Man kann z. B. feuchte Tücher im nicht beheizten Kinderzimmer aufhängen. Bei akuten Atembeschwerden geht man mit dem warm angezogenen Kind ans geöffnete Fenster oder auf den Balkon und läßt es dort die kühle Außenluft einatmen, was meist eine deutliche Besserung hervorruft. Falls dies nicht möglich ist, kann auch im Bad mit einer heißen Dusche Wasserdampf erzeugt werden.

Bei anhaltend starker Atemnot: Kortikoid-Zäpfchen

Viele Ärzte verschreiben bei anhaltenden Symptomen auch Kortikoid-Zäpfchen (z. B. Klismacort®, Prectal®, Rectodelt®). Dies führt nach einer gewissen Zeit zu einer Abschwellung der Schleimhaut. Bei kurzzeitiger Anwendung sind keine Nebenwirkungen zu erwarten.

Wann muß das Kind ins Krankenhaus?

Haben diese Maßnahmen keinen Erfolg, das heißt, wenn das Kind weiterhin eine deutliche Atemnot zeigt, sich nicht beruhigt, sich blau verfärbt, nicht mehr sprechen oder schlucken will oder apathisch wird, muß eine sofortige stationäre Aufnahme erfolgen. Im Krankenhaus werden neben den Kaltluftinhalationen auch Mikronephrin®-Inhalationen verabreicht, was zu einer Schleimhautabschwellung führt. Eventuell müssen auch Kortikoide intravenös gegeben werden.

Kommt der Pseudocroup wieder?

In der Regel ist ein Pseudocroupanfall nach einigen Tagen abgeklungen. Bei welchem Kind die erste auch die letzte Episode gewesen ist und bei welchem Kind weitere Pseudocroupanfälle auftreten werden, läßt sich im Einzelfall schwer voraussagen. Die Wahrscheinlichkeit einer Wiederholung ist jedoch bei einer Familienvorgeschichte mit einem hyperreagiblen Bronchialsystem erhöht. Etwa 50 % der betroffenen Kinder haben mehrere Pseudocroupanfälle.

Zusammenfassung:

Bei einem *Pseudocroupanfall* treten ein *bellender Husten* sowie ein *pfeifendes Geräusch (Stridor) bei der Einatmung* auf. Betroffen sind meist Kinder von drei Monaten bis drei Jahren. Die Ursache ist eine Einengung der Luftröhre unterhalb des Kehlkopfes. Die mit Abstand häufigste Ursache sind Virusinfektionen. Luftschadstoffe spielen in Gegenden mit geringer Luftverschmutzung normalerweise eine geringe Rolle. Besonders empfindlich reagieren Kinder mit einem überempfindlichen Bronchialsystem.

Die *Behandlung* besteht zunächst in der Beruhigung des Kindes, Inhalationen von feuchter kalter Luft sowie reichlicher Flüssigkeitszufuhr. Viele Kinderärzte verordnen bei anhaltender Symptomatik zur Schleimhautabschwellung auch kortikoidhaltige Zäpfchen, bei deren kurzzeitiger Anwendung keine ernsten Nebenwirkungen zu erwarten sind. Bei mit diesen Maßnahmen nicht zu beherrschenden Atemnotzuständen muß eine Überwachung in der Kinderklinik erfolgen.

Wichtig ist die Abgrenzung von der *eitrigen Kehldeckelentzündung (Epiglottitis)*. Hierbei bestehen hohes Fieber, Beschwerden beim Einatmen, Schluckbeschwerden, eine kloßige Sprache und Speichelfluß. Die Epiglottitis bedarf wegen Erstickungsgefahr sofortiger stationärer Behandlung.

6
Allergische Erkrankungen der Haut

In diesem Kapitel werden nach kurzer Erläuterung von Aufbau und Funktion der Haut die Neurodermitis (atopische Dermatitis), Kontaktallergien der Haut, der Nesselausschlag (Urtikaria) und die sogenannte Sonnenallergie besprochen. Informationen über arzneimittelbedingte Hautausschläge finden Sie auch in → Kapitel 10.

Aufbau und Funktion der Haut

Die Haut ist aus mehreren Schichten aufgebaut: der Oberhaut, der Lederhaut und der Unterhaut. Sie hat mehrere wichtige Funktionen: Sie schützt den Körper vor Austrocknung, physikalischen (z. B. Sonnenstrahlen, Kälte) und chemischen Einflüssen sowie dem Eindringen von Krankheitserregern (Viren, Bakterien, Pilze). Die Haut ist ein wichtiger Bestandteil der Wärmeregulation des Körpers. Vorstufen des Vitamin D werden in der Haut gebildet. Daneben nehmen Nervenzellen Sinneseindrücke aus der Außenwelt wie Wärme, Kälte, Schmerz und Berührungsreize auf. Die Haut ist somit auch ein wichtiges Kommunikationsorgan. Weil zumindest Teile der Haut immer für jedermann sichtbar sind, haben viele Hauterkrankungen auch eine große soziale Komponente.

Neurodermitis

Die Mutter ruft Sabrina zum Essen. Sabrina ist jetzt sechs Jahre alt und wird bald zur Schule gehen. Man sieht Sabrina nicht mehr an, worunter sie und ihre Familie jahrelang gelitten haben. Sie hat zwar noch eine trockene und empfindliche Haut. Zwei- oder dreimal im Jahr taucht ein Ekzem in den Ellbeugen und Kniekehlen auf und verschwindet meist nach ein bis zwei Wochen wieder. Oft hat Sabrina bei dieser Gelegenheit eine Bronchitis oder einen anderen Infekt, manchmal kommt das Ekzem auch ganz ohne ersichtlichen Grund. Ansonsten achtet sie auf eine gute Hautpflege. Ihre Haut braucht genügend Feuchtigkeit und Fett, sonst trocknet sie leicht aus. Ihre Eltern sorgen dafür, daß sie mit möglichst wenig Allergieauslösern in Kontakt kommt.

Im Alter von vier Monaten hatte Sabrina einen schuppenden Ausschlag im Bereich des Gesichtes und der Kopfhaut bekommen. Die entzündliche Hautrötung breitete sich innerhalb von zwei Monaten fast auf den ganzen Körper aus. Der Ausschlag juckte wahnsinnig, Sabrina kratzte sich, sobald sich die Gelegenheit dazu bot, z. B. wenn sie zum Wickeln ausgezogen wurde. Zeitweise schlief sie und infolgedessen auch die übrige Familie kaum. Oft war die Haut über große Flächen offen und näßte. Ständig mußte die Wäsche gewechselt werden.

Die Diagnose des Kinderarztes lautete unzweifelhaft «Neurodermitis». Die Eltern waren zunächst fassungslos: keiner in der Familie hatte eine allergische Hauterkrankung oder eine andere Allergie. Die Mutter hatte in der Schwangerschaft besonders gesundheitsbewußt gelebt. Hatte sie doch etwas falsch gemacht? Sie hatte Sabrina drei Monate voll und weitere drei Monate teilweise gestillt. Der Kinderarzt führte ein langes Gespräch mit den Eltern über die Entstehung und Behandlung der Neurodermitis. Er versicherte ihnen, daß sie in der Vergangenheit nichts falsch gemacht hätten, jedoch in den nächsten Monaten, vielleicht sogar Jahren, viel Geduld bräuchten. Bei den meisten Kindern bessere sich die Neurodermitis im Laufe der Jahre bei richtiger Behandlung.

Der Hautzustand Sabrinas wechselte stark. Es gab gute Phasen und Phasen, wo Sabrina überall rot war und sich den ganzen Tag zu kratzen schien. Im Alter von sechs Monaten wurde eine Blutuntersuchung und ein Hauttest durchgeführt. Es zeigten sich keine Hinweise für eine Allergie. Die Eltern konnten dies nicht glauben. Sie informierten sich aus den unterschiedlichsten Quellen. Einige versprachen gar eine schnelle und vollständige Heilung.

Im Alter von neun Monaten bemerkte Sabrinas Mutter, daß immer innerhalb einiger Stunden nach dem Genuß von Gläschen, die Hühnereiweiß enthielten, die Haut rot wurde und Sabrina sich kratzte. Da diese Reaktion immer wieder zu beobachten war, berichtete die Mutter dies auch dem Kinderarzt. Es wurde noch einmal Blut abgenommen und ein Hauttest durchgeführt. Diesmal zeigte sich im Hauttest eine deutliche Reaktion auf Hühnerei, im Blut waren Antikörper gegen Hühnereiweiß nachweisbar. Es hatte sich unzweifelhaft eine Hühnereiweißallergie entwickelt.

Sabrina mußte nun streng hühnereiweißfrei ernährt werden. Eine Diätassistentin beriet die Familie ausführlich. In den nächsten Monaten wurde Sabrinas Eltern immer klarer, worin überall Hühnereiweiß enthalten war: in Backwaren wie Brot, Brötchen und Kuchen, Teigwaren, Wurstwaren, Soßen, Fertiggerichten, Margarine, Milchspeiseeis, Süßigkeiten und anderem. Sogar auf Nichtlebensmittel wie Haarshampoos mit Ei mußte geachtet werden.

Nach einem Jahr wurde ein Belastungsversuch mit Hühnereiweiß gemacht. Innerhalb einiger Stunden wurde die Haut prompt schlechter – die eifreie Diät mußte fortgeführt werden. Sabrina war nun wesentlich mobiler, und die Eltern mußten ständig darauf achten, daß Sabrina nicht aus Versehen z. B. ein Stück Kuchen erwischte, vor allem, wenn sie mit anderen Kindern zusammen war.

Im Verlauf der nächsten zwei Jahre war die Haut nicht mehr so nässend wie in den ersten beiden Lebensjahren. Das Ekzem verlagerte sich hauptsächlich auf die Ellbeugen und Kniekehlen. Die guten Phasen wurden immer länger.

Bevor Sabrina in den Kindergarten kam, wurde noch einmal ein Hauttest mit Hühnereiweiß durchgeführt. Diesmal zeigte sich keine Reaktion mehr. Sabrina erhielt wieder vorsichtig Hühnereiweiß in langsam ansteigenden Mengen und vertrug es ohne Probleme. Den Eltern fiel ein großer Stein vom Herzen. Der Kinderarzt hatte zwar gesagt, die Chance sei gut, daß die Eiallergie wieder verschwinde, so richtig glauben konnten sie es aber erst zu diesem Zeitpunkt.

Jetzt im Alter von sechs Jahren kann Sabrina weiterhin alles essen. Nur wenn sie große Mengen an Südfrüchten, frischen Erdbeeren oder viel Süßes ißt, wird die Haut schlechter. Der Kinderarzt hatte sie darüber informiert, daß dies keine Allergie gegen Obst sei, sondern eine Reaktion der empfindlichen Haut auf die Fruchtsäuren. Manchmal reagiert die Haut auch, wenn sie einen Infekt bekommt oder gelegentlich in der Schule sehr im Streß ist. Aber damit wird Sabrina jetzt gut fertig.

Die Neurodermitis hat viele Namen

Die Neurodermitis hat viele Namen, die drei gängigsten sind: Neurodermitis, atopische Dermatitis und endogenes Ekzem. *Neurodermitis* ist die älteste und immer noch geläufigste Bezeichnung. Sie wollte ursprünglich auf den Einfluß des vegetativen Nervensystems (des unwillkürlich gesteuerten Teils des Nervensystems) auf die Haut hinweisen. Heutzutage meint man damit meist den Zusammenhang des Hautzustandes mit psychischen Faktoren. Der Begriff *atopische Dermatitis* hat sich in der wissenschaftlichen Literatur durchgesetzt und verdeutlicht die familiäre Häufung und den Zusammenhang mit anderen allergischen Erkrankungen. Die Bezeichnung *endogenes Ekzem* zeigt auf, daß viele Erkrankungsschübe gleichsam «von innen» gesteuert werden, ohne von außen erkennbaren Auslöser.

Was ist eine Neurodermitis?

Die Neurodermitis ist eine stark juckende, in der Regel chronisch oder in Schüben verlaufende entzündliche Hauterkrankung. Erscheinungsform und befallene Körperstellen ändern sich in verschiedenen Altersstufen. In der Familie finden sich häufig ebenfalls atopische Erkrankungen (Heuschnupfen, Asthma bronchiale, Neurodermitis). Betroffen sind etwa vier Prozent aller Kinder, rechnet man weniger ausgeprägte Fälle hinzu, bis zu zehn Prozent. Die Häufigkeit hat in den letzten Jahrzehnten zugenommen.

Erscheinungsformen der Neurodermitis in verschiedenen Altersstufen

Die wichtigsten Kennzeichen der Neurodermitis sind der ausgeprägte Juckreiz, die Trockenheit der Haut und eine sich im Laufe der Zeit entwickelnde Verdickung der Haut (Lichenifikation). Die altersabhängigen Erscheinungsformen der Neurodermitis kann man nach Lebensalter in drei verschiedene Abschnitte einteilen. Es gibt eine *große Schwankungsbreite im Ausprägungsgrad*: bei vielen Betroffenen sind nur eine oder wenige Körperstellen, bei einigen ist praktisch die gesamte Haut beteiligt.

Säuglingsalter bis zweites Lebensjahr

Der Beginn einer Neurodermitis liegt selten vor dem dritten Lebensmonat. Zunächst sind meist die Wangen in Form einer trockenen, rauhen Rötung betroffen. Es bilden sich Bläschen, die Haut näßt und verkrustet. Diese Veränderungen können sich auf die Stirn, die Kopfhaut und den übrigen Körper ausbreiten. An Armen und Beinen sind in diesem Stadium in der Regel die Streckseiten betroffen, während später die Beugeseiten befallen sind. Der *ausgeprägte Juckreiz* führt zu Kratzen, wodurch der Hautbefund sich wiederum verschlechtert. Der Juckreiz mit dem nachfolgenden Kratzen mit Verletzung der Haut und Infektion ist ein ganz wichtiger Faktor, der den Entzündungsprozeß in Gang hält!

Der rote, schuppende, zum Teil verkrustete Ausschlag im Kopfbereich wird auch *Milchschorf* genannt. Diese Bezeichnung hat jedoch nichts mit einer Milchunverträglichkeit zu tun, was häufig angenommen wird. Jedoch entwickeln bei weitem nicht alle Kinder mit einem Milchschorf auch eine Neurodermitis.

Zweites bis zwölftes Lebensjahr

Die akut entzündlichen Erscheinungen wie Bläschenbildung und Nässen der Haut gehen zurück. Die Haut ist insgesamt trocken. Es bilden sich kleine *Knötchen* (Papeln), die sich durch Kratzen vergrößern und verkrusten. Eine weitere Folge von Kratzen und Infektionen ist eine *Verdickung der Haut* (Lichenifikation). Typische befallene Stellen sind jetzt die Ellbeugen und Kniekehlen, der Nacken und die seitlichen Teile des Rumpfes.

Bei Schulkindern können auch isoliert die Füße betroffen sein. Die Haut ist schuppend und rissig, zwischen den Zehen auch nässend und wird häufig mit einem Fußpilz verwechselt. Da die Erscheinungen an den Füßen durch das geschlossene Schuhwerk im Winter am ausgeprägtesten sind, spricht man auch von «*atopischen Winterfüßen*».

Jugendlichen- und Erwachsenenalter

Bei milden Verlaufsformen findet sich eventuell lediglich eine insgesamt trockene und empfindliche Haut sowie eine leichte Hautverdickung besonders in den Ellbeugen und Kniekehlen. Einige Patienten haben auch einzelne Ekzemherde an bestimmten Stellen (z. B. Händen oder Füßen). Der Juckreiz wird insgesamt schwächer.

Bei schweren Verlaufsformen kann die gesamte Haut extrem trocken und schuppend sein mit großflächigen verdickten Bezirken in den Beugen. Aufkratzen führt zu Infektionen mit Nässen und Verkrustung. Ein quälender Juckreiz kann das emotionale Gleichgewicht empfindlich stören.

Ursachen und Entstehungsmechanismen der Neurodermitis

Die Ursachen der Neurodermitis sind leider zu einem großen Teil im unklaren. Seien Sie prinzipiell mißtrauisch gegenüber jemandem, der behauptet, er habe *die* Ursache der Neurodermitis gefunden und könne sie mit seiner Methode schnell und dauerhaft heilen. Es sind jedoch einige Faktoren bekannt, welche zur Entstehung einer Neurodermitis beitragen und sie unterhalten können. Um es vorwegzunehmen: die Neurodermitis ist keine Erkrankung, die allein mit allergischen Vorgängen zu erklären ist. Meist wirken mehrere Faktoren zusammen (siehe → Abb. 6.1).

Zunächst spielt die *vererbte Veranlagung* eine Rolle. Die Neigung, an einer Neurodermitis, einem allergischen Schnupfen oder einem allergischen Asthma bronchiale zu erkranken, tritt familiär gehäuft auf. Bis zu 60 % der Personen mit einer Neurodermitis entwickeln eine Allergie der oberen Atemwege, etwa 70 % haben eine positive Familienvorgeschichte mit atopischen Erkrankungen. Der genaue Vererbungsgang ist nicht bekannt.

Damit eine Neurodermitis zum Ausbruch kommt, bedarf es des Zusammenspiels von Veranlagungsfaktoren mit *von außen einwir-*

Abb. 6.1: Ursachen und Beeinflussungsfaktoren einer Neurodermitis

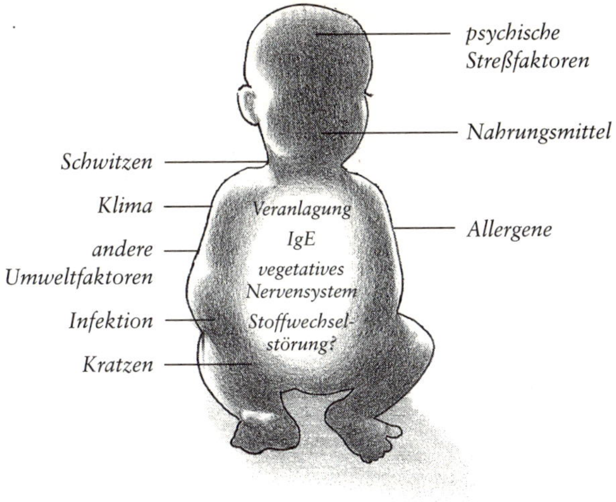

kenden Faktoren. Alles, was die Haut reizt, kann eine Verschlechterung bewirken: Kratzen, Kleidung mit unregelmäßiger, rauher Oberfläche (z. B. Wolle), Schwitzen, Austrocknung, Infektionen. Psychische Streßsituationen wie bei kleinen Kindern eine Trennung von der Mutter, zuwenig Schlaf oder Schulstreß können einen Einfluß haben. Ebenso können Wetterumschwünge und andere Klimaeinflüsse Auswirkungen zeitigen, oft wird die Haut im Winter schlechter. Erkrankungen wie grippale Infekte oder Impfungen sind in der Lage, eine vorübergehende Verschlechterung herbeizuführen. Alle diese Reize werden auch «*unspezifische Reizfaktoren*» genannt.

Auch *Allergien* können einen Neurodermitisschub auslösen oder bei fortbestehendem Allergenkontakt den Hautbefund anhaltend verschlechtern. Bei einigen Patienten stehen allergische Auslöser ganz im Vordergrund, bei anderen spielen allergische Faktoren keine oder nur eine geringe Rolle.

Die Bedeutung von Nahrungsmittelallergien wird meist überschätzt. Unkritisch angewandte Neurodermitisdiäten sind abzulehnen, da vor allem bei kleinen Kindern eine Mangelernährung die Folge sein kann.

Weitere Merkmale der Neurodermitis

Wenn auch die Ursachen der Neurodermitis zum großen Teil noch unbekannt sind, so kennt man inzwischen doch eine ganze Reihe für die Neurodermitishaut charakteristische Befunde. Diese Befunde erklären viele Symptome und haben somit Konsequenzen für die Behandlung. Die wichtigsten Erkenntnisse sind im folgenden aufgeführt.

Abnorme Reaktion auf Schweiß

Jede Anregung der Schweißproduktion fördert den Juckreiz bei Neurodermitis. Wahrscheinlich dringt durch eine Verlegung der Schweißdrüsenausführungsgänge, welche den Schweiß an die Hautoberfläche abgeben, dieser in die Haut ein und verursacht Juckreiz. Die Schweißdrüsenausführungsgänge können durch eine Verdikkung der Haut, Schädigung der Haut durch Kratzen, Infektionen oder Auftragen zu fettiger oder öliger Salben verstopft werden.

Verminderte und veränderte Talgproduktion

Die Talgproduktion ist bei Neurodermitis vermindert. Außerdem ist die Zusammensetzung des Talgs verändert. Dies führt dazu, daß die Haut leichter ihre Feuchtigkeit verliert und schneller austrocknet.

Hauttrockenheit

Die Haut des Neurodermitikers ist sehr trocken, besonders an den Streckseiten der Arme und Beine. Ein ausreichender Wassergehalt in der Hornschicht (mindestens 10 %) ist erforderlich, damit die Haut geschmeidig und weich bleibt. Die normale Haut enthält 10 bis 30 % Wasser. Bei vermindertem Wassergehalt wird die Haut weniger geschmeidig, rauh, spröde und eventuell rissig. Bestimmte Stoffe in der Haut haben die Aufgabe, die Feuchtigkeit in der Haut zu halten. Diese feuchtigkeitserhaltenden Substanzen werden beim Neurodermitiker durch Wasser oder Seife leicht abgelöst, wodurch die Haut durch Waschen und Baden noch trockener wird.

Empfänglichkeit für Infektionen

Die Haut des Neurodermitikers ist vermehrt für Infektionen anfällig. Neurodermitiker bekommen daher leicht durch Viren hervorgerufene *Warzen*. Eine Infektion mit dem Herpesvirus, welche sich normalerweise lediglich als Herpesbläschen an den Lippen äußert, neigt zur Ausbreitung auf alle von der Erkrankung betroffenen Hautareale *(Ekzema herpetikatum)*. Die Neurodermitishaut ist außerdem nicht in der Lage, den wichtigsten Erreger eitriger Infektionen *(Staphylokokkus aureus)* im Wachstum einzudämmen. Daher ist bei 90 % der Neurodermitiker die Haut mit Staphylokokken besiedelt.

Abnorme Gefäßreaktionen

Die Blutgefäße in der Haut haben eine starke Neigung, sich zusammenzuziehen und zu verengen. Dies zeigt sich an einer Blässe im Gesicht und dem weißen Dermographismus: wenn man z. B. mit dem Holzspatel über die Haut am Rücken streicht, wird die Haut an diesen Stellen nicht wie normalerweise der Fall rot, sondern weiß. Hände und Füße sind oft schlecht durchblutet und kühl.

Immunologische Auffälligkeiten

Für die Beteiligung immunologischer Mechanismen bei der Neurodermitis spricht eine Erhöhung des Immunglobulin E (IgE) im Blut in bis zu 80 % aller Betroffenen. Bei vielen Patienten steigt der IgE-Spiegel bei einer Verschlechterung des Hautbefundes an. Da bei 20 % der Neurodermitiker das IgE normal ist, können IgE-vermittelte Mechanismen nicht die alleinige Grundlage einer Neurodermitis sein. Weiterhin ist die Abwehrleistung des Körpers, die durch Blutzellen vermittelt wird (zelluläre Abwehr), vermindert. Dies äußert sich unter anderem in vermehrten Hautinfektionen (s. o.).

Störung im Fettstoffwechsel?

Aufgrund der Beobachtung erniedrigter Spiegel ungesättigter Fettsäuren im Blut von Neurodermitikern wurde eine Störung im Bereich des Fettstoffwechsels als Grundursache der Neurodermitis vermutet (eine verminderte Aktivität der Delta-6-Desaturase, welche Linolsäure in Gamma-Linolensäure umwandelt). Weitere Forschungen sind hierzu noch nötig. Bisherige Therapieerfolge mit Gamma-Linolensäure (z. B. in Nachtkerzenöl enthalten) sind eher bescheiden.

Wie kann man eine Neurodermitis diagnostizieren?

Die Diagnose einer Neurodermitis wird nach dem *klinischen Erscheinungsbild* gestellt: dem Aussehen und der typischen Lokalisation der Hauterscheinungen. Gestützt wird die Diagnose durch das Vorkommen *atopischer Erkrankungen in der Familie*. Es gibt keine Laboruntersuchung oder andere technische Untersuchung, welche beweisend für eine Neurodermitis ist.

Auf der Suche nach allergischen Auslösern ist vor allem die Beobachtung der Eltern wichtig. Sie oder der bzw. die Betroffene können Zusammenhänge zwischen Allergenkontakt (z. B. einem Nahrungsmittel oder einem Tier) und einer Verschlechterung des Hautbefundes entdecken. Beobachteten Zusammenhängen kann dann gezielt durch Blut- oder Hauttest nachgegangen werden. Mit dem RAST wird im Blut nach allergieauslösenden Antikörpern gesucht. Mit dem Pricktest wird nach Allergien vom Soforttyp, mit dem Patchtest nach Allergien vom verzögerten Typ, welche bei der Neurodermitis wahrscheinlich eine größere Rolle spielen, gefahndet. Diese Tests werden gezielt nach der Anamnese eingesetzt. Vor allem bei RAST und Pricktest ist die Interpretation positiver Befunde oft schwierig.

Es zeigen sich häufig positive Befunde, welche im Zweifelsfall durch einen Auslaß- und Provokationsversuch erhärtet werden müssen. Der Patchtest ist offenbar in der Aussage über für die Ekzemreaktion wichtige allergische Reaktionen vom verzögerten Typ genauer.

Erkrankungen, die von einer Neurodermitis abgegrenzt werden müssen

Es gibt einige Erkrankungen, die von einer Neurodermitis unterschieden werden müssen:

Die häufig erforderliche Abgrenzung von einer *seborrhoischen Dermatitis* kann im Anfangsstadium mitunter schwierig sein. Die seborrhoische Dermatitis beginnt früher, meist im Alter zwischen vier und acht Wochen. Sie ist gekennzeichnet durch dicke, gelbliche, fettige Schuppen auf roter Haut. Betroffen sind meist der Kopf (Gneis) und die Körperfalten (Achselhöhle, Leisten, Falten hinter dem Ohr). Die seborrhoische Dermatitis juckt *nicht*. Sie verschwindet innerhalb weniger Wochen wieder. In einigen Fällen kann sie jedoch in eine Neurodermitis übergehen.

Bei älteren Kindern und Jugendlichen ist die Neurodermitis bei Vorliegen einzelner begrenzter Ekzemherde von einer *Kontaktdermatitis* zu unterscheiden.

Die *nummuläre Dermatitis* zeigt sich als scharf begrenzte «münzenförmige» Veränderungen auf trockener Haut. Infizierte Bezirke einer Neurodermitis können einer nummulären Dermatitis ähneln.

Weiterhin können eine Krätze, eine Schuppenflechte und seltene Stoffwechsel- und Abwehrstörungen mit einer Neurodermitis verwechselt werden.

Komplikationen der Neurodermitis

Die Empfindlichkeit und Verletzlichkeit der Neurodermitishaut kann zu Komplikationen führen. Die Hauptgefahr sind *Infektionen*:

Die häufigste Infektion wird durch *Staphylokokkus aureus*, den verbreitetsten Eitererreger, hervorgerufen. Es zeigen sich gelbe Krusten auf den befallenen Stellen. Diese Infektion ist eine typische Ursache für eine Verschlechterung des Hautbefundes.

Früher sehr gefürchtet waren Infektionen mit dem Herpesvirus, das *Ekzema herpetikatum.* Man sieht gruppiert stehende kleine Bläschen auf den betroffenen Arealen. Heute stehen wirksame Medikamente zur Bekämpfung dieser Komplikation zur Verfügung.

Auch *Warzenviren* können die Neurodermitishaut leicht befallen, dies gilt sowohl für die gewöhnlichen Warzen als auch für Dellwarzen.

Im akut nässenden Stadium einer Neurodermitis kann es vor allem bei Säuglingen zu großen *Eiweißverlusten* über die Haut kommen. Dies führt zu einem Abfall des Eiweißes und der Abwehrstoffe (Immunglobuline) im Blut, was die Anfälligkeit für Infektionen noch mehr steigert.

Im Laufe der Jahre können *allergische Erkrankungen der Atemwege* hinzutreten. Die Angaben für Heuschnupfen schwanken zwischen 30 und 45 %, für Asthma bronchiale zwischen 20 und 60 %.

Selten werden nach jahrelangem Verlauf bei sehr schweren Formen Linsentrübungen beobachtet, ebenso Verformungen der Hornhaut (Keratokonus), was wahrscheinlich durch ständiges Augenreiben entsteht.

Erwähnt werden müssen hier auch die erheblichen *Irritationen durch den oft quälenden Juckreiz.* Der Schlaf wird gestört, die Nachtruhe unter Umständen der ganzen Familie unterbrochen. Ältere Kinder sind dann am nächsten Tag in der Schule unausgeschlafen und nicht voll leistungsfähig. Bei schweren Neurodermitiden mit Befall der nicht durch die Kleidung bedeckten Körperpartien entsteht oft eine Scheu, sich in der Öffentlichkeit zu zeigen.

Neurodermitis und Psyche

Im Laufe der Zeit sind eine Vielzahl von Theorien entstanden, welche die Entstehung einer Neurodermitis durch bestimmte psychische Persönlichkeitsfaktoren beim Betroffenen sowie bestimmte Konstellationen im familiären Umfeld erklären wollen. Inzwischen steht fest, daß es eine typische Neurodermitispersönlichkeit nicht gibt und daß psychische Faktoren allein die Ursachen einer Neurodermitis nicht klären können. Unbestritten ist jedoch, daß psychische Faktoren bei vielen Neurodermitikern einen unterschiedlich starken Einfluß auf den Hautzustand haben und daß bestimmte Persönlichkeitsmerkmale der Betroffenen Folge und nicht Ursache der Erkrankung sind.

Auswirkungen der Psyche auf die Neurodermitis

Verschlechternd auswirken kann sich jede Art von psychischem «Streß». Bei einem kleinen Kind kann dies die Trennung von der Mutter bzw. vom Vater durch einen Krankenhausaufenthalt sein, bei einem größeren Kind die Anspannung vor einer Klassenarbeit oder schwerwiegende Konflikte mit den Eltern. Interessant ist die Beobachtung mancher Eltern, daß auch überströmende Freude den Hautbefund bei ihrem Kind verschlechtern kann. Diese Einflüsse sind entweder über Veränderungen im vegetativen Nervensystem, das auch die Hautdurchblutung steuert, oder Reaktionen des Immunsystems zu erklären.

Rückwirkungen der Neurodermitis auf die Psyche

Die Rückwirkungen der Neurodermitis auf die Psyche sind nicht zu unterschätzen:

Bei einem akuten Schub werden in der Haut Entzündungsstoffe (Mediatoren) freigesetzt, die über den Blutweg ins Zentralnervensystem gelangen. Kinder im Schub sind daher oft besonders gereizt, unleidig und unruhig.

Die Unruhe und das Nichtschlafenkönnen bei starkem Juckreiz führt zum Schlafmangel beim Betroffenen selbst und meist auch bei den Eltern. Bereits bei Kleinigkeiten entstehen so Spannungen, welche zusätzlich destabilisierend wirken. Häufen sich die Phasen mangelnden Schlafs, so fällt ein schulpflichtiges Kind in der Schule durch abfallende Leistungen auf, was wiederum neuen Konfliktstoff bietet.

Besonders gravierend können sich Veränderungen an den sichtbaren Hautpartien, besonders im Gesicht, auswirken. Die neugierige, erstaunte oder mitleidige Reaktion der Umwelt führt bei vielen Betroffenen zu einem sozialen Rückzug. Diese Kinder und Jugendlichen werden dann als introvertiert, zurückgezogen und wenig kontaktfreudig beschrieben. Wahrscheinlich erhalten Kinder mit Neurodermitis insgesamt auch weniger «Streicheleinheiten» aufgrund der veränderten Haut im Vergleich zu anderen Kindern.

Die Therapie der Neurodermitis

Da an der Entstehung einer Neurodermitis mehrere Faktoren beteiligt sind, die bei jedem Betroffenen ein unterschiedliches Gewicht haben, kann es die für alle Patienten einzig richtige Therapie nicht geben. Es gibt jedoch allgemeine Regeln für die Hautpflege, Kleidung und Vermeidung unspezifischer Reizfaktoren, die für alle Patienten mit Neurodermitis gelten. Andere Maßnahmen müssen auf jeden Einzelfall abgestimmt werden.

Geborgenheit im familiären Umfeld

Sicherheit und Geborgenheit im familiären Umfeld verschafft dem Kind die erforderliche psychische Stabilität, mit der Erkrankung besser umgehen zu können. Dazu gehört die Gewißheit, daß das Kind trotz seiner nach außen hin sichtbaren Erkrankung von den Eltern, Geschwistern und anderen Bezugspersonen so geliebt und gemocht wird, wie es ist.

Allgemeine Hautpflege

Unabdingbar für die Behandlung jeder Neurodermitis ist eine korrekte und der jeweiligen Hautsituation und Jahreszeit angepaßte Hautpflege. Da der Neurodermitishaut Feuchtigkeit und Fett fehlen, müssen diese bedarfsgerecht von außen zugeführt werden. Dabei ist die Pflege im Sommer anders als im Winter.

Im *Sommer* braucht die Haut vor allem Feuchtigkeit. Das Auftragen von zuviel Fett schließt die Haut nach außen ab, der Schweiß staut sich unter der Salbe, was den Juckreiz fördert und den Hautbefund verschlechtert. Im Sommer verwendet man daher als Grundpflege eine wirkstofffreie (das heißt medikamentenfreie) *Creme*. Bei der Creme ist die Trägersubstanz wäßrig, darin ist ein bestimmter Fettanteil eingebracht.

Im *Winter* hingegen braucht die Haut zum Schutz mehr Fett. Daher wird im Winter zur Grundpflege eine wirkstofffreie *Salbe* genommen. Bei der Salbe ist die Trägersubstanz ölig, darin ist ein geringer Wasseranteil emulgiert.

Auf eine *nässende Haut* darf keine fettige Salbe aufgetragen werden, da sich das Wundsekret unter einer Fettschicht anstaut und nicht abtrocknen kann. Hier nimmt man im Akutstadium eine Creme. Bei stark nässender Haut verwendet man feuchte Umschläge z. B. in Form von physiologischer Kochsalzlösung oder bei drohender Infektion von 10 %iger essigsaurer Tonerde, welche jeweils für zehn Minuten mehrmals täglich angewandt werden. Man kann in diesem Stadium auch ein- bis zweimal täglich eine Zinkschüttelmixtur mit einem Gerbstoffzusatz (z. B. Tannosynt® Lotio) benutzen; sobald sich eine Kruste bildet, wird die Behandlung mit einer Creme fortgeführt.

Die *trockene und verdickte Haut* bedarf hingegen der Pflege mit einer Salbe.

Atopische Winterfüße werden am besten mit Vaseline gepflegt. Sie sollten möglichst trockengehalten, dicht abschließendes Schuhwerk sowenig wie möglich getragen werden.

Der richtige Umgang mit den verschiedenen Cremes und Salben zur Grundpflege ist viel wichtiger als die ständige Suche nach einer neuen «Wundersalbe»! Die benötigten Basiscremes und -salben werden von verschiedenen Firmen hergestellt, wobei jeder Arzt die Cremes und Salben verwendet, mit denen er am meisten Erfahrung hat. Spezielle Rezepturen werden vom Apotheker selbst zubereitet. Im Zweifelsfall macht man einen *Halbseitenversuch*: die eine Körperhälfte wird mit der einen, die andere Körperhälfte mit einer anderen Creme oder Salbe behandelt. Nach einigen Tagen zeigt sich, welches Präparat am besten vertragen wird.

Benutzen Sie keine nicht oder unvollständig deklarierten «Wundermittel». Unter Umständen ist die wirksame Substanz ein darin enthaltenes Kortikoid. So waren z. B. in der ursprünglichen Form der «Goldnerzcreme» Kortikoide enthalten, welche normaler Bestandteil des Goldnerzfettes sind. Auch bei Eigenimporten z. B. aus Indien fanden sich hohe Kortisondosen.

Die *Fingernägel* werden möglichst kurz geschnitten, um tiefere Hautverletzungen beim Kratzen zu vermeiden.

Hautreinigung und Baden

Zur *Hautreinigung* sollte möglichst nur Wasser verwendet werden. Da der Schutzmantel der Neurodermitishaut sehr verletzlich ist, sollen keine normalen Seifen benutzt werden. Bei stärkerer Verschmutzung sind Syndetseifen zu empfehlen (z.B. Sebamed®, Satina® u.a.), am besten in Form von Waschstücken, da diese im Vergleich zu Flüssigseifen nicht konserviert werden müssen.

Gebadet werden sollte nur ein- bis zweimal pro Woche, um wasserbindende Bestandteile nicht aus der Hornschicht herauszulösen. Die Wassertemperatur sollte lauwarm sein (bis etwa 30° Celsius), die Badedauer nur fünf bis zehn Minuten betragen. Als Badezusatz keine normalen Babybäder oder Schaumbäder verwenden wegen ihrer austrocknenden und möglicherweise sensibilisierenden Wirkung durch Duft- und andere Inhaltsstoffe. Beim Abtrocknen darf die Haut nicht durch kräftiges Rubbeln gereizt werden, besser ist vorsichtiges Abtupfen. Nach dem Bad muß die Haut mit einer Rückfettcreme rückgefettet werden. Dies ist auch durch rückfettende Badezusätze (z.B. Balneum Hermal®) möglich. Sinnvoller erscheint es jedoch, erst im Badewasser den Schmutz abzuwaschen und anschließend die gesäuberte Haut rückzufetten. In einigen Badezusätzen sind Erdnuß- und Sojaöle enthalten, welche in der Regel auch von Erdnuß- und Sojaallergikern vertragen werden, da die allergieauslösenden Eiweißbestandteile in den Bädern nicht enthalten sind.

Kleidung

Die richtige Kleidung verdient besonderes Interesse. Sie darf nicht zu eng anliegen und nicht luftundurchlässig sein (z. B. vollsynthetische Fasern), da dies das Schwitzen verstärkt und den Hautzustand verschlechtert. Sie darf nicht rauh sein und kratzen (z. B. Wolle oder Fell), da dies die Haut oberflächlich verletzt und den Juckreiz verstärkt. Besonders geeignet ist *Baumwolle* mit glatter Oberfläche, die auch den Schweiß gut aufsaugen kann. Ein geringfügiger Synthetikanteil muß nicht nachteilig sein, da die Oberfläche des Gewebes dadurch meist glatter wird. Vollsynthetische Einnäher sollten jedoch entfernt werden, da ansonsten in deren Bereich Schwitzekzeme entstehen können. Insgesamt sollte die Kleidung vor allem im Sommer nicht zu warm sein, um das Schwitzen nicht zu fördern. Auch Mutter und Vater sollten bei der Pflege oder beim Spielen mit ihrem Kind nicht unbedingt einen Wollpullover tragen.

Weichspüler sind zu vermeiden, da sie die Saugfähigkeit des Gewebes beeinträchtigen und Allergien hervorrufen können. Die üblichen Waschmittel werden durch den normalen Spülgang ausreichend ausgewaschen, so daß dadurch keine Allergien zu befürchten sind. Vor dem ersten Tragen sollte die Wäsche einmal gewaschen werden, um Substanzen zu entfernen, die beim Färben und der weiteren Bearbeitung der Stoffe zugefügt wurden.

Zusätze zu Cremes und Salben

Als antientzündlicher Zusatz zu Cremes und Salben wird häufig *Bufexamac* (z.B. in Parfenac®) verwendet. Bufexamac wirkt jedoch nicht bei jedem Neurodermitiker und kann gelegentlich Kontaktallergien auslösen. Teerzusätze werden im Kindes- und Jugendalter kaum verwendet.

Im akuten Schub einer Neurodermitis mit starker Rötung und nässenden Stellen, die sich durch eine wirkstofffreie Creme, eine Zinkschüttelmixtur oder feuchte Umschläge nicht rasch beruhigen lassen, werden *kortikoidhaltige Cremes* eingesetzt. Gemeint ist hier nicht die kritiklose monatelange Daueranwendung stark wirksamer Kortikoide als Creme oder gar Tabletten, was diese Wirkstoffgruppe in Verruf gebracht hat. In den letzten Jahrzehnten hat man in dieser Beziehung viel dazugelernt. Eine stark nässende Haut ist besonders anfällig für Infektionen. Durch den starken Juckreiz werden weitere Hautpartien aufgekratzt. Über eine großflächig nässende Haut werden Eiweiß und Abwehrstoffe (Immunglobuline) verloren. Der zurückhaltende, jedoch gezielte, möglichst kurzzeitige Einsatz von kortikoidhaltigen Cremes kann hingegen viele Komplikationen verhindern und einen Schub beträchtlich abkürzen. Man verwendet möglichst schwach wirksame Kortikoide wie Hydrocortison (z. B. Hydrocortison Wolff®, Ficortril®, Retef®) oder Prednicarbat (Dermatop®).

Die Creme (bei trockener und verdickter Haut auch Salbe) wird in der Regel zweimal täglich *dünn* aufgetragen und nach Abklingen der akuten Erscheinungen rasch wieder abgesetzt. Ist dennoch in ganz schweren Fällen eine längerdauernde Anwendung erforderlich, wird man versuchen, den Gebrauch auf jeden zweiten Tag oder drei Tage in der Woche zu beschränken. Auf diese Art und Weise können Auswirkungen auf den Gesamtorganismus weitestgehend vermieden werden. Die innerliche Gabe von Kortikoiden muß absoluten Ausnahmefällen vorbehalten bleiben.

Zitronensäure kann zur Wiederherstellung des Säureschutzmantels der Haut einer Rückfettcreme oder Pflegecreme beigemischt werden.

Harnstoff hat einen schuppenlösenden Effekt und kann daher bei trockener und verdickter Haut günstig sein.

Bei der Anwendung von *Kräuterzusätzen* oder ätherischen Ölen ist die Möglichkeit einer Sensibilisierung zu beachten, so können bestimmte Kamillenarten Kontaktallergien auslösen. Sehr gut verträglich ist Ringelblume (Calendula).

Im akutem Schub und bei starkem Juckreiz werden *Antihistaminika* (z. B. Fenistil®) innerlich eingesetzt. Sie bessern vor allem den starken Juckreiz und unterbrechen so den Teufelskreis mit Kratzen und weiterer Verschlechterung der Haut. Sie müssen ausreichend hoch dosiert werden. Oft genügt die abendliche Anwendung in einer Dosierung, die zwei Einzeldosen entspricht; der müdemachende Begleiteffekt ist für eine ruhige Nacht in diesem Falle durchaus erwünscht. Neuere, vor allem zur Heuschnupfenbehandlung verwendete Antihistaminika sind zur Juckreizstillung weniger geeignet.

Nachtkerzensamenöl (z. B. Epogam®) enthält Gamma-Linolensäure und wurde mit großem Werbeaufwand auf den Markt gebracht, hat jedoch bei den meisten Neurodermitikern eher bescheidene Erfolge.

Medikamente, welche die Immunantwort abschwächen (z. B. Cyclosporin), wurden wegen ihrer möglichen Nebenwirkungen bisher nur in wenigen Studien eingesetzt.

Behandlung einer Infektion

Bakterielle Superinfektionen (meist durch Staphylokokkus aureus) sind häufig an der Verschlechterung des Hautbefundes beteiligt. Es entwickeln sich dann gelbliche Krusten an den befallenen Stellen. Ohne Behandlung der Infektion kann die Haut nicht heilen. Oft ist die Infektion so ausgedehnt, daß eine innerliche Behandlung mit einem Antibiotikum durchgeführt werden muß. Einmalig kann zu Beginn der Behandlung auch ein desinfizierendes Bad (z. B. mit verdünnter Betaisodona® Lösung) durchgeführt werden, um die Keimzahl auf der Haut zu reduzieren. Es ist erstaunlich, wie rasch sich die Haut oft beruhigt, wenn die Infektion unter Kontrolle ist.

Superinfektionen mit dem Herpesvirus (Ekzema herpetikatum) waren früher gefürchtet. Es zeigen sich kleine, gruppiert stehende Bläschen. Mit der Anwendung von Azyclovir (Zovirax®) hat diese Komplikation heute ihren Schrecken verloren. Sind kleinere Areale betroffen, kann ein Versuch mit der örtlichen Anwendung von Zovirax® Creme gemacht werden. Bei ausgedehntem Befall ist die Einnahme oder intravenöse Gabe von Zovirax® erforderlich.

Bei *Warzen* kann man zunächst den spontanen Verlauf abwarten, sie haben insgesamt eine gute Rückbildungstendenz. Gelegentlich müssen Dellwarzen mit dem scharfen Löffel abgetragen werden.

Klimatherapie

Eine Klimatherapie kann auf verschiedene Weise bei einer Neurodermitis wirken. Zum einen werden z. B. bei einem Aufenthalt im Hochgebirge allergische Auslöser wie Pollen und Milben weitgehend ausgeschaltet. Der Wechsel der Umgebung, eventuell heraus aus einem spannungsgeladenen Familienklima in eine schöne Gegend führt zu einer psychischen Umstimmung.

Das Reizklima an der See muß jedoch nicht immer von Vorteil sein. Auch muß man sich darüber im klaren sein, daß ein Kuraufenthalt oft nur eine vorübergehende Besserung bringen kann. Ein Kuraufenthalt sollte immer mit einer eingehenden individuellen Schulung verbunden sein.

UV-Therapie

Bei Erwachsenen wird häufig eine UV-Therapie durchgeführt, besonders bei Patienten, deren Hautbefund sich im Sommer bessert. Bei Säuglingen und Kindern ist diese Therapieform wegen ungeklärter Fragen der Dosierung und möglicher Langzeitkomplikationen sehr zurückhaltend zu beurteilen.

Psychotherapie

Eine Psychotherapie kann erforderlich werden zur Bearbeitung von Spannungen, die in der Familie entstanden sind, oder als unterstützende Einzelbehandlung des Betroffenen. Die Auswahl des psychotherapeutischen Verfahrens hängt von den individuell vorliegenden

Problemen und dem Angebot vor Ort ab. Einfach zu erlernende Verfahren zur Entspannung können jedoch für jeden Neurodermitiker nützlich sein.

Urlaub und Neurodermitis

Es gibt keine Urlaubsregion, die prinzipiell für alle Neurodermitiker gleichermaßen geeignet wäre. An erster Stelle sollten bei der Urlaubsplanung die Wünsche der Familie stehen. Es sind keine positiven Effekte zu erwarten, wenn die Familie beispielsweise wegen des Reizklimas an die Nordsee fährt, die Mehrzahl der Familienmitglieder jedoch viel lieber im Hochgebirge wandern würde. Konflikte sind hier vorprogrammiert. Wenn die anderen regelmäßig wegen einem «zurückstecken» müssen, entstehen Spannungen, welche die Heilung nicht fördern. In speziellen Fällen kann die Bevorzugung einer bestimmten Urlaubsregion durchaus sinnvoll sein. Besprechen Sie dies am besten mit Ihrem Arzt.

Neurodermitis und Allergie

Ob und in welchem Umfang bei einer Neurodermitis allergische Auslöser mitbeteiligt sind, muß für jeden Einzelfall individuell geklärt werden.

Nahrungsmittelallergien

Besonders betont werden muß, daß nicht jede Neurodermitis von einer *Nahrungsmittelallergie* ausgelöst wird! Sorgfältige Studien kommen zum Schluß, daß bei 10 bis 20 % der Patienten eine Nahrungsmittelallergie von klinischer Bedeutung ist. Bei Säuglingen kommen insbesondere Kuhmilcheiweiß und Hühnereiweiß in Betracht. Bei älteren Kindern sind zudem Nüsse (Haselnüsse, Walnüsse, Paranüsse, Erdnüsse, Mandeln), Fische, Schalentiere (Muscheln, Krabben, Hummer), Sesam, Sellerie, Fenchel, Karotten und Hülsenfrüchte (z. B. Bohne, Erbse) potente Allergene.

Bei einer Nahrungsmittelallergie vom *Soforttyp* können innerhalb von Minuten nach dem Kontakt mit dem betreffenden Nahrungsmittel eine Nesselsucht (Urtikaria), Atemnot, Erbrechen, Durchfall sowie ein Kreislaufkollaps auftreten. Innerhalb von Stunden bis drei Tagen kann sich dann auch die Neurodermitis verschlechtern. Diese Reaktionen vom Soforttyp lassen sich oft mit dem RAST oder einem Pricktest nachweisen.

Ganz offensichtlich spielt bei der Neurodermitis jedoch eine noch nicht gut definierte allergische Reaktion vom *verzögerten Typ* eine wichtige Rolle, da bei einer ganzen Reihe von Neurodermitikern z. B. nach Eigenuß keine sofortige Reaktion auftritt, jedoch innerhalb einiger Tage ein Ekzemschub ausgelöst wird. Diese Reaktionen lassen sich mit RAST und Pricktest nicht immer erfassen. Der Patchtest ergibt nach neueren Untersuchungen hier wesentlich bessere Ergebnisse.

Die wichtigsten Hinweise für eine Nahrungsmittelallergie liefert immer noch die *Beobachtung*. Manchmal sind die Zusammenhänge ganz eindeutig, etwa wenn direkt nach Eigenuß eine Nesselsucht auftritt. Ist die Sachlage nicht so ganz klar, wird am besten ein *Symptomtagebuch* geführt, in dem die zugeführten Nahrungsmittel, andere wichtige Faktoren wie ein Infekt und der Hautzustand protokolliert werden. Nach einer gewissen Beobachtungszeit (z. B. nach vier Wochen) wird je nach vermutetem Reaktionstyp ein RAST, Pricktest oder Patchtest durchgeführt. Wichtig zu wissen ist jedoch, daß insbesondere bei RAST und Pricktest häufig positive Reaktionen auftreten, die keine klinische Bedeutung haben! Letztlich kann nur ein *Auslaßversuch*, in dem das angeschuldigte Nahrungsmittel aus der Ernährung entfernt wird, Klarheit über wirklich bedeutungsvolle Allergieauslöser bringen. Im Zweifelsfall wird in einer anschließenden *Provokationsphase* das Nahrungsmittel wieder eingeführt, eine Verschlechterung des Hautbefundes beweist dann die wirkliche Relevanz. Bei anamnestisch bedrohlichen Symptomen bei einer Allergie vom Soforttyp wird man jedoch mit einer Provokation sehr vorsichtig sein.

Neben echten Nahrungsmittelallergien können auch *Nahrungs-*

mittelintoleranzen eine Rolle spielen. Dazu gehören beispielsweise Reaktionen auf Farb- und Konservierungsstoffe, bei denen im Immunsystem keine klassischen allergischen Mechanismen ablaufen. Da diese Substanzen für die Ernährung nicht erforderlich sind, macht ein Weglassen keine ernährungsphysiologischen Probleme.

Weitere Informationen zu diesem Thema finden Sie im → Kapitel 7, «Nahrungsmittelallergien».

Weitere Allergene

Haustiere, besonders felltragende, können neben örtlichen Hautreizungen den Hautzustand anhaltend verschlechtern.

Dasselbe gilt für *Hausstaubmilben* und *Schimmelpilze*. Auch *Pollen* können während der Pollenflugzeit durch direkten Kontakt mit der Haut Juckreiz verursachen und den Hautbefund verschlechtern. Daneben können die genannten Allergene eine Neurodermitis durch einen Heuschnupfen oder ein Asthma bronchiale komplizieren.

Eine Hyposensibilisierung ist bei Neurodermitis nicht erfolgversprechend und führt in der Regel eher zu einer Verschlechterung. Sie ist lediglich zu diskutieren, wenn zusätzlich ein allergisches Asthma bronchiale vorliegt und eine Allergenkarenz nicht durchführbar ist.

Ernährung bei Neurodermitis

Unterschieden werden muß zwischen einer Ernährung, die einer Nahrungsmittelallergie vorbeugen soll, und einer Ernährung bei einer nachgewiesenen Nahrungsmittelallergie. Bei einer vorbeugenden allergenarmen Kost werden bekanntermaßen aggressive Nahrungsmittelallergene vermieden oder möglichst spät in den Speiseplan eingeführt. Bei einer nachgewiesenen Nahrungsmittelallergie wird eine gezielte Auslaßdiät (Eliminationsdiät) unter Ausschluß eines oder mehrerer Nahrungsmittel durchgeführt.

Ein Säugling mit einer atopischen Anamnese oder einer bereits manifesten Neurodermitis sollte möglichst *vier bis sechs Monate voll gestillt* werden. Je später der Kontakt mit potentiell allergieauslösenden Nahrungsmitteln erfolgt, desto geringer ist das Risiko einer Sensibilisierung. Das Zufüttern von Kuhmilch- oder Sojapräparaten in den ersten Lebenstagen auf der Entbindungsstation sollte unterbleiben. Statt dessen kann, wenn unbedingt erforderlich, eine Traubenzuckerlösung gegeben werden, bis ausreichend Muttermilch zur Verfügung steht (siehe auch → Kapitel 14, S. 280 f).

Zu beachten ist, daß *auch über die Muttermilch eine Sensibilisierung des Kindes*, beispielsweise gegen Kuhmilcheiweiß oder Ei, *erfolgen kann*. Ein übermäßiger Genuß von Kuhmilch und Ei durch die stillende Mutter ist daher nicht zu empfehlen. Ausreichend umfangreiche Studien über den Wert und die Risiken einer konsequent allergenarmen Ernährung der Mutter während der Stillzeit liegen noch nicht vor. Eine allergenarme Ernährung der Mutter unter Ausschluß von Milch und Ei in der Schwangerschaft hat sich jedoch nicht bewährt; wegen möglicher Mangelerscheinungen bei Mutter und Kind muß davon abgeraten werden. Bedenken gegen eine lange Stilldauer wurden wegen der Belastung der Muttermilch mit Pestiziden und Dioxinen geäußert. Jedoch überwiegen trotz dieser Bedenken auch heute noch die Vorteile des Stillens, wie es unter anderem in Stellungnahmen der Deutschen Gesellschaft für Kinderheilkunde zum Ausdruck kommt.

Das Zufüttern von *Beikost* sollte langsam und mit Bedacht nach Rücksprache mit dem Kinderarzt erfolgen. Vor dem fünften bis sechsten Lebensmonat ist neben der Muttermilch bzw. einer adaptierten Säuglingsnahrung vom ernährungsphysiologischen Standpunkt keine Zufütterung erforderlich. Falls die Muttermilch nicht ausreicht, wird diese im ersten Lebenshalbjahr durch eine sogenannte «hypoallergene» Säuglingsnahrung (z. B. Aletemil HA, Aptamil hyp, Beba H.A., Humana HA), später durch eine adaptierte Säuglingsnahrung ersetzt. Vollmilch sollte erst nach dem ersten Lebensjahr gegeben werden. Die höchste allergene Potenz hat unbehandelte Rohmilch. Ob die «hypoallergenen» Säuglingsnahrungen tatsächlich einen längerfristigen vorbeugenden Schutz besitzen, wird inzwischen von einigen Forschern bezweifelt. Sie enthalten in geringen Mengen noch intaktes Kuhmilcheiweiß. Es kann sich daher auch unter einer «hypoallergenen» Säuglingsnahrung eine Kuhmilchallergie entwickeln. Für die Behandlung einer manifesten Kuhmilchallergie sind diese Nahrungen auf jeden Fall ungeeignet.

Im ersten Lebensjahr sollten weiterhin *Ei*, *Fisch* sowie *Nüsse*, welche wegen der Gefahr des «Verschluckens» in diesem Lebensabschnitt sowieso nicht auf den Speiseplan gehören, gemieden werden. Bei der Wahl des Obstes wird man die einheimischen Obstsorten bevorzugen. Exotische Früchte (z. B. Kiwi, Mango) haben meist ein höheres Sensibilisierungsrisiko.

Rohkost hat eine größere allergieauslösende Potenz als erhitzte Speisen, da beim Erhitzen manche allergene Bestandteile verändert und in ihrer Aggressivität herabgesetzt werden. Auch selbstgemahlenes frisches Korn hat eine höhere allergene Potenz als Backwaren aus feiner gemahlenem Mehl, da besonders Hüllbestandteile Allergien auslösen. Daher sind z. B. selbst zubereitete Frischkornmüsli zumindest im frühen Säuglingsalter vom allergologischen Standpunkt aus als ungünstig anzusehen. Dies ändert natürlich nichts an der Tatsache, daß Rohkost beim Nichtallergiker eine wertvolle Bereicherung des Speiseplanes darstellt.

Ungezielte Eliminationsdiäten, bei denen eine Vielzahl wichtiger Nährstoffe ohne gezielte Beobachtungsphase und Auslaßversuch aus der Nahrung entfernt werden, *sind abzulehnen*. Je jünger das Kind ist, um so gravierender können die Folgen einer Mangelernährung sein. Gedeihstörungen, Wachstumsstörungen, Schilddrüsenunterfunktion sind mögliche Folgen. Wird Kuhmilch und Eiweiß aus der Nahrung entfernt, muß für einen bedarfsgerechten Ersatz gesorgt werden. Sojadrinks sind bei Säuglingen und Kleinkindern kein adäquater Ersatz für Kuhmilch! (siehe «Kuhmilchallergie» →Kapitel 7, S. 179 ff). Eine Diät muß immer ernährungsphysiologisch vollwertig sein.

Allgemein gilt, daß *Fruchtsäuren* (z. B. in Südfrüchten, Tomaten, frischen Erdbeeren) einen ungünstigen Einfluß auf die Neurodermitishaut haben. Hier sind jedoch keine allergischen Mechanismen im Spiel, es handelt sich um eine reizende Wirkung dieser Fruchtsäuren. Ebenfalls gilt, daß *große Mengen Zucker* jedweder Form bei den meisten Neurodermitikern den Hautbefund verschlechtern. Auch hierbei handelt es sich nicht um eine allergische Reaktion, der genaue Mechanismus ist noch nicht bekannt.

Kinder mit nachgewiesener Nahrungsmittelallergie

Kinder mit einer nachgewiesenen Nahrungsmittelallergie bedürfen einer gezielten Eliminationsdiät, wobei ein oder mehrere Nahrungsmittel vom Speiseplan gestrichen werden. Müssen Grundnahrungsmittel weggelassen werden, ist ein ausreichender Ersatz dafür zu schaffen. Dies erfordert in der Regel, daß eine Diätassistentin den genauen Nährstoffbedarf berechnet. Weitere Einzelheiten finden Sie im → Kapitel 7, «Nahrungsmittelallergien».

Verlauf und Prognose der Neurodermitis

Der Verlauf einer Neurodermitis ist sehr variabel. Zum einen gibt es eine *große Variationsbreite* der Symptome, zum anderen ist die Verlaufsdauer sehr unterschiedlich.

Viele Kinder haben als Säugling einen «Milchschorf», der sich verliert. Zurück bleibt vielleicht eine insgesamt trockene und empfindliche Haut. Dies erfordert zwar einen erhöhten Aufwand für die Hautpflege, ansonsten sind die Kinder jedoch dadurch nicht beeinträchtigt.

Bei Kindern mit ausgedehnterem Hautbefund erstreckt sich der Verlauf über Monate bis Jahre. Der Wandel der Erscheinungsformen der Neurodermitis in verschiedenen Lebensabschnitten von der nässenden (exsudativen) Form des Säuglings zum trockenen, lichenifizierten Ekzem des Jugendlichen und Erwachsenen wurde bereits beschrieben. Charakteristisch ist ein *Verlauf in Schüben*, das heißt, schlechtere Phasen wechseln mit besseren Phasen ab. Ein Schub kann durch eine Vielzahl unspezifischer Reizfaktoren, psychischer Einflüsse und allergischer Faktoren ausgelöst werden. Bei jedem Neurodermitiker ist die Bedeutsamkeit einzelner Auslöser verschieden. Oft ist beim besten Willen kein äußerer Auslösungsfaktor für einen Schub erkennbar. Die ältere Bezeichnung «endogenes Ekzem» weist darauf hin, daß viele Schübe ohne erkennbaren Grund gleichsam von «innen» gesteuert werden. Es ist enorm wichtig, sich auf diese Schübe einzustellen, auch wenn nicht für jeden Schub eine befriedigende Erklärung gefunden werden kann.

Dennoch *dürfen die meisten Kinder mit Neurodermitis zumindest eine Besserung der Hautsymptome im Laufe der Jahre erwarten.* Die Neurodermitis kann in jedem Lebensalter verschwinden. Bis zum sechsten Lebensjahr werden Heilungsraten bis zu 75 % angegeben. Leichtere atopische Zeichen wie eine trockene und empfindliche Haut bleiben jedoch meist auch später bestehen.

Berufswahl

Jugendliche mit Neurodermitis sollten sich vor der Entscheidung für einen Beruf gründlich beraten lassen. Ungünstig sind Berufe, in denen mit hautreizenden Stoffen gearbeitet wird, z. B. beim Friseur, in Autoreparaturwerkstätten oder chemischen Berufen. Ungeeignet sind auch solche Berufe, bei denen eine Exposition gegenüber aggressiven Allergenen besteht, wie z. B. beim Bäcker oder Berufen mit engem Tierkontakt. Liegen spezielle Allergien oder ein Asthma bronchiale vor, muß dies natürlich zusätzlich berücksichtigt werden. So ist z. B. bei einer Schimmelpilzallergie ein Gärtnereiberuf ungeeignet.

Zusammenfassung:

Die *Neurodermitis* (= atopische Dermatitis, endogenes Ekzem) ist eine stark juckende, in der Regel chronisch oder in Schüben verlaufende entzündliche Hauterkrankung. Sie ändert ihre Erscheinungsform in verschiedenen Lebensaltern. Im Säuglingsalter stehen meist nässende Ekzemherde im Vordergrund, im späteren Verlauf wird die Haut eher trocken und verdickt mit bevorzugtem Befall der Ellbeugen und Kniekehlen.

Neben einer *vererbten Veranlagung* bedarf es zum Ausbruch einer Neurodermitis zusätzlich noch *von außen einwirkender Faktoren.* Dazu gehört alles, was die Haut reizt: rauhe Kleidung, Schwitzen, Austrocknung, Infektionen, Klimaeinflüsse, Allergien und psychische Faktoren. Bei jedem Neurodermitiker können ganz unterschiedliche Auslösefaktoren im Vordergrund stehen.

Als *Komplikationen* einer Neurodermitis können Infektionen der Haut durch Bakterien und Viren, Eiweiß- und Immunglobulinverluste, Heuschnupfen und Asthma bronchiale sowie psychische Beeinträchtigungen entstehen.

Unabdingbar für die *Behandlung* jeder Neurodermitis ist eine korrekte und der jeweiligen Hautsituation und Jahreszeit angepaßte Hautpflege. Im Sommer braucht die Neurodermitishaut zur Grundpflege eher eine Creme, im Winter eine Salbe. Je nach Hautzustand können den Mitteln zur Grundpflege Zusätze wie Zitronensäure, Harnstoff und entzündungshemmende Substanzen beigemischt werden. Bei starkem Juckreiz müssen eventuell innerlich juckreizhemmende Medikamente gegeben werden. Um die Haut nicht zu stark auszutrocknen, muß die Hautreinigung sanft erfolgen, Baden muß eingeschränkt werden. Die Kleidung darf nicht kratzen, muß Schweiß aufsaugen und soll luftdurchlässig sein. Ergänzende Maßnahmen können eine Klimatherapie oder eine die Familie stabilisierende Psychotherapie sein.

Ein Kind mit einer Neurodermitis sollte möglichst vier bis sechs Monate voll gestillt werden. Die Beikost sollte vorsichtig und nicht zu schnell eingeführt werden, insbesondere Eier, Nüsse, Fische und exotische Früchte. Je später ein Nahrungsmittel zugeführt wird, desto geringer ist die Wahrscheinlichkeit, daß sich eine Nahrungsmittelallergie entwickelt. Obst mit einem hohen Fruchtsäuregehalt (z. B. Südfrüchte), größere Mengen an Zucker sowie unnötige Farb- und Konservierungsstoffe sollten vermieden werden. Eine Auslaßdiät, insbesondere wenn sie kleine Kinder betrifft, darf nur bei spezieller Indikation unter Kontrolle des Arztes oder der Diätassistentin durchgeführt werden, da ansonsten Mangelerscheinungen drohen.

Die Neurodermitis verläuft über Monate bis Jahre. Jedoch dürfen bis zu 75 % der betroffenen Kinder mit einer Heilung oder zumindest Besserung bis zum Schulalter rechnen.

Bei der späteren Berufswahl müssen Berufe, in denen mit hautreizenden oder allergieauslösenden Stoffen gearbeitet wird, vermieden werden.

Allergische Kontaktdermatitis / allergisches Kontaktekzem

Die fünfzehnjährige Tanja trägt gerne Modeschmuck. In den letzten Wochen macht ihr dies jedoch nur halb soviel Spaß wie zuvor. An den Ohrläppchen juckt es. Am Hals haben sich kleine juckende Bläschen gebildet. Auch am Bauch, wo der Jeansknopf an der Bauchhaut anliegt, hat sich ein Ausschlag gebildet.

Sie geht zu ihrer Ärztin, die eine allergische Reaktion auf die im Schmuck enthaltenen Metalle vermutet und Tanja zu einem Allergologen überweist. Beim Allergologen wird ein Pflastertest am Rücken angelegt, der nach drei Tagen abgelesen wird: Tanja reagiert allergisch auf Nickel. Tanja erfährt, daß sie keinen Schmuck, der Nickel enthält, mehr tragen darf. Auch Jeansknöpfe enthalten Nickel. Sie muß darauf achten, daß diese Knöpfe nicht mehr direkt mit der Haut in Berührung kommen. Für Schmuck muß sie jetzt leider mehr Geld ausgeben: edlere Metalle machen allergologisch fast nie Probleme.

Was ist eine allergische Kontaktdermatitis / ein allergisches Kontaktekzem?

Eine Kontaktdermatitis ist eine Entzündung der Haut, die durch Kontakt mit einer allergieauslösenden Substanz hervorgerufen wird. Es handelt sich dabei um eine allergische Reaktion vom Spättyp (Typ-IV-Reaktion, siehe →Kapitel 16). Der Begriff Dermatitis wird eher für akute, der Begriff Ekzem eher für chronische Entzündungen verwendet.

Wie äußert sich eine Kontaktdermatitis?

Eine allergische Kontaktdermatitis äußert sich als juckende Hautrötung mit Bildung von Bläschen, Knötchen und Krusten. Bei längerem Verlauf wird die Haut auch verdickt (lichenifiziert).

Ursachen einer allergischen Kontaktdermatitis

Bei der *allergischen Kontaktdermatitis* läuft eine allergische Reaktion vom Spättyp (Typ IV) ab. Sie betrifft entsprechend veranlagte Personen nach Kontakt mit einer allergieauslösenden Substanz. Sie entwickelt sich in der Regel im Verlauf von Jahren und ist daher bei Kindern unter zehn Jahren nur selten anzutreffen. Eine Sensibilisierung ist jedoch in Ausnahmefällen auch innerhalb von sieben bis zehn Tagen möglich.

Die *häufigsten Allergieauslöser* sind

- Metalle: insbesondere Nickel, das häufig in Modeschmuck, Metallknöpfen, Gürtelschnallen, Ösen u.a. enthalten ist, daneben Kobalt und Kaliumdichromat,
- Hilfsstoffe, die bei der Gummiherstellung verwendet werden,
- Kosmetika (Duftstoffe, Hilfsstoffe),
- Medikamente,
- Pflanzen, häufig in Kombination mit Sonnenlicht,
- Desinfektionsmittel, z. B. Formaldehyd,
- Epoxid-Harze (eingesetzt z.B. in der Kunststoff- und Elektroindustrie).

Hier können nur die häufigsten Allergene aufgeführt werden. Bei Erwachsenen spielen berufsbezogene Stoffe eine große Rolle.

Diagnose einer allergischen Kontaktdermatitis

Die entscheidenden Hinweise liefert bereits die Anamnese. Es muß nach allergieauslösenden Substanzen gefahndet werden, mit denen die Haut in Berührung gekommen ist. Ist die verdächtige Gruppe von möglichen Auslösern eingegrenzt, folgt ein Pflastertest (siehe →Kapitel 3, S. 39). Eine Rötung mit Bildung von Bläschen und Knötchen zeigt, daß die Haut allergisch auf die betreffende Substanz reagiert.

Therapie der allergischen Kontaktdermatitis

Bei einer allergischen Kontaktdermatitis ist das oberste Prinzip die *Allergenvermeidung*, das heißt, der Kontakt mit der allergieauslösenden Substanz muß unbedingt ausgeschaltet werden. Ansonsten ist keine Heilung möglich. Dies ist bei einer Nickelallergie durch Modeschmuck noch relativ einfach zu bewerkstelligen. Schwieriger wird es bei beruflichen Allergenen. Wo kein Schutz z. B. mit Handschuhen möglich ist, muß unter Umständen sogar der Arbeitsplatz gewechselt werden.

Im Akutstadium der Kontaktdermatitis werden kühlende feuchte Umschläge beispielsweise mit Wasser mehrmals täglich für zehn bis fünfzehn Minuten verabreicht. Bei schweren Fällen müssen unter Umständen kurzzeitig kortikoidhaltige Cremes angewendet werden. Bei starkem Juckreiz können innerlich Antihistaminika (z. B. Fenistil®, Tavegil®) verabreicht werden. Die weitere Behandlung erfolgt dann mit einer Pflegecreme oder -salbe.

Gibt es noch andere Ursachen für ein Kontaktekzem?

Vom allergischen Kontaktekzem muß das *irritativ-toxische Kontaktekzem* unterschieden werden. Das irritativ-toxische Kontaktekzem kommt durch eine Reizung der Haut durch verschiedene aggressive Substanzen zustande. Es tritt bei entsprechender Dosis und Einwirkungsdauer bei jeder Person auf. Allergische Reaktionen laufen nicht ab.

Die wichtigsten *Auslöser* eines irritativ-toxischen Kontaktekzems sind Wasser, Seifen, Reinungsmittel, Säuren, Laugen, Lösungsmittel. Eine mechanische Hautreizung kann den Prozeß der Hautschädigung verstärken. Der Windelausschlag beim Säugling ist ein Beispiel einer irritativ-toxischen Kontaktdermatitis. Er wird durch den Kontakt mit Urin, Stuhl und eventuellen Resten von Reinigungsmitteln hervorgerufen und kann durch eine zusätzliche Infektion mit Pilzen kompliziert werden. Aber auch häufiges und ausgedehntes Schaumbaden kann eine irritativ-toxische Kontaktdermatitis auslösen. Ansonsten sind vor allem Personen betroffen, die mit den genannten Substanzen regelmäßig umgehen, beispielsweise im Haushalt, im medizinischen Bereich durch häufiges Händewaschen oder bei Friseuren.

Diagnostisch müssen in Zweifelsfällen Kontaktallergien durch einen Pflastertest ausgeschlossen werden.

Die *Therapie* besteht in der Einschränkung des Kontakts mit den reizenden Substanzen sowie einer sorgfältigen Hautpflege, eventuell können bei bestimmten Tätigkeiten Handschuhe getragen werden. Die Windeldermatitis wird mit einer Zinkpaste behandelt.

Vorbeugung von Kontaktekzemen

Die Vorbeugung allergischer Reaktionen an der Haut beginnt bereits im Säuglingsalter. Zur Hautreinigung genügt meist Wasser ohne Seife. Zum Baden ist ein Badezusatz normalerweise nicht erforderlich. Bei Bedarf kann zur Hautreinigung eine milde Babyseife oder ein Syndet verwendet werden. Ein guter Duft ist nicht unbedingt das beste Auswahlkriterium bei solchen Präparaten.

Auch nach dem Säuglings- und Kindesalter sollte bei Hautreinigungs- und Pflegemitteln auf allergenarme Präparate geachtet werden. Viele Duft- und Konservierungsstoffe sind potentielle Allergieauslöser. Informationen über einzelne Präparate liefert z. B. das Öko-Test-Magazin. Ein sorgfältiges Abtrocknen der Hände nach dem Händewaschen verhindert feuchtigkeitsbedingte Hautreizungen.

Zusammenfassung:

Die *allergische Kontaktdermatitis* kommt durch den Kontakt allergieauslösender Substanzen mit der Haut zustande. Sie äußert sich als juckende Hautrötung mit Bildung von Bläschen, Knötchen und Krusten. Häufige Auslöser sind Metalle wie Nickel in Modeschmuck oder Jeansknöpfen sowie Konservierungs- und Duftstoffe in Kosmetika. Die Diagnose erfolgt durch den Pflastertest.

Die *irritativ-toxische Kontaktdermatitis* wird durch die Haut reizende aggressive Substanzen wie Reinigungsmittel, Säuren und Laugen verursacht.

Die auslösenden Substanzen müssen streng gemieden werden.

Nesselausschlag

Der dreijährige Paul hatte seit zwei Tagen Husten und Fieber. Die Kinderärztin hatte eine Bronchitis festgestellt. Die Mutter machte Wadenwickel und gab Paul viel zu trinken. Am dritten Tag traten plötzlich weiße erhabene Flecken mit einem roten Saum auf. Sie sahen so ähnlich aus, als Paul vor kurzem in die Brennesseln gefallen war. Die Flecken juckten stark und wechselten rasch ihren Ort, sie wanderten innerhalb von zwei Stunden von den Armen zu den Beinen und ins Gesicht.

Pauls Mutter war sehr beunruhigt und stellte Paul bei der Kinderärztin vor. Nach einer gründlichen Untersuchung konnte diese die Mutter beruhigen. Es handelte sich um einen Nesselausschlag, hervorgerufen durch den Virus, der auch die Bronchitis ausgelöst hatte. Paul erhielt juckreizstillende Tropfen. Nach vier Tagen waren die Bronchitis und der Nesselausschlag abgeklungen.

Was ist ein Nesselausschlag?

Unter einem Nesselausschlag, auch als *Nesselsucht* oder *Urtikaria* bezeichnet, versteht man eine flüchtige, juckende, beetartige Erhabenheit in der Haut. Typisch ist ein rascher Ortswechsel des Ausschlags. Er kann z. B. am Rücken beginnen, dort innerhalb weniger Stunden wieder verschwinden und statt dessen an den Beinen auftauchen. Dieselben Erscheinungen werden durch die Injektion von Histamin beim Intrakutantest oder beim Pricktest hervorgerufen. Etwa 20 bis 30 % der Bevölkerung haben irgendwann einmal in ihrem Leben einen akuten Nesselausschlag.

Ein Nesselausschlag kann auch Bestandteil einer allergischen Allgemeinreaktion z. B. bei einer Insektengift- oder Nahrungsmittelallergie sein und ist dann mit Atemnot und Kreislaufschwäche verbunden.

Durch verschiedene Reize (siehe unten) werden Histamin und andere gefäßaktive Substanzen freigesetzt. Diese machen die Blutgefäße weiter und durchlässiger, was eine Rötung und Schwellung bewirkt. Zudem werden Hautnerven gereizt, was den Juckreiz auslöst.

Unterschieden werden muß zwischen einer akuten Urtikaria und einer chronischen Urtikaria. Von einer chronischen Urtikaria spricht man bei einem Verlauf von über vier Wochen. Im Kindesalter hat man es fast ausschließlich mit akuten Formen zu tun.

Was sind die Ursachen eines akuten Nesselausschlags?

Infektausgelöster Nesselausschlag

Am häufigsten ist bei Kindern der infektausgelöste Nesselausschlag. Er kann im Rahmen ganz unterschiedlicher Infektionen wie grippalen Infekten, Mittelohrentzündungen oder Mandelentzündungen auftreten. Da die Kinder wegen des Infekts oft auch Medikamente erhalten haben, stellt sich dann die Frage, ob nicht auch das verabreichte Medikament ursächlich beteiligt sein könnte. Wenn möglich, wird man in einem solchen Fall alle nicht unbedingt erforderlichen Medikamente, antiallergisch wirkende Arzneien ausgenommen, absetzen. Meist ist jedoch der Infekt und nicht das Medikament der Auslöser. Manchmal wirkt ein Medikament auch als Kofaktor, das heißt, der Nesselausschlag tritt nur durch das Zusammenspiel von Infekt und Medikament auf.

Allergischer Nesselausschlag

Die Auslöser des allergischen Nesselausschlags sind vielfältig. In Frage kommen Nahrungsmittelallergien vom Soforttyp wie eine Kuhmilch- oder Hühnereiweißallergie, Insektengiftallergien, Arzneimittel, Inhalationsallergene, Tierallergene und andere.

Pseudoallergischer Nesselausschlag

Pseudoallergische Reaktionen gibt es vor allem auf Medikamente (z. B. Fieber- und Schmerzmittel, siehe auch → Kapitel 10, S. 228 ff), Konservierungs- und Farbstoffe (siehe auch → Kapitel 7, S. 197 ff). Pseudoallergisch bedeutet, daß die Symptome zwar einer Allergie ähneln, allergische Reaktionen im Immunsystem jedoch nicht ablaufen.

Toxischer Nesselausschlag

Ursache eines toxischen Nesselausschlags sind zum Beispiel der Kontakt mit bestimmten Pflanzen, die eine Histaminausschüttung bewirken, wie z. B. die Brennessel, oder Tieren wie Quallen. Fast jeder hat einen Nesselausschlag schon bei sich nach einem Hautkontakt mit Brennesseln erlebt. Bei Reaktionen auf Wiesengräser spielt oft noch die Sonneneinstrahlung eine Rolle (phototoxische Reaktion). Schwellungen nach Insektenstichen, die nicht allergisch bedingt sind, sind überwiegend auf eine direkte Histaminausschüttung durch das Insektengift zurückzuführen.

Nesselausschlag durch physikalische Einflüsse

Ein Nesselausschlag kann durch *mechanische Reize* wie Kratzen und Druck ausgelöst werden (Urtikaria faktitia). *Wärme* und *Kälte* können Auslöser sein, z. B. wenn die Haut durch kaltes Wasser oder nach dem Baden im Freien durch den Wind abgekühlt wird. Durch körperliche Anstrengung, psychischen Streß oder Lichteinwirkung kann ebenfalls eine Urtikaria auftreten. Daneben gibt es eine Reihe seltener angeborener Stoffwechseldefekte und sogenannte Systemerkrankungen als Ursache einer chronischen Nesselsucht.

Diagnostische Maßnahmen bei Nesselsucht

Welche diagnostischen Maßnahmen erforderlich sind, hängt vom zeitlichen Verlauf (akut oder chronisch), von Hinweisen über mögliche Auslöser und von Allgemeinsymptomen ab, die den Hautausschlag eventuell begleiten.

Ist ein Nesselausschlag mit Symptomen wie Atemnot oder Kreislaufschwäche kombiniert, ist eine eingehende Abklärung der Ursache erforderlich, da bei einem erneuten Schub eventuell bedrohliche Symptome auftreten könnten. Werden allergische Reaktionen vom Soforttyp vermutet, wird ein RAST oder Pricktest durchgeführt. Bei pseudoallergischen Reaktionen z. B. auf Medikamente führt nur ein Belastungstest mit der angeschuldigten Substanz weiter.

Tritt hingegen ein Nesselausschlag einmalig im Rahmen eines Infektes ohne sonstige Begleitsymptome auf und verschwindet er innerhalb kurzer Zeit wieder, ist von einer Allergieuntersuchung nicht viel zu erwarten, und das Kind braucht nicht unnötig belastet zu werden.

Was kann bei einem Nesselausschlag getan werden?

Gut wirksam gegen den Juckreiz sind *Antihistaminika* (z. B. Fenistil®, Tavegil® u. a.), sie können auch eine allergische Reaktion abfangen oder zumindest mildern. Man sollte sie jedoch in Tropfenform oder als Tablette einnehmen und nicht örtlich anwenden. Bei einem in der Ausdehnung begrenzten Nesselausschlag genügt unter Umständen zur Linderung des Juckreizes das Auflegen eines kühlen feuchten Tuches. Zusätzlich wird man, falls der Betroffene Medikamente einnimmt, alle nicht unbedingt erforderlichen Arzneien absetzen. Schwere Allgemeinreaktionen werden vom Arzt mit Adrenalin und Kortikoiden behandelt. Die Therapie der chronischen Nesselsucht ist oft schwierig und hängt von der zugrunde liegenden Störung ab.

Zusammenfassung:

Ein akuter *Nesselausschlag* (akute Urtikaria) ist bei Kindern meist durch einen Infekt ausgelöst. Es zeigen sich juckende Quaddeln, ähnlich wie nach einem Kontakt mit Brennesseln.

Ein infektausgelöster Nesselausschlag ist nicht gefährlich. Weitere Ursachen sind pseudoallergische Reaktionen auf Medikamente, Farb- und Konservierungsstoffe oder durch mechanische Reize, Wärme und Kälte. Tritt ein Nesselausschlag jedoch im Rahmen einer allergischen Allgemeinreaktion mit Atemnot oder Kreislaufschwäche auf (z. B. bei einer Insektengift- oder Nahrungsmittelallergie), muß rasche ärztliche Hilfe in Anspruch genommen werden und eine Abklärung der Ursache erfolgen.

Reaktionen an der Haut auf Sonnenlicht / Sonnenallergie

Die dreizehnjährige Jessica steht auf braune Haut. Bei den ersten kräftigen Sonnenstrahlen nimmt sie ausgedehnte Sonnenbäder. Sie weiß natürlich, daß zuviel ultraviolette Strahlung ungesund ist, und reibt sich kräftig mit ihrem wohlduftenden Sonnenschutzmittel ein. Am Samstag geht noch alles gut. Am Sonntagabend aber sind ausgedehnte Bezirke der Haut rot, es zeigen sich kleine Knötchen, und es juckt furchtbar. Jessica hält das Ganze zunächst für einen Sonnenbrand.

Als sie trotz vorsichtiger Besonnung und Sonnenschutzmittel am nächsten Wochenende wieder denselben Hautausschlag bekommt, geht sie zu ihrer Kinderärztin. Diese begutachtet Jessicas Haut und läßt sich als erstes das verwendete Sonnenschutzmittel bringen. Das Verzeichnis der Inhaltsstoffe erhärtet ihre erste Vermutung: sie entdeckt einen verdächtigen Konservierungsstoff darauf. Sie empfiehlt Jessica ein Präparat mit weniger allergieauslösenden Substanzen und bespricht mit ihr die schädlichen Auswirkungen von zuviel Sonnenlicht. Falls auch mit dem neuen Präparat Hautreaktionen auftreten sollten, müsse ein ausführlicher Allergietest gemacht werden. Das neue Sonnenschutzmittel ohne diesen Konservierungsstoff machte jedoch keine Probleme.

Wie reagiert die Haut auf Sonnenlicht?

Die normale Reaktion der Haut auf Sonnenlicht ist zunächst eine Rötung. Außerdem bilden die Pigmentzellen in der Haut vermehrt Pigment, eine Bräunung tritt ein. Die Bräunung ist eine Schutzreaktion des Körpers gegenüber dem Sonnenlicht, damit dieses nicht in tiefere Hautschichten eindringen kann. Die Sonne aktiviert auch Stoffwechselvorgänge in der Haut und steigert das subjektive Wohlbefinden.

Hautschäden durch Sonnenlicht

Neben den positiven und angenehmen Wirkungen der Sonne auf die Haut gibt es jedoch eine ganze Reihe unerwünschter Wirkungen des Sonnenlichts. Diese schädlichen Auswirkungen des Sonnenlichts kommen durch verschiedene Mechanismen zustande. Bestimmte Hauterkrankungen werden durch Sonneneinstrahlung aktiviert, beispielsweise Herpesbläschen an der Lippe.

Sonnenallergie

Die sogenannte Sonnenallergie ist zum einen durch eine direkte Einwirkung des Sonnenlichts verursacht, möglicherweise spielen zusätzlich auch noch allergische Reaktionen eine Rolle. Die Sonnenallergie wird im medizinischen Sprachschatz als polymorphe Lichtdermatose bezeichnet. Die Bezeichnung polymorph (vielgestaltig) weist schon darauf hin, daß das Erscheinungsbild sehr bunt sein kann. Eine Sonnenallergie beginnt meist im Jugend- oder frühen Erwachsenenalter. In Frühjahr und Sommer zeigen sich an den der Sonnenbestrahlung ausgesetzten Hautbezirken eine Rötung, Schwellung sowie kleine juckende Knötchen, selten auch Blasen.

Photoallergische Reaktionen

Bei den photoallergischen Reaktionen kommt es durch das Zusammenwirken von Allergieauslösern mit Sonnenlicht zu einem Hautausschlag mit Hautrötung, Bildung von Bläschen oder Blasen. Am bekanntesten ist die *Wiesengräserdermatitis*, bei der es nach Kontakt mit Wiesengräsern und anschließender Sonnenbestrahlung zum Hautausschlag kommt. Furocumarine sind hier das Allergen. Furocumarine sind auch in ätherischen Ölen und als Duftstoffe in *Kosmetika* enthalten, so daß an den lichtzugängigen Stellen, an denen beispielsweise das Parfüm aufgetragen wurde, eine Hautreaktion entsteht. Auch *Sonnenschutzmittel* können photosensibilisierende Substanzen wie Paraaminobenzoesäure, Benzophenone oder

Kathon enthalten, sodaß bei einer Sonnenallergie auch an diese Auslöser gedacht werden muß.

Zahlreiche *Medikamente* können auch bei innerlicher Anwendung als Photoallergen wirken, beispielsweise Antibiotika wie Sulfonamide, Tetrazykline, harntreibende Mittel oder Arzneien gegen Herzrhythmusstörungen. Viele dieser Medikamente werden jedoch bei Kindern nicht oder nur selten angewandt.

Weitere Hautschäden durch Sonnenlicht

Der langfristig schädliche Effekt intensiver Sonneneinstrahlung auf die Haut ist in den letzten Jahren durch eine stetige Zunahme bösartiger Hauttumoren (insbesondere der Melanome) überdeutlich geworden. Schädigender Faktor ist die ultraviolette Strahlung (UV-Strahlung) im Sonnenlicht.

Als *Akutreaktion* nach zu intensiver Sonnenbestrahlung tritt der *Sonnenbrand* auf. Verantwortlich hierfür ist die energiereiche UVB-Strahlung. Die Haut ist zunächst gerötet. Ein Spannungsgefühl und Schmerzen zeigen sich. Bei einem schwereren Sonnenbrand bilden sich Blasen, die Haut schält sich, bei einer großflächigen Hautschädigung tritt Fieber auf. Der Sonnenbrand tritt prinzipiell bei jeder Person nach entsprechend langer Sonnenbestrahlung auf. Hellhäutige Personen reagieren allerdings besonders empfindlich und intensiv, dunkelhäutige Personen vertragen mehr Sonne.

Als *Spätreaktion* kommt es zum einen zu einer schnelleren *Alterung* der Haut, verursacht durch die UVA-Strahlung. Wesentlich gravierender ist jedoch die Zunahme des *malignen Melanoms*, eines bösartigen braun/schwarzen Hauttumors, der nur beim Erkennen im Frühstadium gute Heilungschancen hat. Eine übermäßige Sonnenbestrahlung wirkt sich jedoch erst nach zwanzig bis dreißig Jahren auf die Melanomhäufigkeit aus. Die Folgen, die wir heute sehen, sind daher noch nicht auf das Ozonloch zurückzuführen, sondern Konsequenz eines geänderten Freizeitverhaltens in den letzten Jahrzehnten mit ausgedehntem Sonnenbaden und Strandurlauben. Der Hautkrebs ist Folge der UVB-Strahlung.

Diagnose sonnenbedingter Hautschäden

Die Diagnose eines Sonnenbrandes läßt sich normalerweise leicht stellen. Bei unklaren Hautausschlägen an lichtexponierten Hautpartien ist auch immer an eine photoallergische Reaktion zu denken. Verabreichte Medikamente, Hautkontakte mit Pflanzen sowie Kosmetika oder Sonnenschutzpräparaten müssen bekannt sein. In schwierigen Fällen ist die Testung in einer speziellen Einrichtung zur Diagnostik photoallergischer Reaktionen (meist in einer Hautklinik) erforderlich, wo die Haut mit UV-Licht verschiedener Intensität und Wellenlänge bestrahlt werden kann (sogenannte Lichttreppe).

Therapie

Die Therapie des Sonnenbrandes besteht zunächst in kühlenden Umschlägen. Bei einem schweren Sonnenbrand ist der Arzt aufzusuchen.

Bei dem Verdacht oder Nachweis von photoallergischen Reaktionen dürfen mögliche Auslöser nicht mehr mit der Haut in Kontakt gebracht werden. Verdächtige Medikamente müssen abgesetzt oder durch ähnliche Präparate aus einer anderen Substanzgruppe ersetzt werden. Auch hier helfen ebenso wie bei der Sonnenallergie im Akutstadium kühlende Umschläge oder Cremes.

Gegen eine kurzfristige örtliche Anwendung von kortikoidhaltigen Cremes bei den genannten phototoxischen und photoallergischen Reaktionen ist im Prinzip nichts einzuwenden, schädliche Wirkungen sind bei korrekter Anwendung nicht zu erwarten. Ihr Einsatz ist unter anderem auch von der Geduld des Patienten bzw. seiner Eltern abhängig. Ohne Kortikoid-Cremes heilen die Hautausschläge auch ab – es dauert jedoch ein paar Tage länger.

Auf Hautkrebs verdächtige Hautbefunde bedürfen einer raschen chirurgischen Therapie.

Vorbeugung lichtbedingter Hautschäden

Da es sich bei den meisten durch Sonnenlicht bedingten Hautveränderungen um vermeidbare Erkrankungen handelt, ist hier die Vorbeugung besonders wichtig und erfolgversprechend.

Die Vorbeugung von Lichtschäden an der Haut muß bereits im Kindes- und Jugendalter einsetzen. *Die Gewöhnung an das Sonnenlicht muß unbedingt langsam erfolgen* unter Verwendung eines Sonnenschutzmittels, welches sowohl UVA- als auch UVB-Strahlen zurückhält. Eine lichtentwöhnte Haut sollte man ohne Sonnenschutz anfangs maximal zehn Minuten pro Tag der Sonne aussetzen. Der Lichtschutzfaktor eines Sonnenschutzmittels gibt an, um wievielmal länger man nach Auftragen des Präparates in der Sonne bleiben kann. Ein Lichtschutzfaktor von fünfzehn bedeutet also, daß man sich fünfzehnmal länger der Sonne aussetzen kann als ohne Sonnenschutzmittel. Einheitliche Richtlinien für die Bewertung des Lichtschutzfaktors gibt es allerdings nicht. Man sollte bei blasser Haut mit einem Lichtschutzfaktor von fünfzehn beginnen und anfangs nur kleinere Hautareale der Sonne aussetzen. Besonders für kleine Kinder ist auch ein Sonnenhut wichtig.

Bei der Auswahl von Kosmetika und Sonnenschutzmittel sollte man Präparate verwenden, die möglichst wenig allergieauslösende Emulgatoren, Stabilisatoren und Konservierungsstoffe enthalten (Testberichte erscheinen zum Beispiel in den Zeitschriften *Öko-Test-Magazin* und *Test*). Hautempfindliche Personen sollten mit parfümierten Präparaten besonders vorsichtig sein.

Zusammenfassung:

Bei der *Sonnenallergie* entstehen nach Sonnenbestrahlung kleine juckende Knötchen an der Haut. Die Ursache ist eine direkt schädigende Wirkung des Sonnenlichts, eventuell sind auch allergische Mechanismen mitbeteiligt. Durch das Zusammenwirken von Sonnenlicht und allergieauslösenden Substanzen (z. B. Wiesengräser, Konservierungs- und Duftstoffe) kommt es zu *photoallergischen Reaktionen*. Der *Sonnenbrand* wird durch eine akute schädigende Wirkung, das Melanom, eine Form des *Hautkrebses*, durch eine chronische schädigende Wirkung des ultravioletten Lichts ausgelöst. *Eine wichtige vorbeugende Maßnahme bereits in jungen Jahren ist, die Haut langsam an die Sonnenstrahlen zu gewöhnen und keine zu langen Sonnenbäder zu nehmen. Dies wird mit Dünnerwerden der Ozonschicht immer wichtiger.*

7
Nahrungsmittelallergien und andere Nahrungsmittelunverträglichkeiten

In diesem Kapitel erfahren Sie, welche Formen der Nahrungsmittelunverträglichkeiten und Nahrungsmittelallergien es gibt, wie man sie diagnostiziert und behandelt.

> Der zweijährige Tim verläßt mit seiner Mutter die Allergiestation. Beide sind unbeschreiblich erleichtert und fröhlich. Tim war zwei Tage lang im Krankenhaus gewesen zur Durchführung einer Kuhmilchbelastung. Der Junge hatte eine Kuhmilchallergie und durfte über eineinhalb Jahre überhaupt keine Kuhmilch und keine Kuhmilchprodukte zu sich nehmen. Jetzt hatte er unter strenger Beobachtung vorsichtig wieder Kuhmilch zunächst in kleinen, dann in größeren Mengen bekommen und gut vertragen.
>
> Frau Schanz hatte Tim vier Monate voll gestillt. Anschließend wollte sie langsam abstillen. Sie gab Tim die erste Flasche einer üblichen Säuglingsnahrung. Innerhalb weniger Minuten schwollen die Lippen und das Gesicht an, am Körper breitete sich ein Nesselausschlag aus, Tim bekam eine röchelnde Atmung. Zum Glück war eine Freundin von Frau Schanz gerade zu Besuch da. Diese rief den Notarztwagen, welcher innerhalb kurzer Zeit zur Stelle war. Der Notarzt legte eine Infusion und spritzte antiallergische und kreislaufstabilisierende Medikamente. Tim wurde dann mit Blaulicht in die Kinderklinik gefahren und auf die Intensivstation gebracht. Tim ging es dort zum Glück rasch wieder besser.

Die Ärzte vermuteten eine Kuhmilchallergie, die sich in späteren Haut- und Bluttests erhärtete. Frau Schanz war fassungslos. Wie sollte der Junge eine Kuhmilchallergie entwickelt haben, da sie ihn doch bisher ausschließlich mit Muttermilch ernährt hatte? Auf Nachfragen der Ärzte konnte sich Frau Schanz dann jedoch daran erinnern, daß der Junge in den ersten Lebenstagen in der Geburtsklinik, als die Muttermilch noch nicht richtig floß, zweimal ein Fläschchen eines Kuhmilchpräparates bekommen hatte. Diese zwei Fläschchen hatten gereicht, eine Kuhmilchallergie auszulösen. Die Ärzte sagten jedoch auch, daß der Junge möglicherweise über die Muttermilch kleinste Mengen von Kuhmilcheiweiß, das die Mutter zu sich genommen hatte, erhalten habe. Auch dies könne unter Umständen zur Auslösung einer Kuhmilchallergie ausreichen.

Tim mußte daraufhin streng kuhmilchfrei ernährt werden. Er erhielt statt einer normalen Säuglingsmilch eine Spezialnahrung, in der das Kuhmilcheiweiß in so kleine Bausteine gespalten war, daß es vom Körper nicht mehr als Allergieauslöser erkannt wurde. Auch sämtliche Kuhmilchprodukte wie Joghurt, Quark und Käse mußten gemieden werden. Frau Schanz wurde damals bewußt, in wie vielen Nahrungsmitteln Kuhmilch enthalten ist.

Es waren sehr schwierige Zeiten für die Familie, besonders als Tim gegen Ende des ersten Lebensjahres immer mobiler wurde. Einmal passierte es doch. Tim war mit seiner Mutter in der Krabbelgruppe. Irgendwie konnte Tim von einem anderen Kind einen Schokoladenkeks ergattern. Frau Schanz bemerkte dies erst, als es schon zu spät war. Während der Junge noch genüßlich kaute, bekam er schon einen Nesselausschlag im Gesicht. Der Kinderarzt hatte für einen solchen Fall ein Antihistaminikum verschrieben, welches Frau Schanz schnell verabreichte, um schlimmere Reaktionen abzufangen. Tim wurde unverzüglich zum Kinderarzt gebracht, der zur Sicherheit noch eine Kortisonspritze gab. Weitere Symptome traten dann nicht mehr auf, und Tim konnte nach zweistündiger Beobachtung in der Praxis wieder mit seiner Mutter nach Hause gehen.

Die Ärzte hatten immer gesagt, daß sich die Kuhmilchallergie im Laufe der nächsten Jahre mit großer Wahrscheinlichkeit wieder verlieren werde. Tims Eltern waren dadurch zwar beruhigt und hoffnungsvoll, immer wieder kamen jedoch die Zweifel, ob die Allergie auch tatsächlich verschwinden würde. Jetzt waren diese Zweifel ausgeräumt. Tim hatte im Krankenhaus die Kuhmilch ohne Probleme vertragen. Man konnte fast sagen, für Tim und seine Eltern beginne nun ein neues Leben.

Formen der Nahrungsmittelunverträglichkeit

Bei der Beschreibung von Unverträglichkeitsreaktionen auf Nahrungsmittel herrscht eine große Begriffsverwirrung. Nicht alle Unverträglichkeitsreaktionen auf Nahrungsmittel sind Nahrungsmittelallergien im engeren Sinne. Außerdem wird häufig ein Nahrungsmittel als Auslöser angeschuldigt, wo in Wirklichkeit Zusatzstoffe wie Farbstoffe oder Konservierungsmittel die Ursache sind.

Zunächst sollen daher einige Begriffe genauer beleuchtet werden:

Nahrungsmittelunverträglichkeit

Der Begriff Nahrungsmittelunverträglichkeit (= Nahrungsmittelintoleranz) umfaßt *alle abnormen Reaktionen* auf Nahrungsmittel und Nahrungsmittelzusätze.

Nahrungsmittelallergie

Die Nahrungsmittelallergie ist eine Unverträglichkeitsreaktion, die durch *allergieauslösende Antikörper* im Immunsystem vermittelt wird. Ein Beispiel ist die Kuhmilchallergie vom Soforttyp. Bereits kleine Allergenmengen können heftige Reaktionen auslösen.

Bei den übrigen Nahrungsmittelunverträglichkeiten laufen keine immunologischen Vorgänge ab. Hierzu zählen:

Pseudoallergische Reaktionen

Pseudoallergische Reaktionen werden durch Nahrungsmittel hervorgerufen, die entweder selbst einen erhöhten Gehalt an Histamin oder anderen gefäßaktiven Substanzen (z. B. Fische, Wein, Käse) aufweisen oder die durch nicht allergische Mechanismen Histamin ausschütten können (z. B. Erdbeeren).

Idiosynkrasie

Unter einer Idiosynkrasie versteht man Unverträglichkeitsreaktionen, die durch angeborene Stoffwechseldefekte ausgelöst werden. Ein Beispiel ist die Milchzuckerunverträglichkeit (Laktoseintoleranz), bei welcher durch die verminderte oder fehlende Aktivität eines Verdauungsenzyms in der Darmschleimhaut Milchzucker im Darm nicht weiterverarbeitet werden kann.

Nahrungsmittelvergiftung

Nahrungsmittelvergiftungen kommen durch natürlicherweise in Nahrungsmitteln vorkommende Gifte (z. B. in Pilzen) oder Bakteriengifte (z. B. von Staphylokokken) in verdorbenen Nahrungsmitteln zustande.

Von Nahrungsmittelunverträglichkeiten abgegrenzt werden müssen oft psychisch bedingte *Abneigungen* gegen Nahrungsmittel.

Wie häufig sind Nahrungsmittelunverträglichkeiten?

Die Häufigkeit aller Nahrungsmittelunverträglichkeiten dürfte nach Schätzungen bei Säuglingen zwischen 4 % und 6 %, bei Kleinkindern zwischen 1 % und 2 % liegen. Für Erwachsene werden Häufigkeiten unter 1 % angegeben.

Wie kann sich eine Nahrungsmittelunverträglichkeit oder Nahrungsmittelallergie äußern?

Nahrungsmittelallergien können sich vor allem am Magen-Darm-Trakt, an der Haut und den Atmungsorganen äußern.

Symptome am Magen-Darm-Trakt

Am Magen-Darm-Trakt treten oft Durchfall, Übelkeit, Erbrechen, Bauchschmerzen und Blähungen auf. Eine Gewichtsabnahme oder eine Gedeihstörung können die Folge sein. Bei schwächeren Allergenen wie einigen Gemüsen, Früchten und Gewürzen kann es bei einem Kratzen im Hals beim Schlucken bleiben.

Hautsymptome

Die meisten Nahrungsmittelallergien vom Soforttyp äußern sich an der Haut durch rote Flecken, Nesselsucht, Gesichtsschwellung und Juckreiz. Daneben kann bei einer Neurodermitis neben einer Sofortreaktion ein Ekzemschub durch eine verzögerte Reaktion ausgelöst werden.

Symptome an den Atemwegen

Eine Schwellung im Kehlkopfbereich kann zu akuter Atemnot führen. Eine Verengung der Bronchien führt zum Asthmaanfall. Daneben können sich Husten, eine Rötung der Bindehaut und ein Schnupfen zeigen.

Bei vielen anderen Symptomen wird die Zuordnung zu einer Nahrungsmittelallergie schwieriger. Migränekopfschmerzen, allgemeine Müdigkeit und Abgeschlagenheit sind möglich. Unruhe, Reizbarkeit und Hyperaktivität werden Nahrungsmittelallergien zugeschrieben. Fieber wird durch Vermittlersubstanzen im Stammhirnbereich ausgelöst. Die schwerste Reaktion ist der *anaphylaktische Schock* mit Kreislaufzusammenbruch.

Die häufigsten Auslöser von Nahrungsmittelallergien

Die häufigsten Auslöser von Nahrungsmittelallergien vom Soforttyp bei Kindern sind *Kuhmilch*, *Hühnerei*, *Soja*, *Nüsse*, *Fisch* und *Weizenmehl*. Bei Säuglingen und Kleinkindern spielen Kuhmilch und Hühnerei die größte Rolle, bei Jugendlichen und Erwachsenen sind pflanzliche Allergene bedeutsamer. Die meisten Kinder reagieren nur auf ein oder zwei Nahrungsmittel allergisch.

Wodurch wird die Auslösung einer Nahrungsmittelallergie beeinflußt?

Die Nahrung stellt die größte Allergenmenge dar, mit der sich der Körper auseinandersetzen muß. Man schätzt, daß ein Mensch im Laufe seines Lebens etwa 100 Tonnen an Nahrung zu sich nimmt!

Die Auslösung einer Nahrungsmittelallergie wird durch eine ganze Reihe von Faktoren beeinflußt. Die Eigenschaften des Nahrungsmittels, der Zeitpunkt der ersten Zufuhr, die Durchlässigkeit des Magen-Darm-Trakts und die Allergiebereitschaft der jeweiligen Person spielen eine Rolle.

Eigenschaften der Nahrungsmittel

Bei den meisten allergieauslösenden Nahrungsbestandteilen handelt es sich um *Eiweißstoffe* mit einem Molekulargewicht von 18000 bis 36000 Dalton. Meist haben Nahrungsmittel in ihrer naturbelassenen Form die höchste Fähigkeit zur Allergieauslösung. Rohe Eier beispielsweise haben die höchste Allergenität, durch Kochen werden bereits einige Eiweißbestandteile so verändert, daß sie nicht mehr so stark sensibilisierend wirken. Dasselbe gilt für das Dünsten und Kochen vieler anderer Nahrungsmittel. Dies bedeutet, daß eine sogenannte «Vollwertkost» mit überwiegend naturbelassenen Nahrungsmitteln, so wertvoll sie zweifellos im allgemeinen ist, vom allergologischen Gesichtspunkt gesehen für allergiegefährdete Kinder nicht immer die günstigste Kostform darstellt.

Ein anderes Problem weisen industriell hergestellte Nahrungsmittel auf. Diese enthalten oft Zusatzstoffe, welche unzureichend oder überhaupt nicht deklariert sind.

Durchlässigkeit des Magen-Darm-Trakts

Je durchlässiger die Schleimhaut des Magen-Darm-Trakts für Eiweißstoffe ist, desto eher kommt es zu einer Sensibilisierung. Die Unreife des Darmes bei Frühgeborenen und jungen Säuglingen oder Magen-Darm-Infektionen erhöhen die Durchlässigkeit, ebenso Alkohol und Gewürze.

Anlagebedingte Reaktionsbereitschaft

Eine anlagebedingte Allergiebereitschaft mit allergischen Erkrankungen in der Familie erhöht die Wahrscheinlichkeit des Auftretens einer Nahrungsmittelallergie.

Sonstige Faktoren

Der *Zeitpunkt der Zufuhr von Fremdeiweißen* (z. B. Kuhmilch, Sojamilch) beeinflußt bei allergiegefährdeten Kindern die Auslösung von Nahrungsmittelallergien. Je später ein Fremdeiweiß zugeführt wird, um so geringer ist das Risiko einer Allergieentstehung.

Unterschiedliche *Eßgewohnheiten* in verschiedenen Ländern beeinflussen das Vorherrschen bestimmter Nahrungsmittelallergien. So werden beispielsweise Erdnußallergien in den USA häufig, in Schweden praktisch kaum gefunden.

Häufig treten Nahrungsmittelunverträglichkeiten nach *Infektionen* der oberen Luftwege und des Magen-Darm-Trakts auf. Welche Einflüsse auf das Immunsystem neben einer erhöhten Durchlässigkeit des Darmes hier ablaufen ist unklar.

Diagnose von Nahrungsmittelallergien

Routinemethoden

Die Diagnostik bei Nahrungsmittelallergien besteht aus verschiedenen Mosaiksteinen. Einen einzelnen einfachen beweisenden Test gibt es nicht.

Anamnese

Der erste und wichtigste Punkt ist die *Anamnese.* Sie versucht, erste Verbindungen zwischen Nahrungsmittelzufuhr und Symptomen herzustellen. Wichtig ist die Art und Menge der Nahrungsmittel, die genaue Beschreibung der Symptome und der Zeitpunkt des Auftretens der Symptome nach dem Essen. Oft sind die Zusammenhänge eindeutig, wenn z. B. immer nach Genuß von Milch eine Lippenschwellung eintritt. In vielen Fällen sind jedoch die Zusammenhänge nicht so klar, vor allem bei Reaktionen vom verzögerten Typ an der Haut bei der Neurodermitis.

Symptomtagebuch

Sind aus der Erinnerung keine eindeutigen Zusammenhänge zwischen Nahrungsmittelzufuhr und Beschwerden herzustellen, führt oft ein *Symptomtagebuch* weiter. Hierin werden alle Nahrungsmittel, beobachtete Symptome und weitere Besonderheiten wie Infekte oder Medikamente festgehalten. Das Symptomtagebuch muß über mehrere Wochen geführt werden, um zufällige Einflüsse möglichst auszuschalten.

RAST

Die Bestimmung *allergenspezifischer IgE-Antikörper* im Blut mit dem RAST ist in vielen Fällen positiv, ohne daß bei einem kontrollierten Belastungstest dann auch Symptome durch das angeschuldigte Nahrungsmittel auszulösen sind. Ein positiver RAST ist also für sich allein kein Beweis für eine Nahrungsmittelallergie! Er zeigt lediglich an, daß der Körper mit dem entsprechenden Nahrungsmittel Kontakt hatte und Antikörper gebildet wurden. Positive Befunde im RAST müssen daher, wenn die Anamnese nicht eindeutig ist, durch einen Auslaß- und Provokationsversuch auf ihre Bedeutung überprüft werden. Umgekehrt kann es vorkommen, daß eine eindeutige Nahrungsmittelallergie sich im RAST nicht bestätigen läßt.

IgG-Antikörper gegen Nahrungsmittel im Blut zeigen keine Übereinstimmung mit einer oralen Provokation. Sie stellen offenbar eine normale Antwort des Immunsystems auf Nahrungsmittel dar.

Hauttests

Pricktests zeigen zwar eine etwas bessere Übereinstimmung mit dem Provokationstest als der RAST, jedoch müssen auch hier positive Befunde im Zweifelsfall durch einen Auslaß- und Belastungstest überprüft werden. Die Übereinstimmung eines *positiven Pricktests* mit dem Belastungstest liegt bei Eiern bei 75 %, bei Erdnuß bei 50 %, bei Milch lediglich bei 40 %, bei vielen anderen Nahrungsmitteln noch deutlich niedriger. Hingegen schließt ein *negativer Pricktest* eine IgE-vermittelte Soforttypallergie bei den meisten Nahrungsmitteln zu 95 % bis 100 % aus.

Bei starker Sensibilisierung kann auch ein *Reibetest* auf der Haut mit dem angeschuldigten Nahrungsmittel durchgeführt werden.

RAST und Pricktest weisen nur IgE-Antikörper bzw. IgE-vermittelte Reaktionen vom Soforttyp nach. Beim Pricktest kann man gelegentlich noch nach einigen Tagen eine verzögerte Reaktion beobachten. Diese verzögerten Reaktionen spielen bei Ekzemen und der Neurodermitis eine große Rolle. Neueste Untersuchungen haben gezeigt, daß der *Patchtest* bei der Neurodermitis bessere Hinweise auf Nahrungsmittelallergien vom verzögerten Typ liefert als RAST und Pricktest.

Belastungstests

Bei unklaren Befunden wird ein *Auslaß- und Belastungstest* gemacht. Bei einer *Eliminationsdiät* werden gezielt ein oder mehrere Nahrungsmittel weggelassen, um dann eine eventuelle Symptombesserung zu beobachten. Tritt keine Änderung der Symptome ein, ist es unwahrscheinlich, daß das weggelassene Nahrungsmittel eine entscheidende Rolle als Auslöser der Beschwerden spielt. Tritt eine Symptombesserung ein, so kann in einer zweiten Phase das Nahrungsmittel wieder eingeführt werden, worauf eine Symptomverschlechterung eintreten muß.

Unter einer *Basisdiät* versteht man eine allergenarme Diät, die nur aus einigen wenigen Nahrungsmitteln besteht, die erfahrungsgemäß keine Allergien auslösen. In einer zweiten Phase wird dann Schritt für Schritt ein Nahrungsmittel nach dem anderen wieder eingeführt und eine Symptomveränderung beobachtet. Der Abstand zwischen dem Einführen der einzelnen Nahrungsmittel muß je nach Fragestellung mindestens zwei Tage, bei zu erwartenden Spätreaktionen an der Haut, etwa bei einer Neurodermitis, mindestens zwei Wochen betragen.

Am genauesten ist die *doppel-blind- und placebokontrollierte Provokation*. Dabei werden gereinigte, eventuell gefriergetrocknete Allergene in kleinen Medikamentenkapseln aus Gelatine, die sich im Magen auflösen, verpackt. Parallel dazu werden auch Kapseln ohne allergenen Inhalt verwendet. Weder Arzt noch Patient wissen, was in diesen Kapseln enthalten ist, so daß psychische Einflüsse praktisch ausgeschaltet werden können. Dies ist die objektivste Methode für den Nachweis von Nahrungsmittelallergien, sie ist jedoch recht aufwendig.

Bei Personen, bei denen schwere Schockreaktionen aufgetreten sind, werden Provokationen nicht oder nur in Ausnahmefällen unter strenger Überwachung vorgenommen.

Methoden, die zu Forschungszwecken eingesetzt werden

Das Einbringen von Nahrungsmittelallergenen auf die Magen- oder Darmschleimhaut während einer *Magen-Darm-Spiegelung* und das direkte Beobachten der Reaktion an der Schleimhaut spielt in der Routinediagnostik keine Rolle und ist für Kinder zu belastend.

Ebenfalls keine Routinemethoden sind der *Histaminfreisetzungstest*, bei dem im Labor weißen basophilen Blutkörperchen Nahrungsmittelallergene zugesetzt werden und anschließend beobachtet wird, ob diese Zellen Histamin freisetzen, sowie der *Lymphozytentransformationstest*, bei dem Veränderungen an der Aktivität von Lymphozyten nach Zugabe von Nahrungsmittelallergenen beobachtet werden.

Die Behandlung einer Nahrungsmittelallergie

Die Therapie einer Nahrungsmittelallergie stellt viele Eltern vor große Anstrengungen, vor allem wenn ein Kind auf verschiedene Nahrungsmittel allergisch reagiert.

In der Regel ist die einzig effektive Therapie, das *allergieauslö-*

sende Nahrungsmittel streng zu meiden. Vor allem wenn schwere Allgemeinreaktionen mit Schockzuständen aufgetreten sind, reichen oft kleinste Nahrungsmittelmengen aus, um erneute Symptome auszulösen. Bei einigen Nahrungsmitteln wie beispielsweise Eiern kann durch Erhitzen die allergene Potenz abgeschwächt werden. Dies gilt auch für Obst, Gemüse und Getreide. Durch Schälen und Entkernen kann ein Teil der Allergene entfernt werden. Verarbeiten Sie möglichst die Ausgangsprodukte selbst. Bei Fertigprodukten unbedingt auf die Zutatenliste achten. Müssen Grundnahrungsmittel weggelassen werden, muß bei Kindern immer eine Beratung durch den Arzt oder die Diätassistentin erfolgen, damit keine Mangelernährung entsteht.

Eine vorbeugende stabilisierende *medikamentöse Behandlung* am Darm mit Dinatriumcromoglicinsäure (DNCG) ist in der Regel nicht sehr wirksam. Sind schwere Reaktionen aufgetreten, empfiehlt sich für den Fall, daß versehentlich doch verbotene Nahrungsmittel gegessen werden, das Bereithalten eines Antihistaminikums, das allergische Reaktionen dämpfen kann. Ist die Entfernung zum nächsten Arzt groß, besprechen Sie mit Ihrem Arzt, ob nicht eine komplette *Notfallapotheke* wie bei einer Insektengiftallergie sinnvoll ist (siehe → Kapitel 9, S. 220 f).

Verschiedentlich wurden Versuche mit der oralen *Hyposensibilisierung* gemacht. Sie ist zum einen nicht ungefährlich, zum anderen in ihrer Wirksamkeit nicht eindeutig belegt. Am ehesten funktioniert es noch mit Milch. Ebenso sind Behandlungsansätze mit einer subkutanen Hyposensibilisierung bei Nahrungsmittelallergien noch im Experimentierstadium.

Die *Prognose* von Nahrungsmittelallergien ist bei Säuglingen und Kleinkindern im allgemeinen gut. In der Mehrzahl der Fälle verschwindet die Allergie bei konsequenter Meidung des Allergens innerhalb weniger Jahre. Erdnußallergien haben jedoch eine geringe Besserungstendenz.

Zusammenfassung:

Die *Nahrungsmittelallergie* ist eine spezielle Form der Nahrungsmittelunverträglichkeit, bei der es durch allergieauslösende Antikörper zu Symptomen am Magen-Darm-Trakt, der Haut, den Atemwegen u.a. kommt. Die häufigsten Auslöser von Nahrungsmittelallergien bei Kindern sind Kuhmilch, Hühnerei, Soja, Nüsse, Fisch und Weizenmehl. Verschiedene Faktoren wie die Eigenschaften des Nahrungsmittels, die Durchlässigkeit des Magen-Darm-Trakts, der Zeitpunkt der ersten Allergenzufuhr und die anlagebedingte Reaktionsbereitschaft spielen bei der Auslösung eine Rolle.

Diagnostisch liefern die Anamnese und evtl. ein Symptomtagebuch entscheidende Hinweise. Hauttests und Laboruntersuchungen können für sich allein eine Nahrungsmittelallergie nicht beweisen. Der einzig sichere Nachweis einer Nahrungsmittelallergie ist mit einem Auslaß- und Belastungsversuch mit dem angeschuldigten Nahrungsmittel zu führen. *Therapeutisch* kommt in der Regel nur ein Weglassen des allergieauslösenden Nahrungsmittels in Frage. Die *Prognose* von Nahrungsmittelallergien ist bei Säuglingen und Kleinkindern im allgemeinen gut.

Kuhmilchallergie

Was ist eine Kuhmilchallergie?

Eine *Kuhmilchallergie* ist eine erworbene allergische Reaktion auf Kuhmilcheiweiß, welche meist im Säuglingsalter entsteht. Es können Reaktionen vom Soforttyp oder Spättyp auftreten. Bei den Reaktionen vom Spättyp, die sich am Darm abspielen, wird häufig von einer *Kuhmilchintoleranz* gesprochen. Die Häufigkeit der Kuhmilchallergie liegt bei 1–2 %.

Was in der Kuhmilch löst die Allergien aus?

Die Kuhmilch besteht aus verschiedenen Eiweißen. 80 % des Kuhmilcheiweißes macht das *Kasein* aus, 20 % das *Molkeneiweiß*. Die Molke ist das nach Kasein- und Fettabscheidung verbleibende «Milchserum».

Das Hauptallergen der Milch ist das Molkeneiweiß *Beta-Laktoglobulin*, das Kasein spielt trotz der größeren Menge eine geringere Rolle. Beta-Laktoglobulin und Kasein sind sehr hitzestabil, so daß auch ein Abkochen der Milch eine allergische Reaktion auf diese Milchbestandteile nicht verhindern kann.

Andere Kuhmilchbestandteile werden durch Erhitzen stark verändert und spielen nur in der Rohmilch als Allergieauslöser eine Rolle.

Wie entsteht eine Kuhmilchallergie?

Die Sensibilisierung findet im frühen Säuglingsalter entweder durch die Gabe einer Säuglingsmilch, Kuhmilch oder über die Muttermilch statt. Wenn Kuhmilcheiweiß die Darmschleimhaut passiert, so wird im Lymphgewebe des Darmes die Antikörperproduktion in Gang gesetzt. Über die Muttermilch können, wenn die Mutter Kuhmilch oder Kuhmilchprodukte zu sich nimmt, kleine Mengen an Kuhmilcheiweiß ans Kind abgegeben werden. Kinder mit einer allergischen Familienvorgeschichte, die nicht oder nur teilweise gestillt wurden, haben ein höheres Erkrankungsrisiko. Je früher Kuhmilcheiweiß zugeführt wird, desto größer ist das Risiko einer Allergieentstehung.

Wie äußert sich eine Kuhmilchallergie?

Eine Kuhmilchallergie vom *Soforttyp* äußert sich meist sehr dramatisch noch während oder kurze Zeit nach der Nahrungsaufnahme mit dünnen, wäßrigen Stühlen und Erbrechen. Durch den direkten Milchkontakt kann eine Lippenschwellung auftreten. Weitere Symptome an der Haut sind ein Nesselausschlag und eine Gesichtsschwellung. Eine Schwellung im Kehlkopfbereich oder eine Verengung der Bronchien kann zu Atemnot führen. Die schwerwiegendste Reaktion ist der anaphylaktische Schock mit Kreislaufzusammenbruch.

Weniger dramatische Reaktionen können sich lediglich am Darm in Form von Durchfall mit zum Teil blutigen Stühlen zeigen. Hierbei handelt es sich meist um immunologisch vermittelte *Spätreaktionen*. Die Schädigung der Darmschleimhaut führt zu einer verminderten Spaltung und Aufnahme der Nahrung im Darm, die Kinder nehmen an Gewicht ab oder gedeihen nicht mehr.

Eine Sonderform stellt der *Kuhmilch-ausgelöste Blutverlust* im Darm dar. Durchfall und Erbrechen fehlen. Oft fallen lediglich ein Eisenmangel oder eine Eiweißerniedrigung im Blut auf.

Ebenfalls über eine Reaktion vom verzögerten Typ kann ein *Ekzemschub* bei einer Neurodermitis durch eine Kuhmilchallergie ausgelöst werden.

Häufig werden auch Blähungen und Bauchkrämpfe bei kleinen Säuglingen (Dreimonatskoliken) mit einer Kuhmilchallergie in Zusammenhang gebracht. Dies mag zwar in einigen wenigen Fällen der Fall sein. In der überwiegenden Anzahl der Fälle können diese Bauchkoliken jedoch nicht auf eine Kuhmilchallergie zurückgeführt werden, so daß nur in Einzelfällen das Umstellen auf eine kuhmilchfreie Nahrung sinnvoll ist. Dasselbe gilt für das Kolon irritabile, den reizbaren Dickdarm, bei dem Krämpfe des Dickdarms auftreten und schleimige Stühle abgesetzt werden. Gegen eine große Bedeutung der Kuhmilchunverträglichkeit bei den Dreimonatskoliken spricht z. B., daß in früheren Jahren viele Kinder mit diesem Problem großzügig auf Sojanahrungen umgestellt wurden, ohne daß sich an den Beschwerden irgend etwas geändert hat.

Diagnose der Kuhmilchallergie

Die Diagnose einer Kuhmilchallergie wird im wesentlichen durch die Anamnese und die Beobachtung der Symptome im Zusammenhang mit Kuhmilchgenuß gestellt. Die Symptome müssen nach Weglassen der Kuhmilch verschwinden. Beweisend ist das Wiederauftreten der Symptome nach erneuter Kuhmilchzufuhr. Auf eine Kuhmilchbelastung wird man jedoch in solchen Fällen verzichten, wo schwere Allgemeinreaktionen aufgetreten waren.

Positive IgE-Antikörper im RAST oder ein positiver Pricktest allein sind für eine Kuhmilchallergie nicht beweisend. Diese Testbefunde sind häufig auch positiv, ohne daß irgendwelche Symptome vorliegen. Die Bestimmung von IgG-Antikörpern gegen Kuhmilcheiweiß ist wenig sinnvoll, da diese eine normale Immunantwort des Organismus auf Kuhmilchzufuhr darstellen.

Bei unklaren Gedeihstörungen wird eine kleine Gewebeprobe aus dem Darm entnommen. Dies geschieht mittels eines kleinen Schlauches, der über Speiseröhre und Magen in den Dünndarm geschoben wird. Die Darmzotten sind bei einer Kuhmilchintoleranz ganz flach. Flache Darmzotten können jedoch auch durch andere Erkrankungen hervorgerufen werden. Beispiele sind eine schwere Magen-Darm-Infektion oder eine Zöliakie, welche durch eine Unverträglichkeit von Klebereiweiß (Gliadin) hervorgerufen wird. Im Zweifelsfall müssen Dünndarmschleimhautproben in größerem zeitlichem Abstand ohne und mit Kuhmilchernährung entnommen werden. Ohne Kuhmilchzufuhr wird die Darmschleimhaut wieder normal, unter Kuhmilchzufuhr sind die Zotten flach.

Wovon muß eine Kuhmilchallergie abgegrenzt werden?

Es ist wichtig, eine Allergie gegen Kuhmilcheiweiß von einer *Milchzuckerunverträglichkeit* (Laktoseintoleranz) abzugrenzen. Bei der Milchzuckerunverträglichkeit kann der in der Milch und in Milchprodukten enthaltene Milchzucker nicht verdaut werden. Ursache ist die verminderte Aktivität eines Enzymes im Darm (Laktase), das für die Spaltung dieses Zuckers im Darm verantwortlich ist. Eine Milchzuckerunverträglichkeit kann angeboren oder vorübergehende Folge einer Magen-Darm-Infektion sein. Sie ist am häufigsten zwischen drei und fünfzehn Jahren. Bei jeder Magen-Darm-Infektion kommt es kurzzeitig zu einer Milchzuckerunverträglichkeit für einige Tage. Bei schweren Magen-Darm-Infektionen kann dies jedoch auch einige Wochen in Anspruch nehmen. Die Milchzuckerunverträglichkeit äußert sich in Blähungen, Bauchkrämpfen und dünneren Stühlen nach Zufuhr von Kuhmilch oder Kuhmilchprodukten.

Die Diagnose kann relativ einfach mit einer Milchzuckerbelastung gestellt werden. Das Kind bekommt eine Milchzuckerlösung zu trinken. Kann der Milchzucker nicht verdaut werden, wird in der Ausatemluft vermehrt H_2 (Wasserstoff) gemessen. Bei der Milchzuckerunverträglichkeit müssen im Gegensatz zur Kuhmilchallergie Kuhmilchprodukte nicht absolut vermieden werden, sollten jedoch nicht im Übermaß genossen werden.

Was ist bei einer Kuhmilchallergie zu tun?

Kuhmilch und Kuhmilchprodukte meiden

Bei einer Kuhmilchallergie müssen Kuhmilch und Kuhmilchprodukte streng gemieden werden. Bereits der Kontakt mit kleinsten Mengen von Kuhmilcheiweiß kann Schockreaktionen auslösen. Schon bei Kontakt mit der Haut kann ein Nesselausschlag entstehen. Die stärkste allergieauslösende Wirkung zeigt normalerweise

Rohmilch. Pasteurisierte oder abgekochte Milch ist jedoch für Kuhmilchallergiker weiterhin stark allergen, da durch Hitzebehandlung nur ein Teil des Kuhmilcheiweißes verändert wird.

Verboten sind:

- Alle Säuglingsmilchen und Säuglingsbreie auf Kuhmilchbasis
- Kuhmilch jeder Art (Vollmilch, fettarme Milch, H-Milch, Buttermilch, Kondensmilch, Dickmilch, Sauermilch, Milchpulver)
- Kuhmilchprodukte wie Joghurt, Kefir, Sahne, Crème fraîche, Käse, Frischkäse, Quark, Butter, Ovomaltine, Milchspeiseeis u. a.

Auf verstecktes Milcheiweiß achten!

In vielen Nahrungsmitteln ist *verstecktes Milcheiweiß* enthalten, z. B. in

- Backwaren wie Milchbrötchen, Kuchen, Weißbrot
- Fertiggerichten wie Menüs in Dosen oder Kartoffelpüree
- Gläschenmenüs für Säuglinge
- Soßen, Margarine, Mayonnaise
- Fleisch- Fisch- und Wurstwaren, insbesondere in Dosen oder paniert
- Süßigkeiten wie Bonbons oder Schokolade, Speiseeis u. a.

Kaufen Sie Backwaren am besten bei einem Bäcker, der selbst bäckt und Ihnen sagen kann, was er in seinen Backwaren verarbeitet. Lesen Sie besonders bei Fertigprodukten, Soßen etc. immer die Zutatenliste durch.

Auch in Nichtlebensmitteln kann Kuhmilcheiweiß enthalten sein! Ein Beispiel ist Babypuder, der heute sowieso keinen Platz mehr in der Säuglingspflege haben sollte, da er bei versehentlicher Inhalation schwere entzündliche Reaktionen an der Lunge hervorrufen kann.

Bei einer sehr starken Kuhmilcheiweißallergie kann in seltenen Fällen eine *Kreuzallergie* zu Rind- und Kalbfleisch bestehen. Normalerweise wird Rindfleisch von Kuhmilchallergikern vertragen.

Was kann an Stelle von Kuhmilch gegeben werden?

Als Kuhmilchersatz für Säuglinge kommen in erster Linie Nahrungen in Betracht, bei denen die Eiweißbestandteile des Kuhmilcheiweißes in so kleine Bausteine aufgespalten sind, daß sie keine allergische Reaktion mehr auslösen (Hydrolysatnahrungen). Pregomin besteht aus Sojahydrolysat und Rinderkollagenhydrolysat. Nutramigen und Pregestimil sind Kaseinhydrolysatnahrungen, Alfaré ist eine Molkenhydrolysatnahrung. Sogenannte hypoallergene Nahrungen wie Aptamil hyp, Beba H.A., Aletemil H.A. oder Humana H.A. sind zur Therapie einer Kuhmilchallergie *nicht* geeignet, da sie noch in kleinen Mengen intaktes Kuhmilcheiweiß enthalten! Als Alternative können Sojanahrungen wie Humana SL, Milupa SOM oder Multival plus verwendet werden, wobei jedoch auch eine Sensibilisierung gegen Sojaeiweiß entstehen kann. Sojadrinks aus dem Reformhaus sind als Kuhmilchersatz für Säuglinge und Kleinkinder nicht geeignet, da sie in der Zusammensetzung nicht den Erfordernissen dieser Altersstufe entsprechen.

Das Ausweichen auf Stuten-, Ziegen- oder Schafsmilch ist aufwendig und teuer. Die Zusammensetzung dieser Milchen ist für den Säugling nicht optimal, beispielsweise enthält Ziegenmilch zu wenig Folsäure. Zum Teil können Kreuzallergien zu Kuhmilch auftreten, bei Ziegenmilch in bis zu 50%. Schafskäse ist oft mit Kuhmilch versetzt.

Bei Kleinkindern und Schulkindern kann durch andere Eiweißquellen wie Hühnerei und Fleisch leichter ein Ersatz für das Kuhmilcheiweiß geschaffen werden.

Eine längerdauernde kuhmilchfreie Ernährung muß immer genau mit dem Kinderarzt oder einer Diätassistentin abgesprochen werden, um eine Mangelernährung zu vermeiden!

Notfallmedikamente

Für den Fall, daß Ihr Kind ungewollt doch einmal einen Schluck Milch oder Milcheiweiß in versteckter Form erwischt, ist es sinnvoll, daß Sie ein schnell wirksames Antihistaminikum in Tropfen- oder Saftform (z. B. Fenistil®, Tavegil® u. a.) zu Hause haben. Dies kann eine allergische Reaktion zumindest dämpfen. Sie können dann die Zeit, bis Sie bei Ihrer Ärztin oder Ihrem Arzt sind, überbrücken. Wenn Ihr Kind Allgemeinsymptome wie einen Nesselausschlag oder Atemnot zeigt und Sie Ihren Arzt nicht schnell erreichen können, rufen Sie den Notarzt. Wenn sie in einer Region wohnen, in der die schnelle Erreichbarkeit eines Arztes nicht gewährleistet ist, empfiehlt sich das Bereithalten einer kompletten Notfallapotheke wie bei einer Insektengiftallergie (siehe → Kapitel 9, S. 220 f).

Verschwindet eine Kuhmilchallergie wieder?

Die im Säuglingsalter auftretende Kuhmilchallergie hat eine gute Prognose. Bis zum dritten oder vierten Lebensjahr ist diese Allergie in den meisten Fällen verschwunden. Nach ein bis eineinhalb Jahren kuhmilchfreier Ernährung wird ein vorsichtiger Kuhmilchbelastungstest, bei einer Soforttypallergie meist im Krankenhaus, durchgeführt. Zuvor kann orientierend ein Pricktest mit Kuhmilch gemacht werden, wobei eine negative Reaktion dafür spricht, daß keine schwerwiegenden Reaktionen zu erwarten sind. Man gibt zunächst eine geringe Milchmenge auf die Lippen. In langsam ansteigender Dosis wird dann Kuhmilch verabreicht und das Kind genau beobachtet und überwacht. Die Milchmengen werden dann zu Hause langsam gesteigert, der Darm muß sich erst wieder an den Milchzucker gewöhnen. Man kann anstatt mit Milch selbst die Provokation auch vorsichtig mit Joghurt oder Quark beginnen.

Zusammenfassung:

Die *Kuhmilchallergie* kann in verschiedenen Formen auftreten. Als Sofortreaktion mit Durchfall, Erbrechen, Nesselausschlag und Atemnot und als Spätreaktion mit Durchfall und blutigen Stühlen oder isoliert mit einem Blutverlust im Stuhl. In letzteren Fällen wird oft auch von einer *Kuhmilchintoleranz* gesprochen. Außerdem kann ein Ekzemschub bei einer Neurodermitis ausgelöst werden. Bei der Sofortreaktion können IgE-Antikörper und ein positiver Pricktest nachgewiesen werden. Letztlich beweisend ist nur ein Auslaß- und Provokationsversuch. Die Therapie besteht in der vollständigen Meidung von Kuhmilch und Kuhmilchprodukten. Die Prognose der Kuhmilchallergie ist bei Säuglingen und Kleinkindern gut.

Hühnereiweißallergie

Die Hühnereiweißallergie ist nach der Kuhmilchallergie die häufigste Nahrungsmittelallergie bei Kindern.

Wie entsteht eine Eiallergie, und wie äußert sie sich?

Hühnereier enthalten mehrere Eiweißbestandteile, das mengenmäßig wichtigste und allergologisch bedeutendste ist das *Ovalbumin*. Durch Erhitzen wird die Allergenität des Hühnereies abgeschwächt.

Eine Sensibilisierung mit Hühnereiweiß ist wie bei der Kuhmilch bereits über die Muttermilch möglich, so daß beim ersten Eikontakt bereits heftige Reaktionen auftreten können. Die Symptome entsprechen der Sofortreaktion bei einer Kuhmilchallergie. Ebenso kann bei einer Neurodermitis ein Ekzemschub ausgelöst werden.

Allergische Reaktionen auf Eidotter kommen normalerweise durch Verunreinigungen mit Eiweiß zustande.

Worin ist überall Hühnereiweiß enthalten?

Jede Form von Hühnereiern, ob als weichgekochtes Ei, Spiegelei, Rührei usw., muß bei einer Hühnereiweißallergie vermieden werden.

In vielen Nahrungsmitteln findet sich verstecktes Hühnereiweiß:

- Backwaren wie Brot, Brötchen, Kuchen, Kleingebäck
- Teigwaren
- Fleisch- und Wurstwaren wie Maultaschen und Fleischküchle
- Suppen, Soßen, Mayonnaise
- Fertiggerichten
- Gläschenmenüs für Säuglinge
- in weiteren Gerichten als Verfeinerungs- und Bindemittel
- Milchspeiseeis
- Süßigkeiten wie Bonbons, Pralinen, Zuckerwatte

- Margarine
- und andere: Achten Sie beim Einkauf stets auf die Zutatenliste!
- auch auf Ei in Nichtlebensmitteln achten (z. B. Haarshampoo).

Was kann an Stelle von Ei gegeben werden?

Bei einer gering ausgeprägten Hühnereiweißallergie wird möglicherweise erhitztes Hühnereiweiß beispielsweise in Backwaren vertragen. Bei hartgekochten Eiern kann man Eiweiß und Eigelb leicht voneinander trennen, so daß das Eigelb eventuell verzehrt werden kann. Bei schweren allergischen Reaktionen auf Hühnereier sollte dies jedoch nicht versucht werden. Prinzipiell besteht die Ausweichmöglichkeit auf Eier anderer Tierarten, dies muß jedoch zuvor ausgetestet werden.

Wenn selbst gekocht und gebacken wird, können Eier durch den Eiersatz der Firma Hammermühle oder durch Sojamehl (1 Eßlöffel Sojamehl + 1 Eßlöffel Wasser entspricht einem Ei) ersetzt werden. Hartweizenteigwaren ohne Ei sind im Handel erhältlich. Besonders bei Fertiggerichten Zutatenliste beachten!

Bei einer starken Hühnereiweißallergie besteht auch die Möglichkeit einer Kreuzreaktion mit Hühnerfleisch. Meist wird jedoch Hühnerfleisch von Eiallergikern vertragen.

Bei einigen Impfstoffen wie Grippe- und Gelbfieberimpfstoffen besteht die Gefahr der Verunreinigung mit Hühnereiweiß (siehe →Kapitel 15, S. 287 f).

Prognose der Eiallergie

Die im Säuglings- oder Kleinkindesalter auftretende Eiallergie hat eine gute Prognose. Es bestehen gute Chancen, daß sie im Laufe von wenigen Jahren verschwindet. Nach ein bis zwei Jahren wird man daher normalerweise nach einem Pricktest einen Provokationsversuch machen.

Zusammenfassung:

Die *Hühnereiweißallergie* tritt in der Regel als allergische Sofortreaktion mit Symptomen wie bei einer Kuhmilchallergie auf, daneben können bei einer Neurodermitis Ekzemschübe provoziert werden. Auch hier hilft nur das konsequente Meiden von Hühnereiweiß. Die Prognose ist wie bei der Kuhmilchallergie bei Säuglingen und Kleinkindern gut.

Weitere häufige Nahrungsmittelallergien

Sojaallergie

Seit Sojamilch häufig als Ausweichnahrung bei echten und vermeintlichen Kuhmilchallergien verwendet wird, nehmen Sojaallergien zu. Da Sojamilch aus Sojabohnen unter Zusatz von Wasser hergestellt wird, ist sie jedoch keine Milch im eigentlichen Sinne. Soja wird als Fleisch- und Eiersatz benutzt und kann unter anderem in Soßen und Fertigprodukten, Backwaren, Süßwaren, Margarine, Ölen und diätetischen Lebensmitteln enthalten sein.

Soja läßt sich durch andere Eiweißlieferanten ersetzen, wobei das Vermeiden nicht immer ganz leicht ist, wie die oben angeführten Nahrungsmittel zeigen.

Erdnußallergie

Erdnüsse sind in vielen Nahrungsmitteln enthalten. Dazu gehören vor allem Süßigkeiten in Form von Schokoriegeln, Kuchen und anderes Gebäck sowie Erdnußbutter. Die Erdnüsse gehören zu den Hülsenfrüchten (Leguminosen), es bestehen daher eventuell Kreuzallergien zu Bohnen, Linsen, Erbsen usw.

Erdnußöl enthält keine allergieauslösenden Glykoproteine und kann daher auch von Erdnußallergikern bei einer Neurodermitis als Badezusatz verwendet werden.

Die Erdnußallergie bleibt oft lebenslang bestehen.

Weitere Nußallergien

Weitere Nüsse wie Haselnuß, Walnuß, Paranuß und Mandel gehören ganz unterschiedlichen Pflanzenfamilien an, es bestehen daher nicht von vornherein Kreuzallergien. Man findet Nüsse in vielen Back- und Süßwaren, Käse und anderen Nahrungsmitteln. Haselnußmasse ist nicht deklariert in vielen Schokoladesorten enthalten. Die Haselnußallergie tritt häufig zusammen mit einer Allergie gegen

Äpfel, Kirschen und Mandeln auf. Bei Hasel- und Walnuß bestehen auch Kreuzallergien zu den entsprechenden Pollen. Ersatzweise können z. B. Erdnüsse oder Kokosnüsse versucht werden.

Nußallergien äußern sich häufig durch ein Jucken im Hals, eventuell begleitet von tränenden Augen und Niesreiz. Schwere Allgemeinreaktionen können jedoch folgen.

Hülsenfrüchteallergie

Zu den Hülsenfrüchten (Leguminosen) zählen Erbsen, Bohnen, Linsen, Erdnüsse, Sojabohne, Bockshornklee und andere. Sie sind starke Allergene. Häufig bestehen Kreuzallergien untereinander und zu Erdnüssen.

Getreideallergie

Allergien gegen Getreide betreffen bei uns hauptsächlich Weizen und Roggen. Allergieauslösend wirkt das Korn vor allem im Rohzustand z. B. als Frischkornmüsli und in Vollkornprodukten. Backwaren mit den Mehlen der Typenzahl 405 oder 550 werden oft vertragen. Durch das Mahlen und Erhitzen wird die Allergenität vermindert. Zwischen Weizen, Roggen und Gerste sind Kreuzallergien häufig.

Inhalationsallergien wie das Bäckerasthma, das durch Einatmen von feinem Mehlstaub entsteht, kommen bei Kindern kaum vor.

Zöliakie

Die *Zöliakie* ist eine chronische Darmerkrankung, die mit einer Störung der Nährstoffaufnahme im Darm einhergeht. Die Symptome sind Durchfälle, fettige Stühle, aufgetriebener Leib, Gedeihstörung, Gereiztheit. Im Blut zeigt sich eine Blutarmut (Anämie), ein Eisen- und Eiweißmangel. Bei einer Untersuchung der Darmschleimhaut zeigen sich völlig flache Darmzotten.

Die Zöliakie beruht auf einer Unverträglichkeit von *Gluten (Gliadin)*. Gluten ist in folgenden Getreidesorten enthalten: Roggen, Weizen, Hafer und Gerste. Die Entstehungsmechanismen sind nicht vollständig geklärt. Es werden direkt schädigende (toxische) Mechanismen an der Darmschleimhaut und immunologische Mechanismen mit Antikörperbildung als Ursache diskutiert. Für eine Beteiligung des Immunsystems sprechen Antikörper gegen Gliadin und Darmbindegewebe (Endomysium), die sich bei fast allen Patienten mit Zöliakie nachweisen lassen.

Die Diagnose wird durch den Nachweis von Antikörpern gegen Gliadin und Endomysium sowie durch eine Untersuchung der Dünndarmschleimhaut mit dem Nachweis ganz flacher Darmzotten gestellt.

Die Therapie besteht im lebenslangem Weglassen von Weizen, Roggen, Hafer und Gerste. Die Darmzotten erholen sich wieder, wenn kein Gliadin mehr zugeführt wird.

Allergien gegen Fische sowie Schalen- und Krustentiere

Allergien gegen Salzwasserfische sind häufiger als Allergien gegen Süßwasserfische. Fischbestandteile können in verschiedenen Nahrungsmitteln wie Sardellenbutter und Lebertran enthalten sein. Da Fischmehl als Futter bei der Mast von Schweinen und Geflügel eingesetzt wird, können deren Fleisch und auch die Eier Fischeiweiß enthalten. Fischallergene sind sehr hitzestabil. Bereits durch Einatmen von Dampf beim Fischkochen können asthmatische Beschwerden ausgelöst werden.

Schalen- und Krustentiere wie Hummer, Langusten, Krebse und Muscheln sind starke Allergene, spielen im Kindesalter jedoch noch keine große Rolle.

Echte allergische Reaktionen gegen Fisch sind von pseudoallergischen Reaktionen abzugrenzen, welche durch einen hohen Histamingehalt beispielsweise in Thunfisch verursacht werden (siehe →Seite 194ff).

Gewürzallergien

Sellerie ist bei uns das Hauptallergen unter den Gewürzen und in verschiedenen Würzmischungen enthalten. Oft besteht eine Kreuzallergie zu anderen Gewürzen und auch zu Pollen (Sellerie-Beifuß-Gewürzsyndrom). Die Erscheinungen einer Gewürzallergie können denen der Pollenallergie vorausgehen. Sellerie ist eines der bedeutendsten Nahrungsmittelallergene beim Erwachsenen. Weitere Beispiele für Gewürzallergene sind Anis, Fenchel, Dill, Koriander, Kümmel. Allergien gegen Pfeffer und Senf sind selten.

Bei einer Gewürzallergie sind vor allem Mischgewürze und eventuell fertig gewürzte Speisen zu meiden.

Kreuzallergien mit Pollen

In den letzten Jahren wurden eine Vielzahl von Kreuzallergien zwischen Nahrungsmitteln und Pollen entdeckt:

- *Birkenpollenallergie* mit Äpfeln, Steinobst, Nüssen, verschiedenen anderen Obst- und Gemüsesorten sowie Sellerie
- *Beifußpollenallergie* mit Sellerie und anderen Gewürzen, Karotten und anderen Gemüsen
- *Gräser- und Getreidepollenallergie* mit Hülsenfrüchten, Getreide und Tomaten.

Zusammenfassung:

Weitere wichtige *Nahrungsmittelallergien* sind die Allergien gegen Soja, Nüsse, Hülsenfrüchte, Getreide, Fische und Gewürze. Bei bestimmten Nahrungsmitteln sind Kreuzallergien mit Pollen zu beachten. Eine Sonderform stellt die Zöliakie dar, die auf einer Unverträglichkeit von Gliadin (enthalten in Roggen, Weizen, Hafer und Gerste) beruht.

Pseudoallergische Reaktionen auf Nahrungsmittel

Bei den pseudoallergischen Reaktionen auf Nahrungsmittel lassen sich keine immunologischen Vorgänge in Form von allergieauslösenden Antikörpern nachweisen. Die Symptome einer pseudoallergischen Nahrungsmittelunverträglichkeit sind von den Symptomen einer echten Nahrungsmittelallergie oft nicht zu unterscheiden.

Auslöser

Nahrungsmittel, die Histamin enthalten

Histamin ist die zentrale Vermittlersubstanz allergischer Reaktionen. Es gibt eine ganze Reihe von Nahrungsmitteln, die selbst einen hohen Histamingehalt haben und so allergieähnliche Symptome auslösen können. Dazu gehören z. B. Fische wie Thunfisch und Makrelen, Käse und Wein. Das Histamin in diesen Lebensmitteln und Spirituosen entsteht hauptsächlich durch mikrobiellen Verderb. Durch verstärkte Hygienemaßnahmen bei der Herstellung, Verarbeitung und Lagerung dieser Produkte kann der Histamingehalt deutlich gesenkt werden. Eine Deklarationspflicht für Histamin in Nahrungsmitteln wäre machbar und wünschenswert.

Nahrungsmittel, die direkt Histamin ausschütten können

Andere Nahrungsmittel enthalten Lektine, welche direkt ohne Beteiligung allergischer Mechanismen Histamin aus den Mastzellen freisetzen können. Dazu zählen bestimmte Früchte wie Erdbeeren, Gemüse- und Getreidearten.

Nahrungsmittel, die biogene Amine enthalten

Biogene Amine wie Serotonin und Tyramin werden für verschiedene Stoffwechselvorgänge im Körper benötigt. Im Übermaß vorhanden können sie unter anderem Kopfschmerzen oder einen Nesselausschlag auslösen.

Große Mengen biogener Amine können sich in Hefeextrakt, reifem Käse (z. B. Emmentaler, Roquefort), Sauerkraut, Fischextrakt, Wurst, Schokolade, Avocado, Bananen, Walnüssen und Ananas befinden.

Nahrungsmittel, die Salicylsäure enthalten

Personen mit einer Überempfindlichkeitsreaktion auf Acetylsalicylsäure (z. B. Aspirin®), einer Acetylsalicylsäureintoleranz (siehe → Kapitel 10, S. 228 f), können auch auf Nahrungsmittel reagieren, die einen hohen Salicylsäuregehalt haben. Hierzu gehören bestimmte Obstsorten (z. B. Apfel, Banane, Orangen, Wassermelone), Gemüse (z. B. Bohnen, Blumenkohl, Kartoffeln), Mandeln und Getränke (z. B. Fruchtsäfte). Diese Mengen liegen jedoch in der Regel nur bei einigen µg pro 100 g Lebensmittel. Gewürze (z. B. Anis, Dill, Salbeiblätter, Senf, Zimt) haben zum Teil auch hohe Salicylsäuregehalte bis zu mehreren Gramm pro 100 g, wobei jedoch die zugeführten Gewürzmengen gering sind. Bei ausländischen Produkten kann Salicylsäure auch als Konservierungsstoff enthalten sein, was in Deutschland verboten ist.

Nahrungsmittelzusatzstoffe

Eine ganze Reihe von *Nahrungsmittelzusatzstoffen* kann Unverträglichkeitsreaktionen auslösen (siehe → Seite 197 ff).

Diagnose

Im Prinzip gilt das bei den Nahrungsmittelallergien im engeren Sinn genannte Vorgehen. Allerdings können bei pseudoallergischen Reaktionen weder in Bluttests noch in Hauttests allergieauslösende Antikörper nachgewiesen werden. Ist die Diagnose durch die Anamnese und das Führen eines Symptomtagebuchs nicht eindeutig zu stellen, muß ein Provokationstest durchgeführt werden.

Therapie

Auch hier bleibt wie bei den echten Nahrungsmittelallergien nur das strikte Meiden der auslösenden Nahrungsmittel. Wenn es sich um Reaktionen auf Nahrungsmittelzusatzstoffe in industriell hergestellten Nahrungsmitteln handelt, kann diesen oft durch Selbstzubereitung ausgewichen werden.

Zusammenfassung:

Bei den *pseudoallergischen Reaktionen auf Nahrungsmittel* können keine allergieauslösenden Antikörper nachgewiesen werden. Ursächlich für die Symptome sind hier Histamin und andere Mittlersubstanzen, die entweder in den Nahrungsmitteln selbst enthalten sind oder deren Freisetzung im Körper durch diese Nahrungsmittel verursacht wird. Wichtige Beispiele hierfür sind Fische, bestimmte Käsesorten und Wein. Personen mit einer Salicylsäureüberempfindlichkeit können auch auf die in bestimmten Nahrungsmitteln enthaltene Salicylsäure reagieren.

Lebensmittelzusatzstoffe

Neben dem eigentlichen Nahrungsmittel bestehen viele unserer Lebensmittel aus verschiedenen *Zusatzstoffen*. Dazu zählen Farbstoffe, Konservierungsstoffe, Antioxidantien, Emulgatoren, Zuckeraustauschstoffe, Süßstoffe, Verdickungsmittel.

Nach dem Gesetz müssen die Zusatzstoffe technisch notwendig sein, dürfen nicht zur Täuschung des Verbrauchers führen und müssen gesundheitlich unbedenklich sein. Bei einer ganzen Reihe von Lebensmittelzusatzstoffen muß man sich allerdings fragen, ob diese genannten Punkte wirklich erfüllt sind. Seien Sie daher als Verbraucher kritisch, und wählen Sie Ihre Lebensmittel gezielt auch nach diesen Kriterien aus. Wie man am Beispiel der Gummibärchen sieht, geht es auch ohne künstliche Farbstoffe. In diesem Buch kann nur der Aspekt möglicher Unverträglichkeitsreaktionen allergischer und allergieähnlicher Natur von Lebensmittelzusatzstoffen besprochen werden.

Viele Lebensmittelzusatzstoffe haben von der Europäischen Gemeinschaft eine sogenannte E-Nummer bekommen. Sie sind normalerweise nicht mit ihrem chemischen Namen, sondern mit dieser E-Nummer auf den Nahrungsmittelverpackungen deklariert (siehe →Tabellen 7.1 und 7.2).

Farbstoffe

Farbstoffe dienen der Anfärbung von Lebensmitteln. Unterschieden werden muß zwischen Farbstoffen, die der Anfärbung von Oberflächen dienen (z. B. in der Käserinde), und Farbstoffen, die zum Verzehr bestimmt sind.

Die Farbstoffe Riboflavin, das Vitamin B2 (E 101) und Beta-Carotin, das Provitamin A (E 160a) dürfen allen Lebensmitteln beigemengt werden, bei den übrigen synthetischen Farbstoffen ist die Anwendung auf bestimmte Lebensmittelgruppen beschränkt.

Eine ganze Reihe von Farbstoffen kann *allergieähnliche Reaktionen* hervorrufen. Dies gilt vor allem für die Azofarbstoffe. Ein typi-

Tabelle 7.1
Farbstoffe, die pseudoallergische Reaktionen auslösen können

E-Nummer	Substanz	Farbe
102	Tartrazin (Azofarbstoff)	zitronengelb
104	Chinolingelb	gelb
110	Gelborange S (Azofarbstoff)	gelborange
120	Echtes Karmin (= Cochenille)	rot
122	Azorubin (Azofarbstoff)	rot
123	Amaranth (Azofarbstoff)	rot
124	Cochenillerot A (Azofarbstoff)	rot
127	Erythrosin (Azofarbstoff)	rosa
151	Brillantschwarz	schwarz
160 b	Bixin	orange

scher Vertreter aus dieser Gruppe ist das *Tartrazin* (E 102), dessen Verwendung seit 1992 deutlich eingeschränkt wurde. Azofarbstoffe können vor allem für Personen mit einer Acetylsalicylsäureintoleranz (siehe →Kapitel 10, S. 228 f) gefährlich werden. Neben Asthmaanfällen und einer chronischen Nesselsucht können schwere Allgemeinreaktionen auftreten. Asthmatiker sollten auf den Verzehr von Azofarbstoffen generell verzichten.

Einen Überblick über die wichtigsten Lebensmittelfarbstoffe, von denen pseudoallergische Reaktionen bekannt sind, gibt Tabelle 7.1.

Tabelle 7.2
Konservierungsstoffe, die pseudoallergische Reaktionen auslösen können

E-Nummer	Substanz
200	Sorbinsäure
201	Natriumsorbat
202	Kaliumsorbat
203	Kalziumsorbat
210	Benzoesäure
211	Natriumbenzoat
212	Kaliumbenzoat
213	Kalziumbenzoat
214 –219	Parahydroxybenzoesäureester (PHB-Ester)
220	Schwefeldioxid
221	Natriumsulfit
222	Natriumhydrogensulfit
223	Natriumdisulfit
224	Kaliumdisulfit
226	Kalziumsulfit
227	Kalziumhydrogensulfit

Konservierungsstoffe

Konservierungsstoffe sollen unerwünschte Veränderungen von Lebensmitteln durch Mikroorganismen (Bakterien, Pilze, Hefen) verhindern.

Sorbinsäure und *Sorbinsäureabkömmlinge* (E 200–203) verursachen nur selten allergieähnliche Reaktionen. Häufiger tun dies

Benzoesäure und *Benzoesäureabkömmlinge* (E 210–213). Betroffen hiervon sind wie bei den Azofarbstoffen hauptsächlich Personen, die auf Acetylsalicylsäure (z. B. Aspirin®) überempfindlich reagieren. Die häufigsten Symptome sind eine Nesselsucht und bei Asthmatikern Asthmaanfälle. Dieser Personenkreis sollte daher Benzoesäure und ihre Abkömmlinge strikt meiden.

Eine weitere allergologische Problemgruppe sind die *schwefelige Säure* und ihre Verbindungen, die *Sulfite* (E 220–227). Besonders empfindlich reagieren Asthmatiker, sowohl durch Inhalation als auch durch Einnahme von Sulfiten kann es zu Asthmaanfällen kommen. Weitere mögliche Reaktionen sind ein Nesselausschlag bis zur Schockreaktion. Besonders hohe Sulfitmengen sind in Trockenobst sowie in Wein enthalten, wo sie nicht einmal deklarationspflichtig sind.

Einen Überblick über die wichtigsten Konservierungsstoffe, die pseudoallergische Reaktionen auslösen können, gibt Tabelle 7.2.

Antioxidantien

Antioxidantien sollen dem Verderb von Nahrungsmitteln, der durch den Einfluß von Luftsauerstoff entsteht, entgegenwirken. Antioxidantien verhindern z. B., daß Fett ranzig wird, Früchte braun oder die Vitamine A und C abgebaut werden.

Es gibt eine ganze Reihe *natürlicher Antioxidantien* wie die Milchsäure, das Vitamin C und Vitamin E. Von ihnen sind keine gesundheitsschädlichen Auswirkungen zu erwarten.

Anders sieht es bei den *synthetischen Antioxidantien* aus. Hier wurden für Butylhydroxyanisol (BHA, E 320) und Butylhydroxytoluol (BHT, E 321) Intoleranzreaktionen beschrieben.

Zuckeraustauschstoffe und Süßstoffe

Zuckeraustauschstoffe sind Sorbit (E 420), Mannit (E 421), Xylit und Fructose. Sie vermitteln den Geschmackseindruck «süß», ohne daß zu ihrer Verarbeitung Insulin benötigt wird. Eine Kalorienersparnis läßt sich mit ihnen nicht erreichen. Werden Zuckeraustauschstoffe in größeren Mengen verzehrt, so können Übelkeit, Bauchschmerzen, Durchfall und Erbrechen auftreten. Dies liegt daran, daß sie im Darm entweder nur langsam aufgenommen oder schwer verarbeitet werden können.

Süßstoffe sind Verbindungen, die eine wesentlich höhere Süßkraft als Haushaltszucker besitzen bei deutlicher Kalorienreduktion. Zu ihnen zählen Saccharin, Cyclamat, Aspartam, Acesulfam. Über Unverträglichkeitsreaktionen ist wenig bekannt, über die toxikologische Langzeitbeurteilung gibt es unterschiedliche Meinungen.

Dickungsmittel

Dickungsmittel sind in der Lage, Wassermoleküle festzuhalten. Dadurch quellen die damit behandelten Lebensmittel auf und werden gelatinös. Wichtige Anwendungsgebiete sind Puddings, Cremespeisen, Desserts, Joghurt und Suppenerzeugnisse.

Unverträglichkeitsreaktionen wurden durch Guarkernmehl (E 412), Traganth (E 413) und Gummi arabicum (E 414) beschrieben. Guarkernmehl, aus der Guarpflanze gewonnen, wird in einer Vielzahl von Lebensmitteln eingesetzt.

Geschmacksverstärker

Geschmacksverstärker steigern den Geschmack des Nahrungsmittels. Ein weitverbreiteter Geschmacksverstärker ist das *Natriumglutamat* (E 621). Es ist in fast allen Fleisch- und Wurstwaren enthalten. Es kann z. B. das «Chinarestaurantsyndrom» hervorrufen mit Kopfschmerzen, Herzklopfen, Schwindel, Muskelschmerzen und Muskelschwäche.

Aromastoffe

Aromastoffe erscheinen auf der Verpackung unter den Bezeichnungen «natürlich», «naturidentisch» oder «künstlich». Auch «naturidentische» Aromastoffe sind künstlich hergestellt. Eine nähere Kennzeichnung, welcher Aromastoff im Einzelfall zugesetzt ist, erfolgt nicht. Besonders Kinder nehmen in Form von Süßigkeiten, Pudding, Brause usw. eine Vielzahl von Aromastoffen auf, die allergische oder allergieähnliche Erscheinungen hervorrufen können. Beispiele sind *Hydroxicitronellae*, das in künstlichen Getränken, Brause und Süßspeisen enthalten ist. *Chininsulfat* und *Chininhydrochlorid*, zu finden in Bitter lemon oder Branntwein, betrifft eher Jugendliche und Erwachsene.

Emulgatoren

Emulgatoren halten Fetttröpfchen in feinster Verteilung und verhindern dadurch beispielsweise, daß sich von fetthaltigen Flüssigkeiten (z. B. Milch) Rahm abscheidet. Sie bestehen aus verschiedenen Verbindungen mit Fettsäuren. Sie werden von Ernährungswissenschaftlern für unbedenklich gehalten.

Zusammenfassung:

Neben Nahrungsmittelunverträglichkeiten auf die entsprechenden Nahrungsmittel selbst gibt es eine ganze Reihe von *pseudoallergischen Reaktionen auf Lebensmittelzusatzstoffe* wie Farbstoffe, Konservierungsstoffe, Antioxidantien, Zuckeraustauschstoffe und Süßstoffe, Dickungsmittel, Geschmacksverstärker und Aromastoffe.

Wer den obengenannten Lebensmittelzusatzstoffen aus dem Weg gehen will, sollte möglichst naturbelassene Nahrungsmittel kaufen und selbst zubereiten. Je weiter ein Produkt industriell verarbeitet ist, um so mehr Zusatzstoffe sind in der Regel enthalten. Dies gilt vor allem für Fertiggerichte.

Ergänzende Literatur:

Borelli, S., von Mayenburg, J., Polster, E.: Nahrungsmittelallergien, Niedernhausen 1991 (Falken)
(Übersicht über Nahrungsmittelallergien mit ausführlichem Rezeptteil)
Elmadfa, I., Muskat, E., Fritsche, D.: GU-Kompaß E-Nummern, München 1991 (Gräfe und Unzer)
(Kurzer Leitfaden der Lebensmittelzusatzstoffe und ihrer Nebenwirkungen)
Theil, E., Fuhrmann, W., Spindel, G., Grupp-Hagspiel, H.: Asthma – Ekzem – Nahrungsmittelallergie, Stuttgart 1990 (Gustav Fischer)
(Ausführlicher Rezeptteil)

8
Allergische Erkrankungen der Augen

Tobias, acht Jahre alt, hat seit einigen Tagen gerötete Augen. Es ist Sommer und schönster Sonnenschein. Immer wenn er längere Zeit im Freien gespielt hat, fangen die Augen an zu jucken und zu tränen. Tobias reibt dann kräftig die Augen, dadurch werden sie noch röter. Sehen kann der Junge ganz normal, Fieber hat er auch nicht. Bereits letztes Jahr war die Bindehaut während der Sommerzeit immer wieder einmal gerötet gewesen. So schlimm wie dieses Jahr war es jedoch nicht.

Die Mutter geht mit Tobias zur Kinderärztin. Diese vermutet eine allergische Bindehautentzündung. Da die Augen stark gerötet sind, muß Tobias noch zum Augenarzt, um andere Ursachen auszuschließen. Auch der Augenarzt findet außer der Bindehautentzündung keine weiteren Auffälligkeiten am Auge. Tobias erhält antiallergische Augentropfen. Innerhalb einiger Tage sind die Beschwerden deutlich gebessert.

Im Herbst führt die Kinderärztin einen Hauttest durch. Es zeigt sich eine stark positive Reaktion auf Gräserpollen. Nun ist die Verdachtsdiagnose endgültig bewiesen. Es handelt sich um eine allergische Bindehautentzündung, hervorgerufen durch eine Gräserpollenallergie.

Die Kinderärztin spricht ausführlich mit Tobias und seinen Eltern. Die Gräserpollen sind in der Sommerzeit schwer zu meiden, da sie mit dem Wind über weite Strecken durch die Luft getragen werden. Mit einigen Vorsichtsmaßregeln kann er jedoch versuchen, den Pollenkontakt etwas zu reduzieren. Nächstes Jahr wird bei Tobias rechtzeitig zur Pollenzeit mit einer Behandlung mit vorbeugenden Augentropfen begonnen, damit die Bindehautentzündung erst gar nicht richtig zum Ausbruch kommt.

Allergische Bindehautentzündung

Die Bindehaut (Konjunktiva) ist der Teil des Auges, der am häufigsten von allergischen Erscheinungen betroffen ist, da sie im unmittelbarem Kontakt mit der Außenwelt steht und sehr gut durchblutet ist. Eine allergische Bindehautentzündung wird auch *allergische Konjunktivitis* genannt.

Wie äußert sich eine allergische Bindehautentzündung?

Juckreiz, Augentränen, Brennen und eine Rötung der Bindehaut sind die Hauptsymptome einer allergischen Bindehautentzündung. Zusätzlich kann ein milchiger Ausfluß aus dem Auge sowie Lichtscheu vorhanden sein. Das Sehvermögen ist normalerweise nicht beeinträchtigt. Bei einer allergischen Konjunktivitis treten die Symptome fast immer an beiden Augen auf.

Die Symptome können sich isoliert nur am Auge zeigen oder aber in Kombination mit anderen Erscheinungen, zum Beispiel im Rahmen eines Heuschnupfens oder einer allergischen Allgemeinreaktion.

Eine allergische Bindehautentzündung kann zu einer bestimmten Jahreszeit (saisonal) oder mehr oder weniger über das ganze Jahr hinweg auftreten (perennial).

Ursachen einer allergischen Bindehautentzündung

Pollen

Am häufigsten tritt eine allergische Bindehautentzündung im Rahmen eines Heuschnupfens bei einer Pollenallergie auf (siehe auch →Kapitel 4, S. 56 ff) . Beim klassischen Heuschnupfen tritt neben der Bindehautentzündung ein Schnupfen mit laufender oder verstopfter Nase auf. In 20 % der Pollenallergien zeigt sich jedoch isoliert eine Bindehautentzündung. Nähere Informationen zu den verschiedenen Pollenarten finden Sie in →Kapitel 12, S. 243 ff.

Ganzjährig vorkommende Allergieauslöser

Als ganzjährig vorkommende Allergieauslöser kommen hauptsächlich Hausstaubmilben (siehe →Kapitel 12, S. 252 ff) sowie Haustiere wie Katzen oder Meerschweinchen (siehe →Kapitel 12, S. 259 ff) in Frage.

Medikamente

In das Auge eingebrachte Medikamente können allergische Reaktionen auslösen, z. B. Antibiotika wie Neomycin oder Sulfonamide, Antihistaminika und in den Arzneimitteln enthaltene Konservierungsmittel. Neben allergischen Sofortreaktionen können hierbei auch Reaktionen vom verzögerten Typ eine Rolle spielen. Oft sind dann die auch die Augenlider mit einem Lidekzem betroffen (siehe auch Seite 211 f).

Diagnose

Die *Anamnese* ist oft schon hinweisend. Bei einem saisonalen Auftreten, begleitet von Schnupfen, ist eine Pollenallergie sehr wahrscheinlich. Auch die Auslösung durch Haustiere ergibt sich meist schon aus der Vorgeschichte. Wichtig ist auch die Information, ob örtlich am Auge Medikamente verabreicht wurden. Der Zusammenhang mit Hausstaubmilben bei ganzjährigem Auftreten ist oft nicht ohne weiteres herzustellen.

Mit dem *Pricktest* oder *RAST* wird bei Reaktionen vom Soforttyp nach Allergieauslösern gefahndet. Im Zweifelsfall wird eine *konjunktivale Provokation* durchgeführt: Der vermutete Allergieauslöser wird auf die Bindehaut getropft, im positiven Falle tritt eine Rötung und Tränenabsonderung ein. Bei Verdacht auf eine Reaktion vom verzögerten Typ, beispielsweise wenn gleichzeitig ein Lidekzem vorliegt, wird ein Patchtest angelegt (siehe auch → Kapitel 3, S. 39 f).

Therapie

Meidung des Allergieauslösers

An erster Stelle steht die Vermeidung der allergieauslösenden Stoffe. Dies ist bei einer Tierallergie noch relativ einfach, wenn auch häufig sehr schmerzlich. Bei einer durch Pollen ausgelösten Bindehautentzündung ist die Allergenvermeidung schon wesentlich schwieriger zu bewerkstelligen. Hinweise für die einzelnen Allergieauslöser finden Sie in folgenden Kapiteln:

- *Ratschläge für Pollenallergiker* siehe → Kapitel 12, S. 249 f
- *Ratschläge für Milbenallergiker* siehe → Kapitel 12, S. 254 ff
- *Was ist zu tun bei Tierallergien?* siehe → Kapitel 12, S. 262 f

Augenspülung

Nach intensivem Kontakt mit Pollen oder anderen von außen ins Auge gelangten Allergieauslösern kann durch Ausspülen des Auges mit klarem Wasser ein Teil der Allergene ausgespült werden. Zudem bringt die Kühlung Linderung.

Medikamentöse Behandlung

Als vorbeugende Behandlung hat sich *Dinatriumcromoglicinsäure (DNCG)* als Augentropfen bewährt. Es stabilisiert die Mastzellen und blockiert so die Ausschüttung von Histamin, einer der wichtigsten Mittlersubstanzen allergischer Reaktionen. Die Augentropfen müssen mindestens viermal täglich verabreicht werden. DNCG wirkt nur vorbeugend, nicht im Akutstadium, und die Wirkung tritt erst nach einigen Tagen ein.

Bei akuten Symptomen kommen *Antihistaminika* zum Einsatz. Sie blockieren die Wirkung des Histamins. Antihistaminika werden in der Regel innerlich als Saft oder Tabletten eingenommen (siehe auch →Kapitel 4, S. 61). Die Anwendung als Augentropfen ist im Prinzip möglich, wegen möglicher Kontaktallergien wird diese Anwendungsart jedoch nur selten gewählt.

Bei heftigen Reaktionen können zur Akutbehandlung für kurze Zeit auch *schleimhautabschwellende Augentropfen* verwendet werden. Sie führen über eine Verengung der Blutgefäße zu einer Linderung des Juckreizes und einem Nachlassen der Rötung. Eine Dauerbehandlung mit diesen Stoffen ist nicht sinnvoll, da es dann nach einer kurzen Drosselung der Durchblutung zu einer überschießenden Durchblutung der Bindehaut kommt. Da die schleimhautabschwellenden Augentropfen nicht in das eigentliche allergische Geschehen eingreifen, wurde die Anwendung dieser Substanzen auch als «Bindehautkosmetik» bezeichnet.

Problematisch ist auch die häufig geübte Anwendung von Kamillenbädern am Auge. Bestimmte Kamillenarten wie die Hundskamille können nämlich Kontaktallergien auslösen.

In ganz schweren und hartnäckigen Fällen muß manchmal auf *Kortikoide* zurückgegriffen werden. Sie haben bei allen Formen der allergischen Bindehautentzündung eine sehr gute Wirkung. Sie sollten jedoch möglichst nur örtlich als Augentropfen oder Augensalbe, kurzzeitig und unter Überwachung eines Augenarztes eingesetzt werden. Die Gefahren bei längerdauernder Anwendung sind eine vermehrte Anfälligkeit des Auges für Infektionen, Trübungen der Linse und Erhöhung des Augeninnendrucks. Die innerliche Behandlung mit Kortikoiden muß absoluten Ausnahmefällen vorbehalten bleiben.

Hyposensibilisierung

Eine Hyposensibilisierung kommt eventuell bei einer Pollenallergie mit durch die medikamentöse Therapie nicht beeinflußbaren Beschwerden in Frage (siehe auch → Kapitel 4, S. 62 und Kapitel 13).

Wovon muß eine allergische Bindehautentzündung abgegrenzt werden?

Die wichtigste Unterscheidung muß von der ebenfalls häufigen *infektiösen Bindehautentzündung* getroffen werden. Meist sind Viren oder Bakterien die Ursache. In beiden Fällen besteht eine Rötung der Bindehaut. Bei durch Viren hervorgerufenen Entzündungen ist die Absonderung meist klar, bei bakteriell bedingten Entzündungen meist eitrig-trüb. In unklaren Fällen muß der Augenarzt klären, ob nur die Bindehaut oder auch *innere Strukturen des Auges* oder die *Hornhaut* mitbetroffen sind. Vor allem bei einer einseitig auftretenden Augenrötung muß an nichtallergische Ursachen gedacht werden!

Andere Formen der Bindehautentzündung

Bei den folgenden Formen der Bindehautentzündung können zwar oft keine Allergieauslöser nachgewiesen werden, jedoch spielen auch hier immunologische Vorgänge eine Rolle:

Frühjahrskonjunktivitis

Die Frühjahrskonjunktivitis (vernale Frühjahrkonjunktivitis) ist eine chronisch verlaufende, in der Regel saisonal auftretende Bindehautentzündung. Sie beginnt meist im Frühjahr und nimmt im Herbst wieder ab. Es besteht ein außerordentlicher Juckreiz (die Patienten möchten sich «die Augen auskratzen»), außerdem neben Augenrötung und Tränenfluß ein Fremdkörpergefühl und Lichtscheu. Die Beschwerden werden durch Wind, Staub, helles Licht oder körperliche Anstrengung mit Schwitzen verstärkt.

Charakteristisch bei der Untersuchung ist ein «pflastersteinähnliches» Aussehen der Bindehaut im Bereich des Oberlides.

Bei einigen Patienten können Sensibilisierungen z. B. Gräserpollen nachgewiesen werden, bei den meisten Patienten jedoch nicht. Wahrscheinlich laufen dennoch sowohl IgE-vermittelte Sofortreaktionen als auch durch Lymphozyten vermittelte Spätreaktionen ab.

Die Therapie entspricht der Behandlung der allergischen Konjunktivitis. Antihistaminika und DNCG sind meist jedoch nicht so gut wirksam. Bei ausgeprägten Symptomen muß daher öfter auf kortikoidhaltige Augentropfen zurückgegriffen werden. Unter Kortikoid-Therapie müssen regelmäßige augenärztliche Kontrollen erfolgen. Erfolge wurden auch mit cyclosporinhaltigen Augentropfen beschrieben, ein Medikament, das sonst nach Organtransplantationen zur Verhinderung einer Abstoßungsreaktion Verwendung findet.

Die Erkrankung beginnt meist in der Zeit vor der Pubertät. Sie dauert oft fünf bis zehn Jahre und verschwindet dann im dritten Lebensjahrzehnt langsam wieder.

Riesenpapillenkonjunktivitis bei Kontaktlinsenträgern

Diese Form der Konjunktivitis kommt vor allem bei Trägern harter und weicher Kontaktlinsen vor. Als Auslöser angeschuldigt werden zum einen das Kontaktlinsenmaterial selbst, zum anderen Inhaltsstoffe der Flüssigkeit zur Kontaktlinsenreinigung. Die Symptomatik entspricht der Frühjahrskonjunktivitis. Sobald keine Kontaktlinsen mehr getragen werden, verschwindet diese Form der Bindehautentzündung wieder von selbst.

Atopische Keratokonjunktivitis

Die atopische Keratokonjunktivitis findet sich bei Patienten mit bereits lange andauernder atopischer Dermatitis (Neurodermitis). Sie zeigt sich ab dem Ende des zweiten Lebensjahrzehnts. Es besteht Jucken, Brennen, Tränenfluß sowie eine wäßrige bis schleimige Absonderung. Die atopische Keratokonjunktivitis tritt beidseitig und ganzjährig auf. Häufig ist die örtliche Anwendung von Kortikoiden erforderlich, weitere Substanzen wie Cyclosporin wurden in schweren Fällen mit Erfolg eingesetzt.

Als weitere *sehr seltene* Komplikationen einer Neurodermitis sind eine Linsentrübung (Katarakt) und eine Vorwölbung der Hornhaut (Keratokonus) beschrieben.

Kontaktekzem der Lider

Kontaktallergien an den Augenlidern können sich in leichten Fällen lediglich als eine Rötung und Schuppung äußern. In ausgeprägteren Fällen besteht eine Rötung, Bläschenbildung, Nässen der Haut und Schwellung der Augenlider, evtl. auch des umgebenden Gewebes. Auch die Bindehaut kann mitbetroffen sein.

Als Ursache kommen meist Kosmetika und Medikamente in Betracht. In Kosmetika können Farbstoffe, Duftstoffe und Konservierungsstoffe ursächlich sein. Bei den Medikamenten können viele örtlich verabreichte Substanzen wie Antibiotika oder Mittel zur örtlichen Betäubung Kontaktallergien auslösen.

Die Diagnostik beeinhaltet nach genauer Erhebung der Anamnese eine Austestung der in Frage kommenden Substanzen mit dem Epikutantest.

Die Therapie besteht in der konsequenten Meidung der auslösenden Substanz(en).

Urtikaria und Quincke-Ödem

Im Rahmen allergische Sofortreaktionen kann ein Nesselausschlag *(Urtikaria)* im Bereich der Augenlider vorkommen. Wenn tiefere Gewebsschichten im Bereich des Gesichts von der Schwellung betroffen sind spricht man von einem *Quincke-Ödem.* Beispiele für Auslöser sind eine Insektengiftallergie oder eine Nahrungsmittelallergie. Die Behandlung richtet sich danach, welche Beteiligung weiterer Organe im Vordergrund steht (z. B. Asthmaanfall, Kreislaufprobleme), sowie nach dem zugrundeliegenden Auslöser.

Zusammenfassung:

Eine *allergische Bindehautentzündung* äußert sich mit Juckreiz, Augenrötung, Augentränen und Augenbrennen, eventuell verbunden mit einem milchigen Ausfluß. Am häufigsten tritt sie bei einer Pollenallergie im Rahmen eines Heuschnupfens auf.

Kontaktallergien vor allem durch Kosmetika und Medikamente können sich im Bereich der Augenlider mit eventueller Beteiligung der Bindehaut abspielen.

Die *Frühjahrskonjunktivitis* tritt meist bei Jugendlichen vor der Pubertät auf. Sie ist am ausgeprägtesten im Frühjahr und Sommer. Es zeigt sich ein quälender Juckreiz, allergische Auslöser werden meist nicht gefunden.

Die *Riesenpapillenkonjunktivitis* findet sich vor allem bei Trägern von Kontaktlinsen. Sie bildet sich nach Entfernung der Kontaktlinsen zurück.

Die *atopische Keratokonjunktivitis* ist eine seltene Komplikation bei einer seit langer Zeit bestehenden Neurodermitis.

Im Rahmen allergischer Allgemeinreaktionen, beispielsweise bei Insektengift- oder Nahrungsmittelallergien, kann eine *Schwellung der Augenlider* oder sogar des ganzen Gesichtes (Quincke-Ödem) auftreten.

9
Insektengiftallergien

Die fünfjährige Elvira spielt bei herrlichem Wetter draußen im Garten auf der Wiese. Sie ist durstig und holt sich von der Mutter ein Glas Apfelsaft. Nach kurzer Zeit hört Elviras Mutter ein lautes Schreien im Garten. Elvira kommt ins Haus gerannt. Sie hat eine dicke Unterlippe. Die Mutter kann von Elvira noch erfahren, daß eine Wespe herumgeflogen sei und sich auf das Apfelsaftglas gesetzt habe. Plötzlich habe die Unterlippe heftig geschmerzt. Dann fängt Elvira an, sich überall zu kratzen, und die Mutter entdeckt am ganzen Körper rote Flecken. Zudem wird das Gesicht immer dicker.

Die Mutter ruft bei der Kinderärztin an, und diese gibt die Anweisung, sofort in die nahe gelegene Praxis zu kommen. Dort erhält Elvira Antihistaminika-Tropfen. Die Kinderärztin spritzt zusätzlich ein Kortisonpräparat und läßt das Mädchen mit dem Krankenwagen in die Kinderklinik bringen. Dort wird Elvira einen Tag überwacht. Die Symptome bilden sich zum Glück innerhalb der nächsten Stunden zurück.

Die Ärzte erklären den Eltern, daß es sich höchstwahrscheinlich um eine Wespengiftallergie handle. Elvira bekommt eine sogenannte Notfallapotheke mit antiallergischen Tropfen, einem kreislaufstützenden Adrenalin-Spray und einem Kortikoid-Saft. Diese Notfallapotheke muß sie jetzt während der Wespenzeit immer bei sich führen, falls sie wieder gestochen werden sollte.

Nach vier Wochen muß Elvira noch einmal in die Allergiesprechstunde kommen. Es wird ein Hauttest mit verdünntem Bienen- und Wespengift gemacht und Blut abgenommen. Im Hauttest zeigt sich eine deutliche Reaktion gegen Wespengift. Auch das Ergebnis der Blutuntersuchung, das nach einer Woche eintrifft, zeigt stark positive allergieauslösende Antikörper gegen Wespengift, schützende Antikörper sind kaum nachweisbar.

Die Diagnose einer Wespengiftallergie ist damit bestätigt. Elvira muß während der Wespenzeit einige Vorsichtsmaßnahmen beachten. Sie darf nicht barfuß im Gras laufen, keine auffällig bunte Kleidung anziehen und nichts Süßes draußen essen oder trinken. Die Notfallapotheke muß sie, wenn sie nach draußen geht, während dieser Zeit immer mitführen. Die Tests müssen jedes Jahr wiederholt werden, um festzustellen, ob die Stärke der Allergie zu- oder abnimmt. Die Chancen, daß sich die Wespengiftallergie im Laufe der nächsten Jahre verliert, sind gut. Wenn sich die Allergie nicht abschwächen sollte und trotz Notfallapotheke heftige Reaktionen auftreten, muß Elvira eventuell hyposensibilisiert werden.

Welche Insekten lösen in unseren Breiten Allergien aus?

In Mitteleuropa kommen hauptsächlich die *Honigbiene* (Apis mellifica) und die *Wespe* (Gattung Vespula) als Auslöser von bedrohlichen Insektengiftallergien in Betracht. Allergieauslöser ist das jeweilige Insektengift. Zwischen Wespengift und Hornissengift können Kreuzallergien bestehen. Ebenso zwischen dem Gift der Bienen und Hummeln, wobei Hummelstiche sehr selten sind.

Die Honigbiene hat einen dunkelbraunen, leicht behaarten Körper, der Körper der Wespe ist schwarz und gelb gefärbt. Die Zusammensetzung des Bienengifts ist auf der ganzen Erde dieselbe, das

Abb. 9.1: Wespe

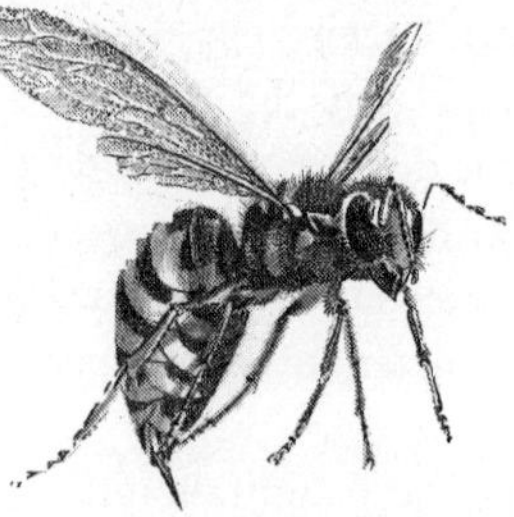

Wespengift kann jedoch auf verschiedenen Kontinenten unterschiedlich sein. In fremden Ländern kann es jedoch zu Kreuzreaktionen z. B. mit Ameisengift kommen.

Insektengifte bestehen aus unterschiedlichen Bestandteilen. Einige Substanzen setzen direkt Histamin frei und bewirken auch bei Nichtallergikern örtliche Reaktionen. Eiweißbestandteile sind für die eigentlichen allergischen Reaktionen verantwortlich.

Die *Häufigkeit* von Insektengiftallergien liegt zwischen 0,4 % und 4 % und dürfte bei Kindern unter 1 % liegen. Verstärkte Lokalreaktionen (Reaktionen an der Einstichstelle) sind mit 10–20 % wesentlich häufiger.

Andere Insekten wie Mücken, Bremsen und Schnaken können zwar auch starke, zum Teil über Tage anhaltende Schwellungen an der Einstichstelle verursachen. Dabei handelt es sich jedoch um eine von Person zu Person sehr unterschiedliche toxische Reaktion des Giftes, zum Teil sind auch immunologische Mechanismen beteiligt. Allergische Allgemeinreaktionen gegen diese Insekten sind extrem selten.

Reaktionen nach einem Insektenstich

Nach einem Insektenstich können *toxische* oder *allergische* Reaktionen auftreten.

Toxische Reaktionen entstehen durch eine direkte Wirkung großer Mengen des Insektengiftes. Es wird geschätzt, daß 100 bis 200

Insektenstiche für ein Kind oder 200 bis 1000 Stiche für einen Erwachsenen über eine direkte Giftwirkung tödlich sein können. Eine solch große Anzahl von Stichen kommt jedoch nur extrem selten zustande.

Allergische Reaktionen sind mit der Bildung allergieauslösender Antikörper gegen das jeweilige Insektengift verbunden. Hierdurch werden körpereigenes Histamin und andere Mittlersubstanzen allergischer Reaktionen freigesetzt.

Welche Symptome können sich nach einem Insektenstich zeigen?

Die Reaktionen auf einen Insektenstich werden je nach Schweregrad eingeteilt in:

Lokalreaktionen

Bei einer *Lokalreaktion* tritt an der Einstichstelle eine Rötung oder Schwellung auf. Dies ist nach den meisten Insektenstichen der Fall und völlig normal.

Verstärkte Lokalreaktion

Bei einer *verstärkten Lokalreaktion* entsteht an der Einstichstelle eine erhebliche Rötung und Schwellung, die sich auf das ganze betroffene Körperglied ausdehnen kann und ihr Maximum frühestens nach 24 Stunden, meist erst am dritten oder vierten Tag nach dem Stich erreicht. Die Erscheinungen klingen innerhalb einiger Tage bis zwei Wochen wieder ab. Das Risiko, daß nach einer verstärkten Lokalreaktion beim nächsten Stich eine schwere Allgemeinreaktion folgt, liegt bei Kindern unter zehn Jahren unter 10 %.

Leichte Allgemeinreaktion

Eine *leichte Allgemeinreaktion* äußert sich in einem von der Einstichstelle entfernten Nesselausschlag (Urtikaria), einer Gesichtsschwellung (Quincke-Ödem), Juckreiz oder leichter Übelkeit. Atemnot oder Kreislaufprobleme bestehen jedoch nicht.

Schwere Allgemeinreaktion

Bei einer *schweren Allgemeinreaktion* treten zu einem Nesselausschlag oder einer Gesichtsschwellung Übelkeit, Erbrechen, Atemnot, Kreislaufkollaps und Schüttelfrost hinzu. Diese Zustände können lebensbedrohlich werden. Todesfälle sind bei Kindern jedoch extrem selten.

Diagnose einer Insektengiftallergie

Anamnese

Wichtig ist die *Anamnese*. Wann ist der Stich aufgetreten, und um welches Insekt hat es sich gehandelt? (Dies kann oft in der allgemeinen Aufregung nicht genau angegeben werden.) In welchen Körperteil hat das Insekt gestochen? In welchem zeitlichen Ablauf zeigten sich welche Symptome? Hat das Insekt einen Stachel hinterlassen, so spricht dies für eine Biene.

Allergietestung

Nach jeder leichten und schweren Allgemeinreaktion nach einem Bienen- oder Wespenstich sollte eine weitere Allergietestung erfolgen, bei Kindern über zehn Jahren auch nach einer verstärkten Lokalreaktion. Durch eine allergische Reaktion werden die allergieauslösenden IgE-Antikörper verbraucht und können unmittelbar nach dem Ereignis nicht mehr nachgewiesen werden. Daher wird die Testung etwa vier Wochen nach dem letzten Stich durchgeführt.

In der Zwischenzeit wird eine Notfallapotheke (siehe unten) verordnet, um bei eventuellen erneut auftretenden Stichen sofort Gegenmaßnahmen treffen zu können.

Bei der Insektengifttestung wird zum einen ein *Intrakutantest* durchgeführt. Hierbei wird verdünntes Bienen- und Wespengift in die Haut gespritzt und die Reaktion nach 15 Minuten mit der Reaktion auf Histamin, das parallel mitgetestet wird, verglichen. Zusätzlich erfolgt eine Blutentnahme. Es werden die allergieauslösenden *IgE-Antikörper* gegen Bienen- und Wespengift bestimmt. Zusätzlich werden meist auch die gegen Bienen- und Wespengift gerichteten *IgG-Antikörper* untersucht. Den spezifischen IgG-Antikörpern wird im Falle bei Insektengiftallergien eine schützende oder blockierende Wirkung zugeschrieben, so daß ein hoher IgG-Antikörperspiegel vor schweren Reaktionen schützen kann.

Aus der gemeinsamen Auswertung der Anamnese sowie der Ergebnisse von Haut- und Bluttests kann mit hoher Wahrscheinlichkeit geschlossen werden, ob auch bei weiteren Stichen heftige allergische Reaktionen zu erwarten sind. Provokationsstiche mit dem jeweiligen Insekt selbst werden heute meist nicht mehr vorgenommen, da heftigste Reaktionen auftreten können und jeder erneute Insektenstich die Allergie verstärken kann.

Was tun bei einer Insektengiftallergie?

Insektenstichen vorbeugen

Folgende Maßnahmen sollten zur Vermeidung von Insektenstichen ergriffen werden:

- Keine süßen Getränke und Speisen im Freien verzehren, vor allem nicht aus einer Büchse trinken, wo leicht eine Biene oder Wespe unbemerkt hineinkriechen kann.
- Im Freien nicht barfuß laufen (Bienen halten sich vor allem in Kleewiesen auf).
- Bei Aufenthalt im Freien keine bunte Kleidung tragen (gelb ist besonders anziehend für Bienen).

- Sollte ein Insekt auftauchen, Ruhe bewahren. Das Schlagen nach dem Insekt fördert seine Bereitschaft zum Stich, vor allem bei Wespen. Diese sprühen bei Angriffen ihr Gift in die Luft, um weitere Wespen heranzulocken und angriffsbereit zu machen.
- Besonders viele Insekten (vor allem Wespen) halten sich in der Nähe von Abfalleimern und unter Bäumen mit Fallobst auf, diese daher meiden.
- Auch Duftstoffe in Parfüms und anderen Kosmetika können Insekten anlocken.

Maßnahmen nach einem Insektenstich

Nach einem Insektenstich kann durch *Kühlung* der Einstichstelle eine eventuell eintretende Schwellung gemildert werden. Bei einer verstärkten Lokalreaktion werden *Antihistaminika* (z. B. Fenistil®, Tavegil®) innerlich eingenommen. Die häufig geübte örtliche Verabreichung von Antihistaminika-Gels wird wegen möglicher allergischer Reaktionen auf das Antihistaminikum inzwischen skeptisch beurteilt.

Notfallapotheke: Treten leichte oder schwere Allgemeinreaktionen auf, wird vom Arzt eine *Notfallapotheke* rezeptiert. Diese enthält ein schnell wirkendes Antihistaminikum in Tropfen- oder Saftform, ein Adrenalin-Spray (z. B. Adrenalin Medihaler®) sowie einen Kortikoid-Saft. Adrenalin ist ein kreislaufstützendes Medikament, das als Spray verabreicht in der Mundschleimhaut gut aufgenommen wird. Es muß also nicht wie bei einem bronchialerweiternden Spray zur Behandlung eines Asthma bronchiale tief inhaliert werden. Die Anwendung kann nach fünf bis zehn Minuten einmal wiederholt werden. Die Anwendung von Adrenalin in Spritzenform ist wesentlich komplizierter und nicht sicherer. Der Kortikoid-Saft hemmt verzögert ablaufende Entzündungs- und Schockreaktionen. Die Notfallapotheke wird am besten in einer Bauchtasche oder einem selbstgenähten Beutelchen mitgeführt. Sie sollte einen gut lesbaren Zettel mit der erforderlichen Dosierung der Medikamente enthalten, damit im Notfall nicht lange überlegt werden muß.

Eine Notfallapotheke für ein zehnjähriges Kind mit einer Wespengiftallergie mit leichter Allgemeinreaktion kann z. B. folgendermaßen aussehen:

- Nach einem Wespenstich sofort 30 Tropfen Fenistil® einnehmen.
- Treten weitere Symptome wie Hautausschlag, Atemnot, Übelkeit, allgemeiner Juckreiz oder Kreislaufprobleme hinzu, zusätzlich

– 3 Spray-Hübe aus dem Adrenalin Medihaler® verabreichen, evtl. nach fünf bis zehn Minuten wiederholen.

– ½ Flasche Celestamine® N 0,5 liquidum trinken.

Bei Auftreten von Allgemeinreaktionen auf jeden Fall Untersuchung beim Arzt!

Hyposensibilisierung

Die Insektengifthyposensibilisierung ist eine anerkannt wirksame Therapie, die jedoch aufwendig und auch nicht ganz ungefährlich ist. Sie wird seit einigen Jahren wieder zurückhaltender als früher eingesetzt. Je jünger das Kind ist, desto besser ist die Chance, daß eine Insektengiftallergie im Laufe einiger Jahre wieder verschwindet. In der Regel wird daher eine Hyposensibilisierungbehandlung nicht sofort nach Diagnosestellung eingeleitet. Das Kind erhält eine Notfallapotheke und wird im Frühjahr vor der Bienen- und Wespensaison nachgetestet. Dadurch wird beobachtet, ob der Sensibilisierungsgrad und damit die Gefahr des Auftretens schwerer Reaktionen abnimmt. Ist im Einzelfall mit einer starken Bienen- oder Wespenexposition zu rechnen (z. B. Bienenstock in der Nachbarschaft) oder treten trotz dieser Vorsichtsmaßnahmen bei weiteren Stichen heftige Reaktionen auf oder ist die Anwendung der Notfallapotheke nicht gewährleistet, so ist eine Hyposensibilisierung zu erwägen.

Die Hyposensibilisierung wird in der Regel als Schnellhyposensibilisierung unter stationären Bedingungen begonnen und dann ambulant weitergeführt. Sie dauert in der Regel mehrere Jahre. Hauttests und IgE- sowie IgG-Antikörper werden regelmäßig kontrolliert. Erst wenn aufgrund dieser Untersuchungen keine Sensibilisierung mehr nachweisbar ist, kann die Therapie beendet werden. Auch nach Beendigung der Hyposensibilisierungsbehandlung müssen zunächst noch weitere Nachkontrollen erfolgen!

Prognose der Bienen- und Wespengiftallergie

Je jünger ein Kind ist, desto besser ist die Chance, daß eine Insektengiftallergie im Verlauf von einigen Jahren wieder verschwindet. Bei Jugendlichen und Erwachsenen ist die Spontanheilungsrate deutlich niedriger und daher die Indikation für eine Hyposensibilisierung großzügiger zu stellen.

Zusammenfassung:

In unseren Breiten kommen als Auslöser von *Insektengiftallergien* hauptsächlich Bienen und Wespen in Betracht. Harmlos ist eine Rötung und Schwellung im Bereich der Einstichstelle (*Lokalreaktion*). Ist diese sehr heftig und breitet sie sich weiter aus, liegt eine *verstärkte Lokalreaktion* vor. Ernst zu nehmen sind *Allgemeinreaktionen* in Form von Nesselausschlag, Gesichtsschwellungen, Atemnot und Kreislaufproblemen. Hier muß auf jeden Fall eine weitere Allergiediagnostik erfolgen, um festzustellen, ob bei weiteren Stichen mit heftigen Reaktionen zu rechnen ist. Ist dies der Fall, wird eine Notfallapotheke verordnet, um im Bedarfsfalle rasch handeln und Schockreaktionen abfangen zu können. Eine Hyposensibilisierung wird bei Kindern nur in speziellen Fällen durchgeführt. Je jünger das Kind ist, desto besser ist die Chance, daß sich eine Insektengiftallergie im Laufe der Jahre wieder abschwächt.

10
Arzneimittelallergie

Der dreijährige Michael hat Schnupfen und Ohrenschmerzen. Der Kinderarzt findet zunächst nur eine leichte Reizung der Trommelfelle und einen Schnupfen, verschreibt Nasentropfen und rät, das Ohr schön warm zu halten. Nach zwei Tagen entwickelt sich aus der Trommelfellreizung doch eine eitrige Mittelohrentzündung mit hohem Fieber, und der Kinderarzt muß einen Penicillinsaft verschreiben.

Michael geht es bereits nach zwei Tagen deutlich besser, das Fieber und die Ohrenschmerzen verschwinden. Am zehnten Behandlungstag bemerkt Michaels Vater einen Hautausschlag zunächst im Brustbereich, der sich innerhalb eines Tages auf den ganzen Körper ausbreitet. Michael kratzt sich gelegentlich, ansonsten geht es ihm gut. Der Vater bringt Michael wieder zum Kinderarzt und ist besorgt, ob der Junge nicht eine Penicillinallergie entwickelt haben könnte. Michael wird gründlich untersucht. Der Kinderarzt kann den Vater beruhigen. Es handle sich um einen sogenannten Amoxicillinausschlag, der sich in etwa 5 bis 10 % aller Behandlungen mit diesem ansonsten sehr gut verträglichen Präparat entwickle. Der Ausschlag sei harmlos und habe mit einer ernstzunehmenden Penicillinallergie nichts zu tun. Infektion und Medikament wirkten zusammen und verursachten den Ausschlag. Falls Michael wieder einmal ein Antibiotikum bräuchte, könne man ohne weiteres dieses oder ein ähnliches Präparat verwenden, ohne ernste Nebenwirkungen befürchten zu müssen. Da Michael bereits zehn Tage lang behandelt worden ist und die Mittelohrentzündung abgeheilt ist, kann das Penicillin abgesetzt werden.

Formen der Arzneimittel-unverträglichkeit

Arzneimittelunverträglichkeit

Der Überbegriff für sämtliche unerwünschten Reaktionen auf Arzneimittel ist die *Arzneimittelunverträglichkeit*. Dahinter verbergen sich eine Vielzahl unterschiedlicher Reaktionen auf Medikamente mit verschiedenen klinischen Symptomen und unterschiedlichen Ursachen und Mechanismen:

Arzneimittelallergie

Eine *Arzneimittelallergie* ist eine Form der Medikamentenüberempfindlichkeit, der allergische Reaktionsabläufe im Immunsystem zugrunde liegen. Ein klassisches Beispiel ist die Penicillinallergie vom Soforttyp mit Hautausschlag, Atemnot und Kreislaufkollaps, welche aber bei Kindern zum Glück extrem selten ist. Voraussetzung für das Entstehen einer Medikamentenallergie ist eine allergische Reaktionsbereitschaft des Körpers.

Toxische Arzneimittelreaktion

Unter einer *toxischen Arzneimittelreaktion* versteht man Nebenwirkungen, die bei einer Überdosierung eines Medikaments auftreten. Eine toxische Medikamentenreaktion ist bei entsprechender Dosierung praktisch bei jeder Person auszulösen. Ein Beispiel ist die Reizung der Magenschleimhaut durch Acetylsalicylsäure (z. B. Aspirin®).

Pseudoallergische Arzneimittelreaktion

Unter dem Begriff *pseudoallergische Arzneimittelreaktion* werden die übrigen, nichtallergischen Überempfindlichkeitsreaktionen auf Medikamente zusammengefaßt. Sie können in ihren Auswirkungen allergischen Reaktionen ähneln. Ein Beispiel ist die Überempfindlichkeitsreaktion auf Acetylsalicylsäure mit Hautausschlag und Atemnot (Acetylsalicylsäureintoleranz).

An welchen Organen kann sich eine Arzneimittelallergie oder Arzeimittelpseudoallergie abspielen?

Eine Medikamentenüberempfindlichkeit in Form einer Allergie oder Pseudoallergie kann sich unabhängig vom auslösenden Mechanismus prinzipiell an allen Organen abspielen. Besonders häufig betroffen ist die Haut, bei schweren Allgemeinreaktionen reagieren meist die Bronchien und das Kreislaufsystem in Form von Atemnot und Kreislaufkollaps mit. Selten kommt es zu einem Abbau von roten Blutkörperchen oder Blutplättchen oder zu anhaltendem Fieber, das erst abfällt, wenn das Medikament abgesetzt wird (Medikamentenfieber). Daneben können spezielle Überempfindlichkeitsreaktionen an Lunge, Leber und Niere ablaufen.

Im folgenden werden einige im Kindes- und Jugendalter wichtige Medikamentenüberempfindlichkeiten besprochen.

Arzneimittelbedingte Hautausschläge

Die häufigste Ursache medikamentenbedingter Hautausschläge bei Kindern und Jugendlichen sind Antibiotika.

Der Amoxicillinausschlag

Was ist ein Amoxicillinausschlag?

Der Amoxicillinausschlag ist eine der häufigsten medikamentenbedingten Hautausschläge im Kindesalter. Er tritt bei etwa 5 bis 10 % der Personen auf, welche dieses Breitspektrumpenicillin einnehmen müssen. Bei Patienten mit Pfeifferschem Drüsenfieber, die Amoxicillin bekommen, zeigt er sich sogar in einer Häufigkeit von 90 %. Er äußert sich meist in roten Flecken und kleinen roten Knötchen. Der Amoxicillinausschlag kann zwar jucken, ist aber nicht gefährlich. Er entsteht durch das Zusammenspiel zwischen verschiedenen Infektionserregern und dem Medikament. Amoxicillin ist z. B. in Amoxypen®, Amoxi-Wolff®, Clamoxyl® u. a. enthalten. Die Diagnose wird durch die Anamnese und den klinischen Verlauf gestellt. Einen zuverlässigen Haut- oder Bluttest gibt es hierfür nicht.

Darf man nach einem Amoxicillinausschlag kein Penicillin mehr einnehmen?

Der Amoxicillinausschlag hat mit einer Penicillinallergie vom Soforttyp, welche lebensbedrohliche Erscheinungen verursachen kann, nichts zu tun. Bei wenig ausgeprägtem Ausschlag kann die antibiotische Behandlung sogar fortgeführt werden. Falls irgendwann später einmal eine erneute Behandlung mit Amoxicillin erforderlich wird, kann dieses Medikament wieder eingesetzt werden mit einem erneuten fünf- bis zehnprozentigen Risiko eines Arzneimittelausschlags.

Arzneimittelausschläge anderer Ursache

Welche anderen Auslöser von Arzneimittelausschlägen gibt es noch?

Neben dem häufigen Amoxicillinausschlag gibt es noch eine ganze Reihe anderer Medikamentenausschläge allergischer und nichtallergischer Art. Weitere Antibiotika wie Cotrimoxazol (z. B. Bactrim®, Cotrim-ratiopharm®, Eusaprim®) können die Ursache sein, ebenso Medikamente gegen Krampfanfälle wie Phenytoin (z. B. Phenhydan®, Zentropil®) oder Carbamazepin (z. B. Sirtal®, Tegretal®, Timonil®), außerdem noch viele andere innerlich einzunehmende Medikamente. Es können sich rote Flecken, Nesselausschlag, Knötchen oder Bläschen zeigen. Es gibt Ausschläge, die bei Einnahme des Medikaments immer an derselben Stelle auftreten (fixes Arzneimittelexanthem).

Durch örtlich verabreichte Medikamente kann eine allergische Kontaktdermatitis entstehen. Wird eine allergische Reaktion an der Haut in Zusammenspiel mit Sonnenlicht ausgelöst, spricht man von einer photoallergischen Reaktion (siehe → Kapitel 6, S. 161 f).

Welche Arzneimittelausschläge sind gefährlich?

Viele Hautreaktionen auf Arzneimittel, insbesondere auf Antibiotika, sind ungefährlich. Hautausschläge durch Medikamente gegen Krampfanfälle müssen ernster genommen werden. Immer wenn neben Hauterscheinungen auch Symptome an anderen Organen wie Atemnot oder Kreislaufschwäche auftauchen, sollten Sie rasch ärztliche Hilfe in Anspruch nehmen. Ebenso wenn sich an der Haut große Blasen bilden (Lyell-Syndrom).

Pseudoallergische Überempfindlichkeitsreaktionen

Bei pseudoallergischen Überempfindlichkeitsreaktionen sind keine allergieauslösenden Antikörper nachweisbar. Sie können jedoch genauso bedrohlich werden wie echte allergische Reaktionen auf Medikamente.

Acetylsalicylsäureintoleranz

> Die siebenjährige Tina wacht am Morgen mit einem stark geschwollenen Gesicht auf. Am Abend zuvor hatte sie wegen Kopfschmerzen eine halbe Tablette Aspirin® eingenommen. Tinas Eltern erschrecken und bringen Tina, da es Wochenende ist, in die nahe gelegene Kinderklinik. Dort wird Tina einen Tag stationär überwacht. Die Gesichtsschwellung bildet sich innerhalb einiger Stunden zurück, weitere Symptome treten nicht auf.
>
> Es wird die Verdachtsdiagnose einer Acetylsalicylsäureintoleranz gestellt. Die Ärzte erklären Tina und ihren Eltern, daß es keinen Blut- oder Hauttest gibt, mit dem diese Reaktion abgeklärt werden könne. Dies sei nur mit einem Belastungstest möglich. Das Mädchen wird zunächst mit der Maßgabe, bestimmte Schmerz- und Fiebermittel auf keinen Fall einzunehmen, entlassen und kommt nach drei Wochen wieder zur Testung auf die Allergiestation. Tina bekommt anfangs nur eine ganz geringe Menge des Medikaments, dann wird die Dosis langsam gesteigert. Zunächst passiert gar nichts. Vierzig Minuten nach Gabe der vierten Dosis tritt jedoch plötzlich eine Gesichtsschwellung und ein Nesselausschlag vor allem an den Händen auf. Durch Gabe von Kortikoiden werden schwerwiegendere Reaktionen abgefangen, der Ausschlag bildet sich langsam zurück. Die Diagnose ist nun eindeutig: Acetylsalicylsäureintoleranz.

Tina bekommt einen Allergiepaß, in dem die Acetylsalicylsäure und einige weitere verbotene Medikamente verzeichnet sind. Diesen Ausweis muß sie bei jedem Arzt, der sie nicht kennt, vorlegen, damit sie keine Medikamente aus dieser Gruppe erhält. In einigen Wochen wird sie nochmals auf die Allergiestation kommen. Es muß dann noch ein Ausweichpräparat ausgetestet werden, auf das Tina zurückgreifen kann, wenn sie ein Fieber- oder Schmerzmittel braucht.

Was ist eine Acetylsalicylsäureintoleranz?

Die Acetysalicylsäureintoleranz ist eine Form der pseudoallergischen Arzneimittelüberempfindlichkeit ohne Beteiligung von allergieauslösenden Antikörpern. Weitere Beispiele sind Reaktionen auf Röntgenkontrastmittel oder Mittel zur örtlichen Betäubung. Die Acetylsalicylsäure ist eines der bekanntesten Schmerz-, Fieber- und Rheumamittel (z. B. Aspirin®, ASS-ratiopharm®, daneben in vielen Kombinationspräparaten enthalten).

Typischerweise kommt es zu einem Nesselausschlag, einer Gesichtsschwellung (Quincke-Ödem) und Atemnot. Besonders gefährdet sind Personen mit Asthma bronchiale, diese sollten daher grundsätzlich keine Acetylsalicylsäure einnehmen. Die Diagnose kann nur durch einen Belastungstest geklärt werden, Hauttests oder Bluttests sind hier nicht aussagekräftig. Die Symptome einer Acetylsalicylsäureintoleranz müssen mit Kortikoiden abgefangen werden, Antihistaminika sind bei dieser Form der Medikamentenüberempfindlichkeit nicht sehr wirksam. Die Acetylsalicylsäure muß streng gemieden werden. Zu achten ist auch auf Kreuzreaktionen mit anderen Schmerz- und Rheumamitteln (den sogenannten nichtsteroidalen Antirheumatika).

Wie diagnostiziert man Arzneimittelallergien?

Entscheidend ist die Medikamentenanamnese. Medikamente, die Kontaktallergien auslösen, können mit dem Pflastertest ausgetestet werden. Bei einem klassischen Amoxicillinausschlag erübrigt sich eine weitere Testung. Für einige wenige Medikamente wie Penicillin gibt es einen RAST, der jedoch nicht sehr zuverlässig ist. Oft sind es nämlich nicht die Ursprungssubstanz, sondern Ab- und Umbauprodukte des Medikaments, die erst im Körper entstehen, welche die Überempfindlichkeitsreaktionen hervorrufen.

Auch Hauttests (Pricktest und Intrakutantest) sind in der Regel aus diesem Grunde nicht sehr aussagekräftig, routinemäßig durchgeführt werden sie z. B. bei der Penicillinallergie vom Soforttyp oder bei Reaktionen auf Mittel zur örtlichen Betäubung. Ein negativer Hauttest schließt in diesen Fällen eine schwere Reaktion auf das Arzneimittel mit hoher Wahrscheinlichkeit aus. Ein positiver Test bedeutet jedoch nicht in jedem Fall, daß bei erneuter Medikamenteneinnahme eine schwere Reaktion eintritt. Oft bleibt zur Klärung nur die Provokation mit dem angeschuldigten Medikament.

Pseudoallergische Reaktionen können nur durch eine Provokation abgeklärt werden, da bei dieser Reaktionsform keine Antikörper im Blut gebildet werden, die nachgewiesen werden könnten. Der Einsatz von Provokationstests ist jedoch bei schweren Reaktionen in der Vorgeschichte gut zu überlegen und darf dann nur unter optimaler Überwachung geschehen.

Behandlung von Medikamentenallergien

Bei ernsteren Überempfindlichkeitsreaktionen dürfen das auslösende Medikament sowie eventuell chemisch verwandte Substanzen nicht mehr angewendet werden. Bei einem Medikamentenausschlag kann der Juckreiz mit Antihistaminika gelindert werden, bei Asthmaanfällen oder Kreislaufschock ist eine Notfalltherapie mit bronchialerweiternden und kreislaufstabilisierenden Medikamenten erforderlich. Der Betroffene erhält einen Allergiepaß, den er bei jeder Behandlung bei einem fremden Arzt vorlegen muß.

Vorbeugung von Arzneimittelallergien

Medikamente sind in vielen Situationen lebensrettend und lebenserhaltend. Manche Medikamente können jedoch auch ernste Nebenwirkungen verursachen. Man muß sich daher immer auch fragen, ob bei leichteren Störungen unbedingt ein Medikament eingesetzt werden muß, z. B. bei Fieber, welches das Kind nicht oder nur wenig beeinträchtigt. Vor allem bei Kindern kann man unter Kontrolle und Überwachung des Arztes in vielen Fällen auf die enormen Selbstheilungskräfte des Organismus bauen.

Auf der anderen Seite darf durch eine übertriebene Ablehnung von Medikamenten eine notwendige Behandlung nicht versäumt werden, beispielsweise die Behandlung von Krampfanfällen oder einer Scharlacherkrankung. Der kompromißlose Verweis auf Naturheilmittel hilft auch nicht unbedingt weiter: auch Naturheilmittel können starke Allergieauslöser sein wie beispielsweise bestimmte Kamillearten.

Wichtig zu wissen ist auch, daß das Allergierisiko in Abhängigkeit von der Verabreichungsform eines Medikaments unterschiedlich ist. Das geringste Risiko besteht bei der innerlichen Einnahme als Tablette, Saft oder Tropfen. Es steigt über die Verabreichung in die Vene (intravenös), in die Muskulatur (intramuskulär), in und unter die Haut (intrakutan und subkutan) bis zur örtlichen Anwendung stetig an. Bei der örtlichen Anwendung muß daher besonders kritisch darauf geachtet werden, ob ein Medikament ein hohes Sensibilisierungsrisiko beinhaltet; Penicilline und Sulfonamide sollen beispielsweise aus diesem Grund nicht örtlich eingesetzt werden. Man weicht daher bei Hautinfektionen entweder auf andere desinfizierende oder keimabtötende Substanzen aus oder führt eine innerliche Behandlung durch.

Zusammenfassung:

Bei Kindern und Jugendlichen kommen die meisten *Medikamentenüberempfindlichkeitsreaktionen* in Form von Hautausschlägen im Rahmen einer antibiotischen Behandlung vor. Der häufigste Auslöser ist das Amoxicillin. Diese Hautausschläge sind jedoch meist harmlos und zwingen nicht unbedingt zum Absetzen des Medikaments. Treten jedoch Allgemeinsymptome wie Atemnot und Kreislaufschwäche oder eine Blasenbildung an der Haut auf, muß rasch ärztliche Hilfe in Anspruch genommen werden. Besonders für Asthmatiker bedeutsam ist die Acetylsalicylsäureintoleranz. Nach Einnahme von Acetylsalicylsäure (z. B. Aspirin®) kommt es zu einem Nesselausschlag, Gesichtsschwellung und Atemnot. Asthmatiker sollten daher generell keine Acetylsalicylsäure einnehmen.

11
Fraglich allergisch ausgelöste Erkrankungen

Es gibt einige Erkrankungen, als deren Ursache auch allergische Auslöser vermutet werden. Oft handelt es sich dabei um Erkrankungen, für welche eine Vielzahl unterschiedlicher Ursachen in Frage kommen. Daher ist es oft sehr schwierig, dem eigentlichen Auslöser auf die Spur zu kommen.

Das hyperaktive Kind (hyperkinetisches Syndrom)

Wie äußert sich ein hyperkinetisches Syndrom?

Beim hyperkinetischen Syndrom stehen drei Beschwerdekomplexe im Vordergrund:

Motorische Unruhe

Hyperaktive Kinder sind ruhelos, zappelig, in ihren Aktivitäten überschießend und wenig zielgerichtet.

Konzentrationsstörung

Die Kinder sind unkonzentriert, durch neue Reize leicht ablenkbar, leicht ermüdbar und können sich nur kurze Zeit konzentrieren, sie führen nichts zu Ende. Viele hyperaktive Kinder haben Teilleistungsstörungen, das heißt Schwächen auf zum Teil eng umgrenzten Gebieten wie z. B. eine Rechenschwäche.

Affektstörung

Hyperaktive Kinder sind leicht reizbar und verstimmbar, ihre Stimmungen wechseln rasch, sie neigen zu Wutausbrüchen, haben eine geringe Frustrationstoleranz.

Alle genannten Symptome können einzeln oder in Kombination miteinander auftreten. Es kommt zu Komplikationen in der sozialen Entwicklung und zu Problemen in der Schule.

Was sind die Ursachen des hyperkinetischen Syndroms?

Das hyperkinetische Syndrom kann ganz verschiedene Ursachen haben, welche recht kontrovers diskutiert werden. Neben einer erblichen Veranlagung werden folgende Ursachen vermutet: psychische Auslöser (z.B. in Form einer Mutter-Kind-Beziehungsstörung), mangelnde Anregung in einer sozial ungünstigen Umgebung, psychische Erkrankungen, Hirnschädigungen (während der Schwangerschaft, bei und nach der Geburt), Rauchen und Alkoholmißbrauch in der Schwangerschaft, Stoffwechselstörungen (z.B. Störungen im Zuckerstoffwechsel oder Eiweißstoffwechsel), ein Ungleichgewicht anregender und hemmender Impulse im Stoffwechsel der Hirnzellen, Medikamenteneinwirkungen (z.B. Mittel gegen Krampfanfälle), Vergiftungen (z.B. Blei), Nahrungsmittelallergien und -pseudoallergien und andere.

Versuche zur Beeinflussung des hyperkinetischen Syndroms über die Nahrung

Feingold-Diät

In den 70er Jahren wurden in den USA von *Feingold* Farb- und Konservierungsstoffe in der Nahrung als Ursache des hyperkinetischen Syndroms angeschuldigt. Die zur Therapie eingesetzte Feingold-Diät ohne Farb- und Konservierungsstoffe fand weite Verbreitung, obwohl von Feingold selbst keine kontrollierten Studien zum Beweis seiner Theorie durchgeführt worden sind. Später veranlaßte kontrollierte Studien konnten den von Feingold vermuteten Zusammenhang nicht bestätigen. Nur einige wenige Patienten zeigten eine Besserung.

Phosphatarme Diät

Ein weiterer Versuch, hyperkinetisches Verhalten über eine Diät zu beeinflussen, war die Propagierung der sogenannten phosphatarmen Diät. Dahinter steckte der Gedanke, daß hyperkinetisches Verhalten durch einen zu hohen Phosphatgehalt in der Nahrung ausgelöst würde. Auch diese Theorie konnte in kontrollierten Studien (z. B. der Mainzer Studie) nicht bestätigt werden. Eine extrem phosphatarme Diät führt zu Mangelerscheinungen. Die Regulationsfähigkeit des Darmes ist jedoch enorm. Bei einer eingeschränkt phosphatarmen Diät kann der Darm die Phosphataufnahme beträchtlich steigern, so daß die effektive Phosphataufnahme gleich bleibt.

«Zuckerallergie»

Ähnliche Symptome wie beim hyperkinetischen Syndrom wurden einer «Zuckerallergie» zugeschrieben. Auch diese Vermutung konnte in kontrollierten Studien nicht bestätigt werden.

Unterzuckerungszustände können Schweißausbrüche, Zittrigkeit und Schläfrigkeit bis zum Koma auslösen. Sie können im Rahmen von verschiedenen Stoffwechselerkrankungen auftreten, haben aber mit einer Zuckerallergie nichts zu tun.

Oligoantigene Diät

Eine oligoantigene Diät ist eine in ihrem Allergengehalt reduzierte Diät, bei der im Einzelfall ganz unterschiedliche Nahrungsmittel aus der Nahrung entfernt werden. Sie hat in einzelnen Untersuchungen bei einer gewissen Anzahl von Kindern zu einer Besserung hyperkinetischer Symptome sowie Kopfschmerzen geführt.

Es werden dabei entweder nach Symptomtagebuch und/oder Allergietestungen als allergen oder symptomauslösend vermutete Nahrungsmittel wie Milch, Ei und andere aus der Nahrung weggelassen. Ohne gezielte Hinweise auf einen bestimmten Auslöser wird mit einer oligoantigenen Basisdiät begonnen und vorsichtig Schritt für Schritt ein Nahrungsmittel nach dem anderen wieder eingeführt, bis Symptome auftreten.

Die hauptsächlichen Nahrungsmittel, auf welche die Kinder in einer dieser Untersuchungen reagiert haben, waren in absteigender Häufigkeit aufgeführt: Farb- und Konservierungsstoffe, Kuhmilch, Schokolade, Trauben, Weizen, Zitrusfrüchte, Käse, Ei, Erdnüsse, Mais, Fisch, Hafer, Melonen und Tomaten.

Die Mechanismen, wie diese Nahrungsmittel und Nahrungsmittelzusätze sich auf das Verhalten auswirken sollen, sind weitgehend ungeklärt. Neben allergischen Mechanismen mit einer Beteiligung des Immunsystems können eine ganze Reihe anderer Ursachen eine Rolle spielen: pseudoallergische Reaktionen, Enzymdefekte mit einer gestörten Weiterverarbeitung bestimmter Nahrungsmittel, Einflüsse auf den Stoffwechsel der Botensubstanzen der Gehirnzellen und andere. Daneben sind auch psychologische Faktoren, z. B. über eine vermehrte Zuwendung zum Kind, zu diskutieren.

Die Behandlung mit einer oligoantigenen Diät ist äußerst aufwendig, kostspielig und sozial einschneidend. Am Anfang kann ein Krankenhausaufenthalt erforderlich sein, und je nach Diätform kann unter Umständen praktisch keine normale Nahrung mehr gegessen werden. Hier besteht bei einer extrem einseitigen Diät natürlich auch die Gefahr einer Mangelernährung. Kritiker sehen auch die Gefahr, daß das vielschichtige Problem hyperaktiver Kinder zu sehr auf Ernährungs- und Stoffwechselvorgänge eingeengt wird. Weitere Untersuchungen müssen den Stellenwert dieser Therapieform klären. Andere Therapieansätze wie persönliche Zuwendung, gezielte Förderung von Teilleistungsstörungen oder verhaltenstherapeutische oder medikamentöse Maßnahmen dürfen nicht versäumt werden.

Auch die Beobachtung, daß allergische Erkrankungen bei hyperaktiven Kindern vermehrt auftreten sollen, bedarf noch der Überprüfung an größeren Patientengruppen. Gemeinsame Ursachen für die Hyperaktivität und atopische Erkrankungen werden im Stoffwechsel der Botenstoffe des Nervensystems vermutet, wobei eine gesteigerte Unruhe natürlich auch die Folge der atopischen Erkrankung sein kann.

Kopfschmerzen

Kopfschmerzen sind ein häufiges Symptom in der Allgemeinbevölkerung bei Erwachsenen und Kindern. Auch hier sind die Ursachen vielfältig, die häufigste Ursache auch bei Kindern sind die sogenannten Gefäßkopfschmerzen.

Allergien der oberen Atemwege können über eine Anschwellung der Schleimhäute der Nasennebenhöhlen, z. B. bei einem Heuschnupfen, Kopfschmerzen verursachen. Jedoch auch bei allergischen Erkrankungen eingesetzte Medikamente wie Theophyllin oder Beta-Mimetika sind in der Lage, Kopfschmerzen auszulösen.

Daneben können Nahrungsmittel Kopfschmerzen verursachen. Die beteiligten Mechanismen sind nicht vollständig bekannt. Bestimmte Nahrungsmittel (z. B. Wein, Käse, Thunfisch) können Histamin und andere Botenstoffe, welche Kopfschmerzen auslösen, sowie Substanzen, die Histamin freisetzen, enthalten. Es handelt sich hierbei um pseudoallergische Reaktionen.

Außerdem werden echte allergische Reaktionen vermutet. Versuche mit hypoallergenen Diäten konnten bei einem Teil der Patienten mit Migräne die Kopfschmerzen zum Verschwinden bringen. Auch hier sind weitere Untersuchungen erforderlich.

Chronisches Müdigkeitssyndrom

Auch chronische Müdigkeit und Abgeschlagenheit wurde allergischen Auslösern zugeschrieben. Ohne Zweifel kann bei verschiedenen allergischen Erkrankungen das Allgemeinbefinden reduziert sein oder durch eine Störung des Schlaf-Wach-Rhythmus eine Erschöpfung eintreten. Ebenso können zur Behandlung allergischer Erkrankungen verwendete Medikamente (z. B. Antihistaminika) Müdigkeit verursachen. Es liegen jedoch keine Hinweise dafür vor, daß diese Symptome primär allergisch bedingt sind, exakte Studien sind hierzu nicht durchgeführt worden. Gesichert sind hingegen Zusammenhänge mit bestimmten Virusinfektionen wie dem EBV-Virus und dem HSV6-Virus.

Zusammenfassung:

Zur Behandlung des *hyperkinetischen Syndroms* wurden verschiedene Diätformen propagiert (Feingold-Diät ohne Farb- und Konservierungsstoffe, phosphatarme Diät, zuckerfreie Diät), die in kontrollierten Studien bei der überwiegenden Anzahl der betroffenen Kinder ihre Wirksamkeit nicht unter Beweis stellen konnten. In letzter Zeit laufen Untersuchungen mit der sogenannten oligoantigenen Diät, bei der nach Symptomtagebuch und/oder Allergietestungen unterschiedliche Nahrungsmittelbestandteile aus der Nahrung entfernt werden.

Die Wirkungsmechanismen und der Stellenwert dieser aufwendigen Behandlungsform sind noch unklar. Auch der Zusammenhang zwischen atopischen Erkrankungen und Hyperaktivität muß noch genauer erforscht werden.

Bei *Kopfschmerzen* können pseudoallergische Mechanismen (z. B. histaminhaltiger Käse), in geringerem Umfang auch allergische Auslöser beteiligt sein.

Es gibt keine Hinweise dafür, daß das *chronische Müdigkeitssyndrom* primär allergisch ausgelöst wird.

TEIL C:

Spezielles

12
Allergieauslöser näher betrachtet

In Kapitel 1 haben Sie einen Überblick über die häufigsten Allergieauslöser (= Allergene) bekommen. Im folgenden sollen *Pollen, Milben, Tiere, Schimmelpilze* und *Nahrungsmittel* näher besprochen werden. Sie werden erfahren, wo diese Allergene häufig anzutreffen sind, welche Eigenschaften sie haben und wie man sich vor ihnen schützen kann.

Pollen

Funktion und Eigenschaften der Pollen

Pollen (= Blütenstaub) sind bei höheren Pflanzen die Träger des männlichen Erbguts. Sie können jahreszeitlich wechselnde Beschwerden wie Heuschnupfen, allergische Bindehautentzündung, Asthma bronchiale sowie Schübe einer Neurodermitis auslösen. Der Blütenstaub wird nicht nur von den Bienen transportiert, sondern auch durch den Wind aufgewirbelt und unter Umständen kilometerweit durch die Luft getragen. In der stammesgeschichtlichen Entwicklung der Pflanzen war die ursprüngliche Bestäubungsart die Bestäubung durch den Wind. Zur optimalen Pflanzenvermehrung werden daher große Mengen an Pollen produziert, welche sich gleichmäßig in der Luft verteilen und möglichst lange schweben können müssen. Die Pollenzahlen sind enorm: Eine Roggenähre enthält etwa 4,2 Millionen Pollenkörner, ein Haselnußstrauch ungefähr 600 Millionen. Bis zu einer Höhe von 1000 Metern sind Pollen regelmäßig anzutreffen, in 5000 Meter Höhe praktisch nicht mehr.

Abb. 12.1: Pollen, wie sie sich unter dem Rasterelektronenmikroskop zeigen: a) Hängebirke, b) Beifuß, c) Spitzwegerich

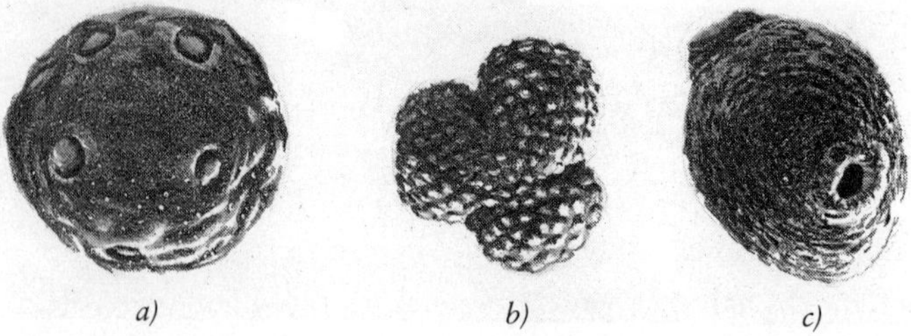

Die Pollenkörner haben meist rundliche oder ovale Formen und besitzen zum Schutz des Erbguts zwei Hüllen (siehe →Abb. 12.1). Allergieauslösend sind Eiweißbestandteile im Inneren der Pollenkörner, welche nach einem Kontakt mit den Schleimhäuten von Nase oder Auge freigesetzt werden. Umweltschadstoffe können die Freisetzung des allergenen Materials aus dem Inneren der Pollen fördern (siehe →Kapitel 2, S. 28). Die Pollen haben eine Größe zwischen 5 und 60 µm. Ab einer Größe von über 10 µm werden sie fast völlig in der Nase abgefangen und gelangen nicht mehr in die Bronchien.

Die Beschwerden verschlechtern und bessern sich je nach Pollenflug

Der Pollenflug zeigt von Pflanze zu Pflanze unterschiedliche *jahreszeitliche Schwankungen*, jedoch auch deutliche *tageszeitliche Unterschiede*, welche wiederum bei verschiedenen Pollenarten verschieden sind. Die jahreszeitlichen Schwankungen können *Pollenflugkalendern* (siehe →Abb. 12.2) entnommen werden. Dabei ist jedoch zu beachten, daß es von Jahr zu Jahr gewisse Verschiebungen in der Blütezeit geben kann. Davon sind vor allem frühblühende Bäume wie die Erle betroffen. Hingegen ist die Blütezeit der Wiesengräser recht konstant. Ebenso sind *regionale Unterschiede* durch

Abb. 12.2: Pollenflugkalender

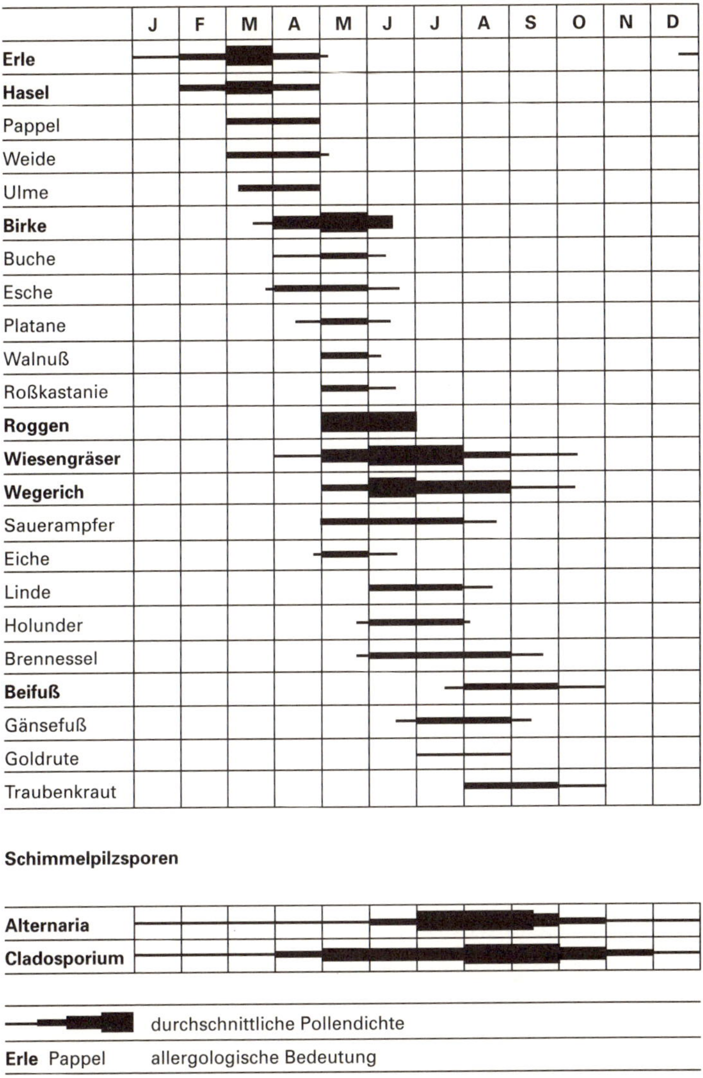

das Vorherrschen unterschiedlicher Pflanzenarten in verschiedenen geographischen Regionen zu beachten. Ein aktuellerer Zustandsbericht als aus dem Pollenflugkalender kann über die *Pollenwarndienste* erhalten werden: per Telefon, über im Rundfunk durchgegebene oder in Tageszeitungen abgedruckte Meldungen. Die Pollen werden für diese Pollenflugberichte in sogenannten Pollenfallen gesammelt und gezählt. Jedoch geben auch diese Berichte nur ein grobes regionales Raster ab.

Bei den tageszeitlichen Schwankungen gibt es Unterschiede zwischen Stadt und Land. Auf dem Land sind vor allem in Wiesengebieten die höchsten Pollenkonzentrationen tagsüber und nachts meßbar mit einem Abfall am Abend. In Großstadtgebieten bestehen meist hohe Pollenkonzentrationen tagsüber mit Spitzen am Abend und in der ersten Nachthälfte, um dann in der zweiten Nachthälfte wieder abzufallen.

Langanhaltende Schönwetterperioden fördern den Pollenflug. Vor einem Gewitter ist die Pollenkonzentration besonders hoch, nach einem Dauerregen am niedrigsten.

Welche allergologische Bedeutung haben die verschiedenen Pollenarten?

Die allergologische Bedeutung der einzelnen Pollenarten ist sehr unterschiedlich (siehe Pollenflugkalender →Abb. 12.2). Durch ähnliche Strukturen im allergieauslösenden Eiweißmaterial kann es zu *Kreuzallergien* zwischen verschiedenen Pollen kommen. Kreuzallergie bedeutet, daß man nicht nur auf das Allergen, das zu Sensibilisierung geführt hat, allergisch reagiert, sondern auch auf andere Allergene mit ähnlichem Aufbau. Dies gilt sowohl innerhalb einer Pflanzenfamilie, z. B. verschiedenen Gräsern, als auch zwischen unterschiedlichen Pflanzenfamilien, z. B. zwischen Kräuterpollen und Gewürzen oder Pollen und Obst.

Es können *drei Hauptquellen von Pollen* mit verschiedenen Flugzeiten unterschieden werden:

- *Bäume*, welche im Frühjahr blühen (sogenannte Frühblüher)
- *Gräser und Getreide* mit Blütezeit im Sommer und
- *Kräuter* mit Blütezeit im Frühherbst.

Bäume

Die allergologisch bedeutungsvollsten *Bäume* in Mitteleuropa sind:

- *Birke:*
  Hauptblütezeit April und Mai,
  wichtigstes Baumpollenallergen von großer Aggressivität,
  häufig Kreuzallergie mit Erle und Hasel.
- *Erle* (Schwarzerle, Grauerle):
  Hauptblütezeit Februar und März mit starken Schwankungen,
  meist Kreuzallergie mit Birke und Hasel.
- *Haselnuß:*
  Hauptblütezeit Februar und März,
  häufig Kreuzallergie mit Birke und Hasel,
  verwandt mit der Hainbuche, deren Pollen jedoch eine geringe Aggressivität besitzen.

Buche und Eiche blühen etwas später:

- *Buche:*
  Hauptblütezeit Mai,
  sehr häufig Kreuzallergien zu Gräsern und Eiche,
  Pollenmenge schwankt im Laufe der Jahre stark (viel Pollen in sog. Bucheckernjahren)
- *Eiche:*
  Hauptblütezeit Mai,
  häufig Kreuzallergien zu Buche, Birke, Erle und Hasel.

Nadelbäume lösen trotz großer Pollenmengen nur selten allergische Reaktionen aus, da ihre Pollen sehr groß sind und nicht inhaliert werden.

Gräser- und Getreidepollen

Gräser- und Getreidepollen haben eine hohe Kreuzallergierate durch ähnliche Antigenstrukturen und werden daher gemeinsam besprochen. Die wichtigsten Arten sind:

- *Roggenpollen:*
  Hauptblütezeit Mai und Juni,
  sehr aggressives Allergen,
  werden in großen Mengen über weite Entfernungen verbreitet.
- *Wiesengräser:*
  in Mitteleuropa am wichtigsten: Wiesenlieschgras,
  Knäuelgras, Wiesenrispengras, Glatthafer,
  Wiesenschwingel, Wiesenfuchsschwanzgras,
  Hauptblütezeit Mai bis August,
  hohe Kreuzallergierate zwischen den einzelnen Gräsern.

Kräuter

Die allergologisch wichtigsten *Kräuter* sind:

- *Beifuß:*
  Hauptblütezeit August und September,
  viermal aggressiver als Gräserpollen,
  häufig Kreuzallergien mit Nahrungsmitteln (Sellerie und Gewürzen)!
  Kreuzallergie mit dem Traubenkraut (= Ragweed), einem sehr aggressiven Allergen, das z. B. in den USA große Probleme macht.
- *Brennessel:*
  Hauptblütezeit Juli und August,
  große Pollenmengen von geringer Aggressivität,
- *Wegerich:*
  relativ kontinuierliche Blütezeit von Mai bis August,
  nicht sehr aggressives Allergen, verursacht jedoch Beschwerden über den ganzen Sommer.

Ratschläge für Pollenallergiker

Eine vollständige Vermeidung des Pollenkontaktes ist für den Pollenallergiker natürlich unmöglich, da Pollen kilometerweit durch die Luft getragen werden und somit praktisch allgegenwärtig sind. Da sich etwa ein Drittel der außerhäuslichen Pollenkonzentration auch im Haus findet und auch einmal gelüftet werden muß, nützt es auch nichts, nur den ganzen Tag zu Hause zu sitzen. Dies gilt vor allem auch für Kinder mit ihrem enormen Bewegungsdrang. Es gibt jedoch einige wichtige Regeln, die den Pollenkontakt einzuschränken imstande sind:

- Voraussetzung für das rechtzeitige Ergreifen von geeigneten Maßnahmen ist die *Kenntnis des aktuellen Pollenfluges. Pollenwarndienste* per Telefon oder in Rundfunk und Tageszeitungen sowie *Pollenflugkalender* können nur eine grobe Orientierung über den am Wohnort des Betroffenen aktuell vorherrschenden Pollenflug geben. Es ist daher sehr nützlich, sich mit den Pflanzen, auf die man selbst oder die Kinder allergisch reagieren, vertraut zu machen und die *Pflanzenblüte in der eigenen Umgebung zu beobachten.* Preiswerte Pflanzenbestimmungsbücher geben hier gute Hilfestellungen. Die Rufnummer der telefonischen Pollenflugvorhersage zum Ortstarif lautet: (0) 1 16 01.
- *Hohe Pollenkonzentrationen* sind nach ausgedehnten *Schönwetterperioden* zu erwarten.
- Die *niedrigsten Pollenkonzentrationen* bestehen nach einem *ausgedehnten Regen.* Am besten diese Zeit für einen Aufenthalt im Freien nutzen.
- Die *Wohnung* während der stärksten Pollenflugzeit *nur kurz lüften*, möglichst bei geringer Luftbewegung. Im Unterschied zum Land werden in Städten auch abends und in der ersten Nachthälfte noch hohe Pollenkonzentrationen erreicht. Prinzipiell ist es vorteilhaft, das Schlafzimmer auf die windabgewandte und kühle Hausseite zu legen.
- Bei starker Sensibilisierung *blühende Wiesen und Felder meiden.* Die Allergenbelastung aus dem eigenen Rasen kann durch einen

regelmäßigen Rasenschnitt, den allerdings eine nicht auf Pollen allergische Person durchführen sollte, gemindert werden.

- Bei starkem Pollenflug nach längerem Aufenthalt im Freien *Gesicht und Haare waschen*, evtl. duschen. Pollen aus den Haaren werden sonst an das Kopfkissen abgegeben und während des Schlafes eingeatmet.
- Während der Hauptpollenflugzeit *Kleidungsstücke*, welche draußen getragen wurden, *nicht im Schlafbereich lagern*. Dies gilt natürlich für die Kleidung aller im selben Raum schlafenden Personen.
- Bestehen die Symptome nur während eines engbegrenzten Zeitraumes, kann durch eine geeignete *Urlaubsplanung* die persönliche Pollenexposition während der Hauptpollensaison deutlich vermindert werden. Geeignet sind das pollenarme Hochgebirge ab 1500 bis 2000 Meter Höhe oder ein Aufenthalt am Meer (z. B. Nordseeinseln). Bei einer Sensibilisierung gegen viele Pollenarten kann damit allerdings nur eine kurzfristige Linderung erreicht werden.
- Bei Autofahrten durch die freie Natur Autofenster schließen und Lüftung ausschalten. Pollenfilter im Auto sind in ihrer Effektivität umstritten. Beim Einschalten können große Pollenmengen wieder freigesetzt werden.
- Andere *unspezifische Reize wie Rauchen sind auszuschalten*, da sie zu einer zusätzlich Reizung der Schleimhäute von Nase, Bronchien und Augen führen. Chronische Mittelohrergüsse sind bei allergischen Kindern, deren Eltern rauchen, besonders häufig und hartnäckig!

Kreuzallergien mit Nahrungsmitteln

Eine ganze Reihe von Pollen zeigt Kreuzallergien mit verschiedenen Nahrungsmitteln. Dies bedeutet, daß sich beispielsweise zu einer Birkenpollenallergie eine Apfelallergie hinzugesellen kann. Die verschiedenen Kreuzreaktionen sind in → Kapitel 7, S. 193 aufgeführt.

Zusammenfassung:

Pollen (= Blütenstaub) sind bei höheren Pflanzen die Träger des männlichen Erbguts und werden vom Wind kilometerweit durch die Luft getragen. Sie haben eine Größe von 5 bis 60 µm und meist eine rundliche oder ovale Form. Das allergieauslösende Material befindet sich im Inneren der Pollen. Pollen können vor allem Heuschnupfen und ein allergisches Asthma bronchiale auslösen. Die wichtigsten Pollenquellen sind Bäume, Gräser und Getreide sowie Kräuter. Der Pollenflug unterliegt tages- und jahreszeitlichen Schwankungen. Die Hauptpollenflugzeiten können Pollenflugkalendern oder den Pollenwarndiensten entnommen werden. Durch entsprechende Vorsichtsmaßnahmen kann man den Pollenkontakt zwar nicht ganz ausschalten, jedoch zumindest reduzieren.

Ergänzende Literatur:

Horak, F., Jäger, S.: Urlaubsberater für Pollenallergiker. Wien 1985 (Orac)
(Informiert über den Pollenflug in den europäischen Urlaubsländern)

Hausstaubmilben

Was sind Milben?

Milben sind mikroskopisch kleine Lebewesen von 0,1 bis 0,5 mm Größe, welche weltweit verbreitet sind (siehe →Abb. 12.3). Nicht die Milben selbst lösen Allergien aus, sondern Eiweißbestandteile im *Milbenkot*. Der Milbenkot ist auch das Hauptallergen im Hausstaub. Die zahlenmäßig am häufigsten anzutreffenden Milben sind die *Hausstaubmilben* (Dermatophagoides pteronyssinus und Dermatophagoides farinae), in geringerer Zahl kommen auch *Vorratsmilben* und *Raubmilben* vor. Milben können Dauerschnupfen und Asthma auslösen sowie eine Neurodermitis verschlechtern.

Abb. 12.3: Hausstaubmilbe

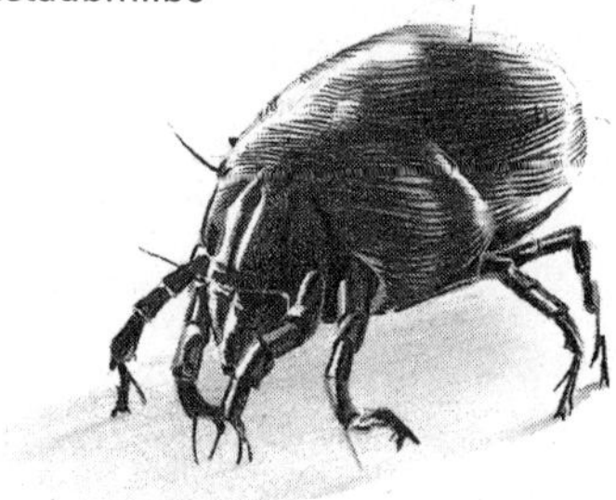

Wo fühlen sich Milben wohl?

Milben gibt es in mehr oder weniger großer Anzahl außer im Hochgebirge in jedem Haushalt. Die Milben ernähren sich von organischem Material wie menschlichen Hautschuppen, welche sich in großer Menge vor allem im Bett ansammeln. Am meisten Milben finden sich daher im Schlafzimmer in der Matratze, weniger im Bettzeug und im Teppichboden. Außerhalb der Schlafräume sind Polstermöbel der Hauptaufenthaltsort. Tierhaltung in der Wohnung fördert das Milbenwachstum.

Was brauchen Milben sonst noch zum Leben?

Eine unabdingbare Voraussetzung für ihr Gedeihen ist eine Luftfeuchtigkeit von über 60%. Milben lieben Temperaturen zwischen 20 und 30° Celsius. Daher ist das Vorkommen der Milben örtlichen und saisonalen Schwankungen unterworfen. Die Hauptvermehrungszeit der Milben ist der Sommer. Dennoch erreichen die durch eine Milbenallergie hervorgerufenen Beschwerden im Herbst den Höhepunkt, weil sich zu dieser Zeit viel Milbenkot angesammelt hat.

Da beim Beheizen der Räume der Luft Feuchtigkeit entzogen wird, die relative Luftfeuchtigkeit also sinkt, nimmt die Milbenzahl bei kalten Außentemperaturen in geheizten Räumen ab. Kurzfristige Trockenperioden können überlebt werden, jedoch nicht eine Luftfeuchtigkeit unter 45%. Bei Außentemperaturen unter 2° Celsius wird dieser Wert unterschritten. Das ist auch der Grund dafür, daß die Zahl der Hausstaubmilben ab einer Höhe über 1000 Metern deutlich abnimmt; ab 1500 Metern sind keine Milben mehr in Wohntextilien nachweisbar, sie überleben die strengen und langen Winter nicht.

Lüftung, Heizung und Milben

Energiesparmaßnahmen in Wohnhäusern haben in den letzten Jahren zu einem Anstieg der Luftfeuchtigkeit in den Wohnbereichen geführt. Luftdicht abschließende Fenster lassen in geschlossenem Zustand keinen Luftwechsel mit der Außenluft zu. Das führt bei unzureichender Lüftungshäufigkeit neben einer höheren Luftschadstoffbelastung auch zu einem Anstieg der Luftfeuchtigkeit im Innenbereich.

Auch die Heizungsart beeinflußt das Gedeihen der Milben. Je gleichmäßiger die Temperaturverteilung im Raum, desto weniger wird die relative Luftfeuchtigkeit von 60% überschritten. Dies ist beispielsweise bei Fußbodenheizungen der Fall, vor allem Teppichböden sind bei dieser Heizungsart praktisch milbenfrei.

Wie kann man die «persönliche» Milbenbelastung in der eigenen Wohnung feststellen?

Inzwischen wurden relativ einfach zu handhabende Testverfahren entwickelt, mit welchen die Milbenbelastung in den verschiedenen Bereichen der eigenen Wohnung ermittelt werden kann. Der Hausstaub wird mit einer Testlösung vermischt und anschließend ein Teststreifen eingetaucht. Bei Milbenbefall reagiert der Teststreifen mit den Eiweißbestandteilen im Milbenkot und antwortet mit einer Farbreaktion. Ein Farbumschlag zeigt also einen Milbenkotbefall an. Ein solcher Test, z. B. der Acarex®-Test, kann bei Milbenallergikern vom Arzt rezeptiert werden. Zur Testung werden die zu untersuchenden Bereiche nacheinander mit dem Staubsauger abgesaugt, wobei für jedes neue zu untersuchende Objekt (z. B. Matratze, Bettzeug, Teppichboden etc.) ein frischer Staubbeutel eingelegt wird. Danach wird jeweils eine kleine Staubprobe aus jedem Beutel getestet. Am sinnvollsten wird mit Matratze, Bettzeug, Teppich im Schlafbereich und Polstermöbeln begonnen.

Ratschläge für Milbenallergiker

Wurde z. B. mit dem Acarex®-Test ein erheblicher Milbenbefall nachgewiesen oder ist ein solcher dringend zu vermuten, so sind bei einer Milbenallergie die individuell erforderlichen Sanierungsmaßnahmen mit dem Arzt zu besprechen und vorzunehmen. Es ist nicht möglich, eine völlig staubfreie Umgebung zu schaffen, jedoch muß die Hausstaubexposition reduziert werden. Die wirksamsten Ansätze zur Verminderung des Milbenwachstums sind die *Herabsetzung der Luftfeuchtigkeit* und die *Unterbindung der Nahrungszufuhr für die Milben*. Folgende Maßnahmen reduzieren den Milbenbefall:

- Die Milbensanierung muß im *Schlafzimmer* beginnen. Da die meisten Milben in der *Matratze* zu finden sind, gilt ihr das Hauptaugenmerk. Es wird empfohlen, die neue Matratze in eine Plastikfolie einschweißen zu lassen, damit keine Hautschuppen als Nahrung für die Milben in sie eindringen können und andererseits keine Milbenallergene aus der Matratze entweichen können. Allerdings müssen auf eine derart umhüllte Matratze dann mindestens zwei Laken oder eine waschbare Decke aufgelegt werden, um angenehm schlafen zu können. Eine ältere Matratze kann man nicht mehr einschweißen, da sie ansonsten durch die bereits enthaltene Feuchtigkeit verschimmeln kann. Es gibt inzwischen eine Reihe von Allergikermatratzen auf dem Markt, die z. B. aus Schaumstoff ohne Verwendung tierischer Materialien wie Roßhaare bestehen. Als sehr effektiv haben sich nach neuesten Untersuchungen mit *Polyurethan beschichtete Matratzenumhüllungen* erwiesen.

- Der primäre Milbenbefall hängt zwar nicht unbedingt vom Material, aus dem das *Bettzeug* hergestellt ist, ab, jedoch ist bei einem Federbett eine häufige Reinigung nicht möglich. Daher ist Bettzeug aus waschbarem Synthetikmaterial oder einer Synthetikmischung besser geeignet. Es sollte alle vier bis acht Wochen gewaschen werden, die Bettbezüge häufiger. Beim Waschen mit einer Temperatur von 60° Celsius über eine Stunde sterben die Milben ab, und der Milbenkot wird herausgewaschen. Auch bei Decke und Kissen kann die Milbenbelastung alternativ durch milbendichte Bezüge deutlich reduziert werden. Beim Schlafen sollte ein Schlafanzug getragen werden, damit möglichst wenig Hautschuppen in die Matratze und das Bettzeug gelangen. Am Morgen sollte das Bettzeug gut durchlüftet werden, damit die nachts aufgenommene Feuchtigkeit wieder abgegeben werden kann. Stockbetten sind für Milbenallergiker ungeeignet, auf den Benutzer des unteren Bettes rieselt immer wieder eine Ladung Staub von oben. Einzeln stehende Betten sind daher vorzuziehen. Alle Betten in einem Raum müssen saniert werden, auch wenn nur eine Person allergisch auf Milben reagiert.
- Die Belastung der *Teppichböden* spielt eine geringere Rolle. Kurzflorige Teppiche sind jedoch leichter zu reinigen als langflorige und ziehen weniger Staubteilchen an. Noch leichter zu reinigen sind Holz-, Linoleum- oder Steinböden, sie sind bei Bezug

einer neuen Wohnung Teppichböden vorzuziehen. Bereits vorhandene Teppichböden brauchen jedoch nicht sofort bei Diagnose einer Milbenallergie entfernt zu werden. Zunächst kann der Effekt der Bettensanierung abgewartet und der tatsächliche Milbenbefall z. B. mit dem Acarex®-Test untersucht werden.

- Die *Möblierung* des Schlafzimmers sollte möglichst sparsam erfolgen. Möbelstücke und andere Gegenstände, welche leicht Staub anziehen oder schwer von Staub zu befreien sind, wie Polstersessel oder offene Bücherregale, gehören nicht in das Schlafzimmer eines Milbenallergikers. Ledersessel hingegen werden kaum von Milben befallen. Gegenstände mit glatter Oberfläche ziehen weniger Staub an und sind leichter zu reinigen. Glatte, leicht zu waschende Vorhänge sind zu bevorzugen.
- *Haustiere* können viel Staub aufwirbeln, und Tierbestandteile dienen als Nahrung für die Milben. Sie sollten daher, wenn überhaupt, außerhalb des Schlafbereiches gehalten werden. Ventilatoren haben ebenfalls keinen Platz im Schlafzimmer. Luftbefeuchter erhöhen die Luftfeuchtigkeit und begünstigen das Wachstum von Milben und auch Schimmelpilzen, sie haben daher vor allem in Schlafräumen nichts zu suchen. Sie sollten allenfalls kurzfristig bei einer akuten Bronchitis oder einem Pseudocroup angewendet werden.
- *Stofftiere*, die viel Staub anziehen, sollten regelmäßig bei mindestens 60 °C gewaschen werden. Bei nicht waschbaren Stofftieren können die Milben auch im Gefrierschrank über Nacht bei minus 18° Celsius abgetötet werden.
- Im *Wohnzimmer* sind die Polstermöbel oft von Milben befallen. Steht eine Neuanschaffung der Sitzgarnitur an, empfiehlt sich eine Ledergarnitur. Auch hier leicht zu reinigende Fußbodenbeläge wählen und keine schweren Vorhänge als Staubfänger aufhängen.
- Die Wohnung nicht überheizen. Bei Temperaturen zwischen 20 und 30° Celsius gedeihen Milben besonders gut!

Was ist bei der Zimmerreinigung zu beachten?

Das Schlafzimmer sollte mindestens einmal pro Woche gründlich gereinigt werden, jedoch nicht von der allergischen Person. Das allergische Kind sollte bei der Zimmerreinigung nicht anwesend sein. Ein Staubsauger mit einem staubdichten Abluftfilter sollte Verwendung finden, damit beim Staubsaugen nicht über die Abluft der Staub im ganzen Zimmer verwirbelt wird. Die Staubsaugerbeutel sollten außerhalb der Wohnung entsorgt werden. Das Kehren mit einem Besen oder das Abstauben mit einem trockenen Tuch erhöht die Anzahl der Staubpartikel in der Luft. Nasses Aufwischen und die Verwendung von vorbehandelten Staubtüchern und feuchten Lappen ist günstiger.

Milbenbefall durch chemische Mittel reduzieren?

Die Substanz Benzoylbenzoat wird rezeptfrei zur Abtötung von Milben auch im Innenbereich angeboten (z. B. Acarosan®). Als Mittel gegen Läusebefall ist dieselbe Substanz jedoch rezeptpflichtig. Da Verträglichkeitsuntersuchungen über lange Zeiträume noch fehlen, sollte diese Substanz bei Kindern zurückhaltend eingesetzt werden. Auf Oberflächen kann Benzoylbenzoat Milben zwar effektiv abtöten, im Inneren einer Matratze jedoch nicht.

Milbenallergiker auf Reisen

Regionen, in welchen ganzjährig ein warmes und trockenes Klima herrscht, sind als milbenarm einzustufen. Dies gilt z. B. für die meisten Urlaubsorte am Mittelmeer. Auch im Hochgebirge ab einer Höhe von etwa 1000 Metern nimmt der Milbenbefall deutlich ab, auch diese Gegenden können also für eine Urlaubsreise empfohlen werden. Bei Reisen in feuchtere Gebiete wie Nord- oder Ostsee sollte darauf geachtet werden, daß die Ferienwohnung ganzjährig bewirtschaftet ist. Für stark Sensibilisierte empfiehlt es sich auch, zumindest ein waschbares Kissen mitzunehmen. Personen mit

Mehrfachsensibilisierung müssen eventuell bei der Hotelauswahl auf solche Häuser zurückgreifen, in denen des Mitbringen von Tieren nicht erlaubt ist. Nicht vergessen, die vom Arzt verordneten und eventuell erforderlichen Medikamente mitzunehmen!

Zusammenfassung:

Milben sind mikroskopisch kleine Lebewesen und weltweit verbreitet. Allergieauslösend ist der Milbenkot. Milben spielen vor allem beim allergischen Asthma bronchiale und allergischen Dauerschnupfen eine wichtige Rolle. Milben leben von Hautschuppen und sind daher in besonders großer Zahl im Schlafbereich zu finden. Mit einem einfachen Teststreifen kann die «persönliche» Milbenbelastung in der eigenen Wohnung ermittelt werden. Maßnahmen zur Milbenreduktion müssen sich zunächst auf den Schlafbereich konzentrieren, indem waschbares Bettzeug und eine Milben-dichte Matratzenumhüllung angeschafft werden.

Tiere

Haustiere, die von den Eltern in bester Absicht für ihre Kinder als Spielgefährten angeschafft werden, stellen wichtige Allergieauslöser dar. Schuppen, Speichel, Urin, Haare und Blutserumbestandteile wirken als Allergene. Tierallergene können sowohl Symptome an der Nase und den Augen als auch an den Bronchien auslösen. In einer schwedischen Untersuchung hatten 5,3 % der Schulkinder Haustierallergien. Bei einer deutschen Untersuchung wiesen 45 % der Personen, die wegen des Verdachts auf eine Allergie der Atemwege untersucht wurden und Tierkontakt hatten, eine Sensibilisierung gegen Tiere auf. Am höchsten lag die Sensibilisierungsrate bei Katzen mit 55 % und Meerschweinchen mit 60 %, bei Hunden nur bei 17 %.

Warum werden Tierallergien häufiger?

Zu einem Anstieg der Tierallergien hat entscheidend die veränderte Form der Tierhaltung beigetragen. Solange die Tiere wie auf dem Bauernhof außerhalb der Wohnung gehalten werden, machen sie allergologisch kaum Probleme. Dies ändert sich jedoch schlagartig, wenn der Tierkontakt viel enger wird: die Tiere bewohnen das Kinderzimmer und werden mit ins Bett genommen. Beispielsweise steigt das Risiko einer Sensibilisierung gegen Katzen um den Faktor 2,6, wenn Katzen als Haustiere gehalten werden.

Welche Tiere lösen am häufigsten Allergien aus?

Katzen

Katzen sind der häufigste Allergieauslöser unter den Tieren. Katzen stellen ein sehr aggressives Allergen dar, das Hauptallergen ist der Speichel. Es besteht eine *Kreuzallergie* gegen fast alle einheimischen Katzenarten, Siamkatzen bilden eine gewisse Ausnahme.

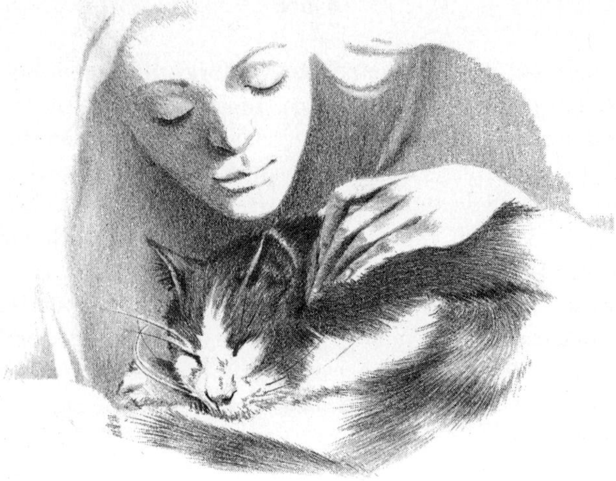

Hunde

Bei Hunden ist die Kreuzallergie unter den einzelnen Rassen wesentlich geringer ausgeprägt. Oft besteht nur eine Sensibilisierung gegen *eine* Hunderasse.

Pferde

Auch Pferde stellen ein sehr aggressives Allergen dar, allerdings ist eine Sensibilisierung wegen der geringeren Kontaktmöglichkeiten nicht so häufig wie bei anderen Haustieren. Allergische Symptome können bereits aus großer Entfernung zum Pferd auftreten, oft genügt der Geruch beim Vorbeigehen an einem Pferdestall. Auch das Sitzen in den hinteren Reihen in einem Zirkus macht meist schon Probleme.

Kleintiere

Unter den Kleintieren zählen *Meerschweinchen*, *Hamster* und *Kaninchen* zu den häufigsten Allergieauslösern. Eine Sensibilisierung gegen Mäuse, Ratten, Affen und Igel ist bei entsprechender Tierhaltung möglich.

Vögel

Wellensittiche und *Kleinpapageien* haben unter den Ziervögeln die größte Bedeutung. Sie können nicht nur die bereits beschriebenen Allergien vom Soforttyp auslösen, sondern auch eine allergische Entzündung der Lungenbläschen (allergische Alveolitis, Vogelzüchterkrankheit). Die Hauptallergene sind Kot und Bluteiweißbestandteile.

Sonstige Tiere

Kühe, Schweine, Ziegen und Schafe machen bei Haltung auf dem Bauernhof außerhalb des Wohnbereiches üblicherweise keine Probleme. Eine Sensibilisierung z. B. durch eine Ziegenhaarbeimengung in Teppichen ist jedoch möglich.

Produkte, die tierische Materialien enthalten

Zu achten ist auch auf Produkte, die Materialien tierischer Herkunft enthalten. Beispiele sind Pferdehaare in Roßhaarmatratzen, Ziegenhaare in Teppichen, Felle und Pelze in Jacken.

Indirekte Auswirkungen von Haustieren

Neben der direkten Wirkung als Allergen haben Haustiere noch eine Reihe anderer, *indirekter Auswirkungen* auf den Allergiker. Zum einen dienen Tierschuppen und Vogelfedern als Nahrung für Hausstaubmilben, zum anderen wirbeln die Tiere regelmäßig Staub auf. Ein Aquarium erhöht die Luftfeuchtigkeit und läßt Milben besser gedeihen. Fischfutter in Form von getrockneten Zuckmückenlarven ist zudem ein aggressives Allergen. Auch Heu als Futter für einen Hasen kann über eine Schimmelpilzbelastung zur Allergisierung führen.

Was ist bei einer Tierallergie zu tun?

Es ist oft ein Drama für die ganze Familie, wenn es sich herausstellt, daß ein Kind allergisch auf ein Tier reagiert und sich das Kind von dem liebgewonnenen Tier nicht trennen will. Oder wenn es sich um ein Tier handelt, das einem Geschwister gehört, das nicht von einer Allergie betroffen ist.

Die erforderlichen Maßnahmen hängen zum einen von der Erkrankung und zum anderen von der Art des Tieres ab und müssen im Einzelfall mit dem Arzt abgesprochen werden. Es ist zu beachten, daß von einem Tier, das über längere Zeit in einer Wohnung gelebt hat, *noch über Wochen bis Monate allergenes Material* in Form von Hautschuppen, Urin oder Haaren im Teppich usw. *vorhanden ist*, obwohl gründlich gereinigt wurde. Eine endgültige Symptombesserung kann also nicht sofort erwartet werden. Dies gilt insbesondere für Katzen.

Bei *leichten Symptomen* wie bei einer allergischen Bindehautentzündung kann ein Kompromiß versucht werden, indem das Tier zumindest aus dem Zimmer, in dem das Kind schläft, herausgenommen wird. Bei Vögeln oder anderen Tieren, die in einem Käfig gehalten werden, ist ein solches Vorgehen manchmal möglich, nicht jedoch bei einer Katze, die in der ganzen Wohnung herumläuft. Man muß sich jedoch bei solchen Kompromissen darüber im klaren sein, daß die beste Chance für eine Abschwächung oder ein völliges Verschwinden der Allergie dann besteht, wenn der Kontakt mit dem Allergieauslöser komplett eingestellt wird.

Tiere, die außerhalb der Wohnung gehalten werden, wie zum Beispiel auf einem Bauernhof, machen in der Regel wenig Probleme. Eine Ausnahme können Pferde machen, bei denen oft schon der

Geruch aus größerer Entfernung ohne unmittelbaren nahen Kontakt allergische Symptome auslösen kann. In diesem Fall kann auch die Kleidung, die ein Familienmitglied beim Reiten trägt, so viel allergenes Material enthalten, daß heftige Beschwerden entstehen können. Die betreffenden Personen sollten sich daher außerhalb der Wohnung umziehen. Besuche bei Freunden oder Großeltern, welche entsprechende Tiere halten, müssen individuell abgesprochen werden. Unter Umständen kann ein Medikament, unmittelbar vor dem anstehenden Besuch verabreicht, weiterhelfen.

Treten nach Tierkontakt regelmäßig *heftige Symptome* wie Asthmaanfälle auf, muß der direkte und indirekte Kontakt mit dem auslösenden Tier streng gemieden werden. In solchen Fällen muß das Tier im Interesse des Kindes ganz abgeschafft werden. Falls auf ein Tier absolut nicht verzichtet werden kann, ist zu überlegen, ob eventuell allergenarme Tiere wie Schildkröten ersatzweise angeschafft werden. Oft ist das Kind jedoch auch mit einem anderen erschwinglichen Ersatz für das Tier einverstanden, z. B. einer Puppe. Besuche bei Freunden und Bekannten mit dem entsprechenden Tier sowie Zoo- und Zirkusbesuche müssen bei entsprechender Sensibilisierung ganz unterbleiben. Auch Tiere in der Schule dürfen bei diesen Maßnahmen nicht vergessen werden.

Die Eltern sollten auch bedenken, daß Tierallergien erst zu einem eigentlichen Problem wurden, seit viele Tiere nicht mehr draußen, sondern drinnen in einer für sie nicht natürlichen Umgebung gehalten werden.

Zusammenfassung:

Seit *Tiere* zunehmend in Wohnungen gehalten werden, nehmen auch die Tierallergien zu. Tiere lösen vor allem Symptome an den Schleimhäuten der Augen und Atemwege aus. Am häufigsten sind Allergien gegen Katzen, Meerschweinchen, Hamster, Kaninchen, Vögel, Hunde und Pferde. Die Trennung vom allergieauslösenden Tier fällt oft sehr schwer, ist jedoch bei heftigen Reaktionen wie Asthmaanfällen unbedingt erforderlich.

Schimmelpilze

Was sind Schimmelpilze und Schimmelpilzsporen?

Schimmelpilze sind allgemein verbreitete Pilze, die besonders gut bei feuchter Wärme gedeihen. *Schimmelpilzsporen* sind einzellige Fortpflanzungsformen der Schimmelpilze.

Welche allergologische Bedeutung haben Schimmelpilze?

Inhalierte Schimmelpilzallergene spielen häufig beim Asthma bronchiale und beim allergischen Schnupfen eine Rolle. Allerdings besteht meist keine isolierte Sensibilisierung gegen Schimmelpilze, sondern eine zusätzliche Allergie gegen Pollen oder Hausstaubmilben. Größere Probleme treten meist erst dann auf, wenn zur Schimmelpilzallergie ein weiteres Allergen hinzukommt. Die Schimmelpilze und deren Stoffwechselprodukte (Enzyme) in *Nahrungsmitteln* haben vor allem Bedeutung bei den Nahrungsmittelunverträglichkeiten, weniger als Auslöser von Atemwegssymptomen.

Wo kommen Schimmelpilze vor?

Im folgenden werden die Schimmelpilze nach ihrem Auftreten im Freien, im Haus, in Nahrungsmitteln und sonstigen Einsatzgebieten besprochen.

Schimmelpilze im Freien

Die beiden wichtigsten Schimmelpilze, die im Freien vorkommen, sind *Alternaria tenuis* und *Cladosporium herbarum* (siehe → Abb. 12.4). Sie wachsen auf Blattoberflächen, jeglichem Pflanzenabfall und in der Erde. Hohe Konzentrationen werden auf Gräsern und Getreide erreicht. Die höchste Schimmelpilzsporenbelastung tritt im Spätsommer und Herbst auf, geringere Belastungen bestehen jedoch das ganze Jahr über (siehe → Abb. 12.2). Schimmelpilzallergi-

Abb. 12.4: Schimmelpilze:
a) Alternaria tenuis, b) Cladosporium herbarum

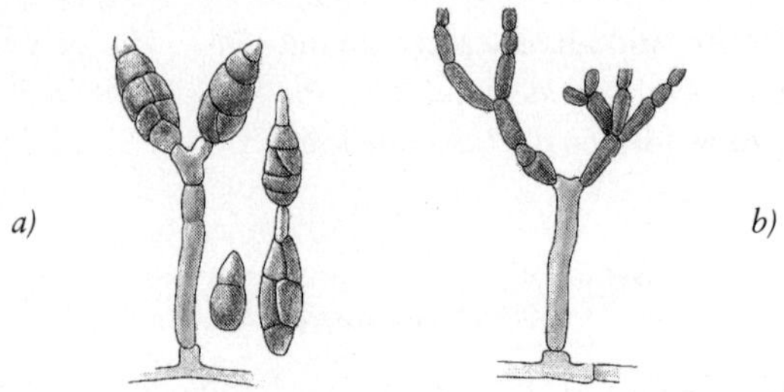

ker reagieren gewöhnlich nach Kontakt mit Heu, Silofutter, Mulch, trockener Erde, Torf, Kompost, Blattabfällen und beim Korndreschen.

Schimmelpilze im Haus

Die Schimmelpilzbelastung im Haus resultiert aus mehreren Quellen:

- Wenn die im Freien vorkommenden Schimmelpilze hohe Konzentrationen außer Haus aufweisen, gelangen diese natürlich beim Lüften auch ins Haus.
- Andere Schimmelpilzarten wie *Penicillium* und *Aspergillus* können sich im Haus vermehren, vor allem bei hoher Luftfeuchtigkeit. Diese entsteht z. B., wenn im Winter wenig gelüftet wird. Naßräume wie Bad und Dusche sind besonders gefährdet. Auch Klimaanlagen und Luftbefeuchtungsgeräte sind häufig mit Schimmelpilzen verunreinigt. Oft verbirgt sich ein Schimmelpilzbefall auch hinter Holzverkleidungen, alten Bodenbelägen oder Tapeten. Auch Aquarien erhöhen die Luftfeuchtigkeit. Eine Sensibilisierung gegen den Schimmelpilz Penicillium hat jedoch nichts mit einer Allergie gegen das Antibiotikum Penicillin zu tun!
- Herumliegende Nahrungsmittelreste dienen als Nahrungsquelle

für Schimmelpilze. Haustiere bringen verunreinigten Straßenstaub in die Wohnung.
- Pflanzen in der Wohnung können eine Schimmelpilzquelle sein (auf den Blättern, in der Blumenerde). An Schimmelpilzsporen aus dem Wintergarten denken!
- Ein beruflicher Kontakt mit Pflanzen oder Tierprodukten kann zu einer hohen Schimmelpilzbelastung führen.

Schimmelpilze in Nahrungsmitteln

Nahrungsmittel sind eine reichhaltige Quelle für Schimmelpilze und deren Stoffwechselprodukte (Enzyme):
- An Obst und Gemüse, Käse und anderen Nahrungsmitteln haften besonders nach langer Lagerzeit Schimmelpilze.
- Schimmelpilze und ihre Produkte werden gezielt bei der *Produktion von Nahrungsmitteln* eingesetzt: Backwaren, Bier, Wein, anderen Spirituosen, Essig und Essigprodukten, bestimmten Käsesorten wie Camembert oder Roquefort, Soja- und Steaksoßen, Schokolade. Enzyme als Stoffwechselprodukte von Schimmelpilzen zerkleinern Kartoffeln bei der Herstellung von Kartoffelpüree oder Obst bei der Fruchtsaftherstellung. Die Herstellung von Glucose- und Fruktosesirup aus Kartoffeln, Mais und Weizen wird ebenfalls mit Schimmelpilzenzymen bewerkstelligt, ebenso die Aufspaltung des Milcheiweißes in «hypoallergenen» Säuglingsnahrungen. Eine Deklarationspflicht besteht nicht, so daß der Verbraucher sich nur schwer informieren kann.

Die Bedeutung von Schimmelpilzen und deren Produkten, die über den Magen-Darm-Trakt aufgenommen werden, ist schwer zu erfassen. Der Verzehr großer Schimmelpilzmengen z. B. durch Wein oder Käse kann jedoch neben Unverträglichkeiten am Magen-Darm-Trakt auch akute Atemwegsprobleme machen. Schimmelpilzgifte wie die Aflatoxine, die z. B. an der Leber krebsentstehend wirken, sollen hier nur am Rande erwähnt werden.

Enzyme sind ein wichtiger Bestandteil von Wasch- und Reinigungsmitteln. Sie finden sich in Zahnreinigungsmitteln und Hautcremes, werden bei der Medikamentenherstellung verwendet und Jeans werden in Schimmelpilzenzymen gebadet. Schimmelpilzenzyme in Waschmitteln können bei Beschäftigten in der Waschmittelherstellung bei Inhalation größerer Mengen Symptome an den Atemwegen verursachen, was bei der üblichen Verwendung durch den Verbraucher praktisch keine Rolle spielt. Durch einen normalen Waschgang in der Waschmaschine mit ausreichender Spülung werden diese Stoffe soweit ausgespült, daß durch Kontakt mit der Haut keine Reaktionen auftreten.

Was ist bei einer Schimmelpilzallergie zu tun?

Eine völlige Vermeidung in der *freien Natur* vorkommender Schimmelpilze ist wie bei den Pollen nicht möglich. Bei starkem Sporenflug, was besonders bei trockenem und windigem Wetter von Mai bis Oktober der Fall ist, sollte ein Aufenthalt im Freien vermieden werden. Gartenarbeiten und landwirtschaftliche Arbeiten sollte ein Schimmelpilzallergiker nicht durchführen.

In der *Wohnung* sollten zumindest im Schlafzimmer keine Pflanzen aufgestellt werden. Eventuell müssen Grünpflanzen auf bestimmte Zimmer und in ihrer Anzahl beschränkt werden. Auch in Wintergärten befindet sich eine hohe Anzahl von Schimmelpilzsporen! Die Tür zum Wintergarten muß daher geschlossen bleiben. Eine Luftbefeuchtung durch Klimaanlagen oder Luftbefeuchtungsgeräte sollte unterbleiben. Auch ein Aquarium erhöht die Luftfeuchtigkeit und ist daher für Schimmelpilzallergiker nicht zu empfehlen.

Ideal zur Eindämmung des Schimmelpilzwachstums wäre eine Luftfeuchtigkeit von 20 bis 25 %. Besonders bei gut wärmeisolierten Häusern muß ausreichend gelüftet werden, da ansonsten die Luftfeuchtigkeit stark ansteigt. Ebenso müssen Bäder und andere

Naßräume ausreichend durchlüftet werden. Schlecht isolierte Häuser mit feuchten Wänden und Schimmelpilzbefall müssen vom Fachmann saniert werden. Das nicht fachgerechte Aufbringen einer Isolierschicht auf eine feuchte Wand erhöht nur den Schimmelpilzbefall dahinter! Besondere Hygiene ist in der Küche erforderlich (z. B. Nahrungsmittelreste entfernen). Nahrungsmittel müssen sorgfältig und trocken gelagert werden. Obst gut waschen, faulige Stellen herausschneiden.

Zusammenfassung:

Schimmelpilze spielen vor allem als Inhalationsallergene eine Rolle. Alternaria tenuis und Cladosporium herbarum kommen im Freien auf organischem Material wie Blättern, Getreide, Kompost und Erde, jedoch auch im Haus auf Zimmerpflanzen und in Blumenerde vor. Andere Schimmelpilze im Haus wachsen auf feuchten Wänden oder Speiseresten. Daneben werden Schimmelpilze und ihre Produkte (Enzyme) unter anderem bei der Nahrungsmittelproduktion eingesetzt.

Nahrungsmittel

Nahrungsmittel bestehen aus sehr unterschiedlichen Bestandteilen. Neben den *ursprünglichen Inhaltsstoffen* kommen durch die industrielle Verarbeitung und Haltbarmachung eine ganze Reihe von *Zusatzstoffen* wie Konservierungsmittel, Farbstoffe, Aromastoffe, Geschmacksverstärker, Enzyme als Rückstände der technischen Herstellung von Nahrungsmitteln und andere hinzu. Außerdem nimmt das Angebot nichteinheimischer Nahrungsmittel wie exotischer Früchte ständig zu, was das Spektrum möglicher Allergieauslöser zusätzlich erweitert.

Die wichtigsten Nahrungsmittelallergene im Kindesalter sind Kuhmilch, Hühnereiweiß, Soja, Nüsse, Fisch und Weizenmehl.

Die einzelnen Nahrungsmittel und Lebensmittelzusatzstoffe werden in → Kapitel 7 besprochen.

13
Allergiebehandlung durch Hyposensibilisierung

Was bedeutet Hyposensibilisierung?

Die *Hyposensibilisierung* (auch Immuntherapie oder Desensibilisierung genannt) ist eine der wirksamsten Behandlungsmethoden in der Allergologie. Bei einer Hyposensibilisierung wird dem Körper wiederholt ein Allergen in steigender Dosierung zugeführt mit dem Ziel, daß keine allergische Reaktion mehr eintritt. Der Körper hat im Erfolgsfalle eine *Toleranz* gegen das betreffende Allergen entwickelt. Zum Beispiel werden beim Heuschnupfen Pollenextrakte in ansteigender Konzentration unter die Haut gespritzt, bis die Endkonzentration erreicht ist, die der Körper über einen längeren Zeitraum ohne allgemeine Nebenwirkungen verträgt und bei der keine allergisch bedingten Symptome mehr auftreten. Die geläufigste Form der Hyposensibilisierung ist die *subkutane Hyposensibilisierung*, bei der das Allergen unter die Haut gespritzt wird. Bei der *oralen Hyposensibilisierung* wird das Allergen über den Magen-Darm-Trakt zugeführt; diese Behandlungsform ist in ihrer Wirksamkeit nicht belegt.

Wann kann eine Hyposensibilisierung angewendet werden?

Eine Hyposensibilisierung kommt in folgenden Fällen in Frage:

- bei Allergien vom Soforttyp der Atemwege, das sind Heuschnupfen und Asthma (in der Regel Pollenallergien)
- bei Insektengiftallergien vom Soforttyp (Bienen- und Wespengiftallergie).

Folgende weitere *Voraussetzungen* müssen bei Allergien der Atemwege vorliegen:

- Die Symptome sollten seit mindestens zwei Jahren bestehen.
- Der oder die Allergene müssen eindeutig als für die Krankheitssymptome auslösend nachgewiesen sein.
- Das Allergen ist nicht zu vermeiden wie z. B. Pollen. Bei meidbaren Allergenen wie Tieren oder Mehlen als Berufsallergen hat die Allergenmeidung absoluten Vorzug.
- Die Symptome sind gravierend, während mindestens vier Wochen im Jahr vorhanden und durch eine medikamentöse Therapie nicht ausreichend zu kontrollieren.
- Der Patient muß zuverlässig und motiviert sein, die Behandlung über mehrere Jahre konsequent durchzuführen.
- Kinder sollten mindestens sechs Jahre alt sein.

Wie erfolgreich ist eine Hyposensibilisierung?

Am erfolgreichsten ist eine Hyposensibilisierung bei Kindern und Jugendlichen und bei neu aufgetretenen Allergien in den ersten Jahren. Die besten Erfolge zeigten sich bei Bienen- und Wespengiftallergien mit 90 %. Erfolgversprechend ist auch eine Hyposensibilisierung mit Pollen bei Heuschnupfen und Asthma bronchiale; die angegebenen Erfolgsraten, zumindest was eine Symptombesserung anbelangt, liegen zwischen 60 % und 90 %; realistisch dürften bei richtiger Anwendung 80 % sein. In bestimmten Fällen kann auch bei einem Asthma bronchiale, hervorgerufen durch eine Milbenallergie, das durch Milbensanierungsmaßnahmen nicht zu beeinflussen ist, eine Hyposensibilisierung angezeigt sein. Weniger erfolgversprechend ist eine Hyposensibilisierung bei einer Allergie gegen mehrere Allergene aus verschiedenen Gruppen (z. B. Pollen und Milben oder Pollen und Schimmelpilze).

Wie wird eine Hyposensibilisierung durchgeführt?

Zunächst muß das verantwortliche Allergen eindeutig identifiziert werden. Der allergologisch erfahrene Arzt rezeptiert dann die Allergenlösungen in unterschiedlichen Konzentrationen. Der Patient bestellt die Lösungen mit dem Rezept in der Apotheke. Die Lösungen werden dann individuell beim Hersteller zusammengestellt. Sie müssen im Kühlschrank gelagert werden, dürfen jedoch nicht tiefgefroren werden, und werden in der Regel beim Arzt aufbewahrt.

Die Injektion erfolgt durch den Arzt in langsam ansteigender Dosierung unter die Haut (subkutan) an der Außenseite des Oberarmes. Die Injektionsabstände betragen bei den sogenannten Depotextrakten anfangs ein bis zwei Wochen und liegen während der Erhaltungstherapie bei etwa vier Wochen. Vor jeder Injektion befragt der Arzt den Patienten, wie die letzte Spritze vertragen wurde, ob Hinweise für andere Erkrankungen aufgetreten sind und ob neue Medikamente eingenommen werden.

Die Hyposensibilisierung bei Pollenallergie erfolgt in der Regel präsaisonal, das heißt nur außerhalb der Pollenflugzeit. Bei ganzjähriger Behandlung wird die Dosis während der Pollensaison reduziert.

Wird in Ausnahmefällen bei einer Milbenallergie hyposensibilisiert, werden standardisierte Milbenallergene und nicht Hausstaub verwendet.

Wie lange muß eine Hyposensibilisierung durchgeführt werden?

Die Dauer der Hyposensibilisierung richtet sich ganz nach der individuellen Situation beim einzelnen Patienten. In der Regel wird eine dreijährige Behandlungsdauer empfohlen. Oft wird jedoch bis zum Erreichen der Beschwerdefreiheit ein längerer Zeitraum benötigt.

Welche Gegenanzeigen gibt es?

Eine Hyposensibilisierung sollte nicht durchgeführt werden bei:
- chronischen Infektionen
- Immundefekten (= Störungen der Abwehrfunktion)
- Einnahme von Medikamenten, die das Immunsystem schwächen
- Einnahme von sogenannten Betablockern
- anderen schwerwiegende Erkrankungen wie Leber- oder Nierenerkrankungen oder Rheuma
- nicht mehr beeinflußbarer Schädigung der Lungenfunktion
- Vorliegen einer Schwangerschaft.

Nur mit *Einschränkung* empfohlen werden kann eine Hyposensibilisierung bei:
- Vorliegen einer Vielzahl ursächlich verantwortlicher Allergene
- einer Erkrankungsdauer von mehr als acht Jahren.

Nebenwirkungen und Risiken

Örtliche Reaktionen wie Schwellungen treten bei fast jeder Injektion auf. Gelegentlich werden Kopfschmerzen oder Müdigkeit angegeben. Allgemeinreaktionen mit Nesselausschlag, Bindehautreizung und Schnupfen oder Asthma bronchiale sind in 0,1 bis 1 % zu erwarten. *Schwere allergische Reaktionen* bis zum Schock sind bei richtiger Durchführung der Therapie sehr selten, jedoch prinzipiell möglich. Daher sollte nur der allergologisch versierte Arzt eine Hyposensibilisierungsbehandlung anordnen. Die Möglichkeiten für eine Notfalltherapie müssen vorhanden sein. Eine Neurodermitis kann sich während einer Hyposensibilisierung verschlechtern.

Wie wirkt die Hyposensibilisierung?

Man geht davon aus, daß während einer Hyposensibilisierung schützende Antikörper vom IgG-Typ gebildet werden, welche die auslösenden Allergene abfangen. Beim Asthma bronchiale wird zusätzlich auch die allergische Spätreaktion gehemmt. Jedoch sind die Wirkungsmechanismen immer noch nicht eindeutig geklärt, obwohl die Hyposensibilisierung seit mehr als siebzig Jahren klinisch angewendet wird.

Was muß der Patient während einer Hyposensibilisierungsbehandlung beachten?

Eine Hyposensibilisierung muß sorgfältig und gewissenhaft durchgeführt werden. Auch der Patient muß bereit sein, bestimmte Vorsichtsmaßnahmen einzuhalten:

- Die Abstände zwischen den einzelnen Spritzen müssen genau eingehalten werden.
- Nach der Injektion muß eine Überwachung von 30 Minuten erfolgen, bevor der Patient die Praxis verlassen darf.
- Innerhalb von vierundzwanzig Stunden nach der Injektion darf kein Leistungssport getrieben werden, auch ein Saunabesuch sollte nicht erfolgen.
- Jede Auffälligkeit muß dem Arzt vor der nächsten Behandlung mitgeteilt werden, da eventuell die Dosis geändert werden muß.
- Während der Behandlung sind die ursächlichen Allergene soweit als möglich zu meiden.
- Bei Pollenallergien müssen auch kreuzreagierende Nahrungsmittel gemieden werden (z. B. Äpfel bei Birkenpollenallergie, Nüsse bei Haselnußpollenallergie, Gewürze bei Beifußpollenallergie).

Wie ist die orale Hyposensibilisierung (Einnahme der Allergenlösung) zu beurteilen?

Die Einnahme der Hyposensibilisierungslösung wäre für Kinder zwar eine angenehmere Behandlungsform als die Spritzenbehandlung. Ihre Wirksamkeit ist jedoch umstritten, ihre Anwendung wird daher nicht allgemein empfohlen.

Besonderheiten bei einer Insektengifthyposensibilisierung

Die Hyposensibilisierung bei Bienen- und Wespengiftallergie hat eine sehr hohe Erfolgsrate von 90 %. Sie wird in folgenden Situationen angewendet (siehe auch →Kapitel 9, S. 221 f):

- Es treten schwere Allgemeinreaktionen (allgemeiner Hautausschlag, Atemnot oder Kreislaufprobleme) nach Insektenstich auf, und:
- Der Insektenkontakt ist nicht zu vermeiden (z. B. Imker in der Nachbarschaft).
- Die Sensibilisierung wird stärker.
- Das zuverlässige Mitführen und die korrekte Anwendung einer Notfallapotheke ist nicht gewährleistet.

Die Hyposensibilisierung bei Insektengiftallergie wird als *Schnellhyposensibilisierung* mit rascher Dosissteigerung innerhalb weniger Tage bis zur Erhaltungsdosis begonnen. Dies muß allerdings unter stationären Bedingungen im Krankenhaus geschehen. Die Fortführung der Injektionsbehandlung, die als Dauerbehandlung in vierwöchentlichen Abständen durchgeführt wird, kann dann ambulant geschehen.

Zusammenfassung:

Bei der *Hyposensibilisierung* wird dem Körper wiederholt ein Allergen in ansteigender Dosierung zugeführt mit dem Ziel, daß der Körper eine *Toleranz* gegen das Allergen entwickelt. Die Haupteinsatzgebiete der Hyposensibilisierung sind die Allergien vom Soforttyp der Atemwege (Heuschnupfen und Asthma) sowie die Bienen- und Wespengiftallergie. Die Hyposensibilisierung wird meist in Form subkutaner Injektionen durchgeführt, die Wirksamkeit der oralen Hyposensibilisierung ist nicht hinreichend belegt. Die höchste Erfolgsrate hat die Insektengifthyposensibilisierung mit etwa 90 %.

14
Allergievorbeugung

Die Häufigkeit allergischer Erkrankungen nimmt unzweifelhaft zu (siehe →Kapitel 1, S. 12 ff). Eine ungeheuer wichtige Aufgabe für die Zukunft wird es sein, wirksame vorbeugende Strategien zur Vermeidung von Allergien zu entwickeln. Diese Maßnahmen müssen sowohl auf der individuellen Ebene (z. B. Einschränkung des Rauchens, sinnvolle Ernährung der Kinder) als auch auf der gesellschaftlichen Ebene (z. B. Verbesserung der Luftqualität) ansetzen.

Kann man das Risiko einer Allergieentwicklung voraussagen?

Anlagefaktoren

Das Risiko, eine atopische Erkrankung zu entwickeln, liegt bei etwa 70 %, wenn beide Eltern Allergiker sind, und bei etwa 50 %, wenn ein Elternteil Allergiker ist.

Nabelschnur-IgE

Von einigen Forschern wird ein erhöhter IgE-Wert im Nabelschnurblut als ein wichtiger Hinweis für ein erhöhtes Allergierisiko gewertet. Bei den Daten einer neueren deutschen Studie zeigte sich zwar ein Zusammenhang des Nabelschnur-IgE mit einer atopischen Erkrankung der Mutter, der Nabelschnur-IgE-Wert hatte jedoch zumindest im Alter von einem Jahr keine Aussagekraft bezüglich einer

Allergieentwicklung beim Kind. Es bestehen auch methodische Probleme bei der Durchführung dieser Untersuchung, da ganz geringe IgE-Mengen nachgewiesen werden müssen. Eine generelle IgE-Bestimmung im Nabelschnurblut erscheint daher zumindest zum jetzigen Zeitpunkt nicht sinnvoll.

Wie kann man einer Allergieentstehung vorbeugen?

Trotz der Bedeutung von Anlagefaktoren bei der Entwicklung einer Allergie gibt es sinnvolle Ansatzpunkte, mit denen das Allergierisiko gesenkt werden kann. Die Bemühungen zielen dahin, *das Kind möglichst wenig und möglichst spät mit potentiellen Allergieauslösern in Kontakt zu bringen.*

Während der Schwangerschaft

Untersuchungen über den Zusammenhang der Ernährung der Mutter in der Schwangerschaft und dem Entstehen atopischer Erkrankungen beim Kind konnten keine Vorteile einer Kuhmilch- und hühnereiweißfreien Kost der Mutter feststellen. Da eine Mangelernährung bei Mutter und Kind entstehen kann, muß davon sogar abgeraten werden, die Ernährung in der Schwangerschaft dermaßen einzuschränken.

Kinder, deren Mütter in der Schwangerschaft rauchen, haben ein höheres Risiko an Luftwegserkrankungen. Daher muß besonders in allergiebelasteten Familien dringend vor dem Rauchen in der Schwangerschaft abgeraten werden.

Nach der Geburt

Ernährung

Kinder aus allergiebelasteten Familien sollten *vier bis sechs Monate voll gestillt* werden. Je später Fremdeiweiße in die Ernährung eingeführt werden, desto geringer ist das Risiko der Entstehung einer Nahrungsmittelallergie. Wichtig ist eine gute Stillanleitung bereits in der Geburtsklinik. Das Neugeborene sollte möglichst früh (gleich nach der Geburt) und später häufig (sobald es hungrig ist) angelegt werden. Zunächst wird das Kind nur für einige Minuten angelegt, dann die Stilldauer langsam gesteigert. Von Anfang an sollte man das Kind an beiden Brüsten trinken lassen. Sollte die Milch anfangs nicht richtig fließen, soll nur eine Traubenzuckerlösung und kein Kuhmilch- oder Sojapräparat zugefüttert werden.

Falls trotz aller Anstrengung ein ausschließliches Stillen nicht möglich ist, wird für Neugeborene und Säuglinge aus Allergikerfamilien das Zufüttern einer sogenannten hypoallergenen Säuglingsnahrung (z.B. Aptamil hyp, Beba H.A., Humana H.A., Aletemil H.A.) empfohlen. In diesen Nahrungen sind die Kuhmilcheiweißbestandteile in kleinere Bausteine gespalten, so daß sie nicht mehr so stark sensibilisierend wirken wie unbehandelte Kuhmilch. Diese Nahrungen enthalten jedoch in geringen Mengen noch intaktes Kuhmilcheiweiß, insbesondere Beta-Laktoglobulin, so daß auch unter Ernährung mit diesen Milchen eine Kuhmilchallergie entstehen kann. Eine endgültige Beurteilung über den Langzeiterfolg dieser Nahrungen steht noch aus. Die anfangs euphorischen Hoffnungen, die an diese Nahrungen geknüpft wurden, sind inzwischen jedoch gedämpft. Zur Behandlung einer manifesten Kuhmilchallergie sind diese Nahrungen auf jeden Fall nicht geeignet.

Auch über die Muttermilch können kleine Mengen an Kuhmilch- und Hühnereiweiß auf das Kind übergehen, so daß auch unter ausschließlicher Muttermilchernährung in seltenen Fällen eine Sensibilisierung gegen Kuhmilch und Hühnereiweiß möglich ist. Ausreichend umfangreiche Studien über den Wert und die Risiken einer

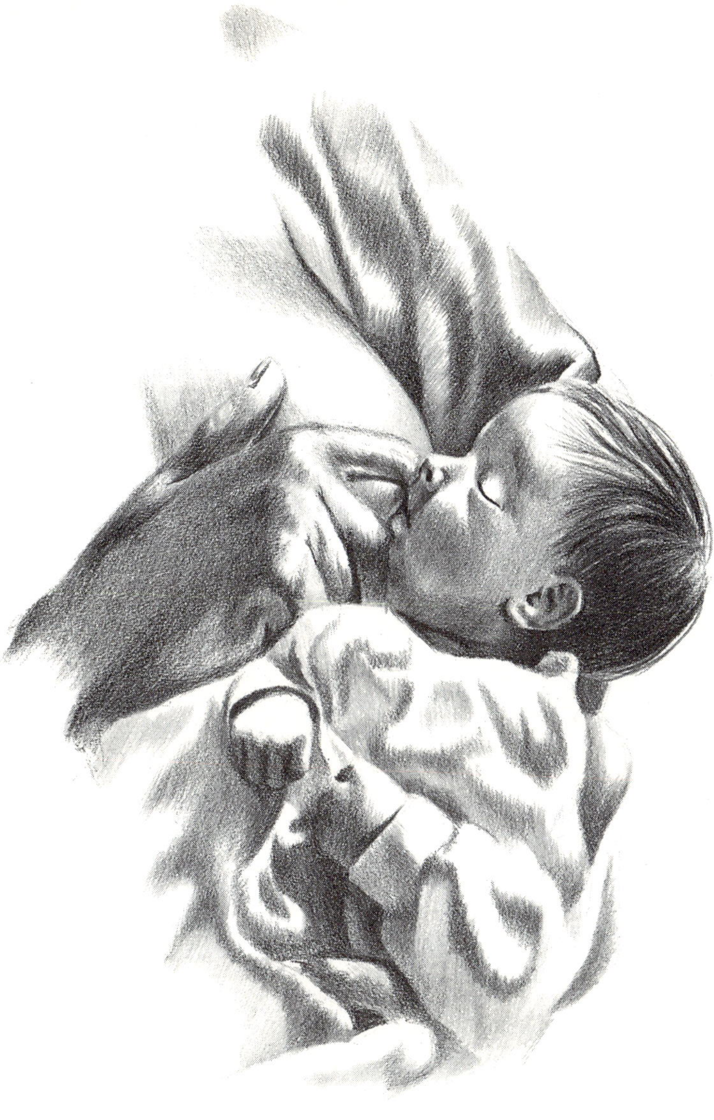

allergenarmen Ernährung der Mutter während der Stillzeit liegen noch nicht vor.

Wegen der Belastung der Muttermilch mit Dioxinen und Pestiziden wurden auch Bedenken gegen eine lange Stilldauer geäußert. Jedoch überwiegen trotz dieser Bedenken auch heute noch die Vorteile des Stillens. Ein Beispiel ist die geringere Anfälligkeit gestillter Säuglinge für Infektionen des Magen-Darm-Trakts und der Luftwege. Diese Empfehlungen kommen unter anderem in Stellungnahmen der Deutschen Gesellschaft für Kinderheilkunde zum Ausdruck.

Nach einem halben Jahr kann dann von der Muttermilch oder der hypoallergenen Nahrung auf eine adaptierte Säuglingsnahrung oder eine Folgemilch übergegangen werden. Vollmilch sollte auch aus anderen als allergologischen Gesichtspunkten erst nach dem ersten Lebensjahr gegeben werden: Die Vollmilch hat einen zu hohen Eiweißgehalt, außerdem haben mit Vollmilch ernährte Säuglinge oft einen nicht sichtbaren Blutverlust im Stuhl, was zu einem Eisenmangel führen kann.

Beikost sollte langsam und mit Bedacht eingeführt werden. Vor allem die neben der Kuhmilch häufigsten Auslöser von Nahrungsmittelallergien im Kindesalter, Ei und Fisch, sollten erst nach dem ersten Geburtstag gegeben werden. Nüsse gehören wegen der Gefahr des «Verschluckens» in diesem Lebensalter sowieso noch nicht auf den Speiseplan. Einheimische Obstsorten lösen weniger Allergien aus als exotische Früchte wie Kiwi oder Mango.

So gesund *Rohkost* beispielsweise hinsichtlich ihres Vitamingehaltes ist, so hat sie doch eine größere allergieauslösende Potenz als erhitzte Speisen, da beim Erhitzen manche allergenen Bestandteile verändert und in ihrer Aggressivität herabgesetzt werden. Auch selbstgemahlenes frisches Korn hat eine höhere allergene Potenz als in Backwaren aus feiner gemahlenem Mehl, da besonders Hüllbestandteile Allergien auslösen können. Daher sind z. B. selbst zubereitete Frischkornmüsli zumindest im frühen Säuglingsalter vom allergologischen Standpunkt aus als ungünstig anzusehen.

Haustiere

Allergiegefährdete Kinder sollten möglichst wenig weiteren Allergieauslösern ausgesetzt werden. Tiere stellen meist so lange kein allergologisches Problem dar, solange sie außerhalb der Wohnung gehalten werden. Enger und intensiver Kontakt mit Haaren, Federn, Schuppen, Speichel und Urin von Haustieren birgt ein besonderes Sensibilisierungsrisiko. Dies bedeutet, daß keine fell- oder federntragenden Haustiere wie Katzen, Hamster oder Vögel angeschafft werden sollen.

Hausstaubmilben

Insbesondere im Schlafbereich soll ein möglichst milbenarmes Milieu geschaffen werden. Milben, die sich von Hautschuppen ernähren, gedeihen besonders gut unter warmen und feuchten Bedingungen. Das gesamte Bettzeug (nicht nur der Bezug) sollte waschbar sein, jede Art von «Staubfänger» wie offene Regale oder langflorige Teppichböden sind ungünstig. Ebenso sollten keine Luftbefeuchter aufgestellt werden. Auch Haustiere fördern das Milbenwachstum. (Siehe auch →Kapitel 12, S. 252 ff, «Hausstaubmilben».)

Schimmelpilze

Auch Schimmelpilze gedeihen besonders gut unter feuchten Bedingungen. Allergiegefährdete Kinder sollten daher zumindest nicht in Räumen schlafen, in denen es feucht und schimmlig ist. Luftbefeuchter begünstigen das Schimmelpilzwachstum und sollten daher nicht verwendet werden. (Siehe auch →Kapitel 12, S. 265 ff, «Schimmelpilze».)

Rauchen

Kinder rauchender Eltern haben ein erhöhtes Risiko für Atemwegserkrankungen wie Asthma bronchiale sowie chronische Mittelohrergüsse. Die Selbstreinigungskraft der Bronchien wird empfindlich beeinträchtigt, was zusammen mit anderen Reizstoffen in der Luft die Allergiebereitschaft erhöhen kann. Daher darf in Wohnungen und Räumen, in denen sich Kinder aufhalten, nicht geraucht werden!

Hautpflege und Kosmetik

Auch über die Haut ist das Kind einer Vielzahl von Allergenen ausgesetzt. Für viele Hautreinigungsvorgänge reicht klares Wasser. Nur bei gröberen Verschmutzungen eine milde Babyseife oder ein Syndet verwenden. Beurteilen Sie den Wert einer Seife oder einer Creme nicht danach, wie stark sie duftet. Jeder zugesetzte Duftstoff erhöht das Allergierisiko. Einfache Vaseline ist, falls überhaupt eine Creme erforderlich ist, in den meisten Fällen für die Pflege der empfindlichen Haut des Säuglings ausreichend.

Impfungen

Allergiegefährdete Kinder sollten alle üblichen Routineimpfungen erhalten (siehe →Kapitel 15). Neben der Diskussion um mögliche Nebenwirkungen der Keuchhustenimpfung am Zentralnervensystem wurde ein Aspekt, der vor allem Kinder mit überempfindlichem (hyperreagiblem) Bronchialsystem betrifft, vergessen: Eine Keuchhustenerkrankung führt zu einer erheblichen Reizung des Bronchialsystems, die über Wochen bis Monate anhält und Asthmaanfälle begünstigen kann. Auch unter diesem Aspekt ist die Keuchhustenimpfung für diese Kinder eine echte vorbeugende Maßnahme.

Die Anzahl der Untersuchungen, die zeigen, daß Allergien mit einer steigenden Konzentration von Luftschadstoffen wie Schwefeldioxid zunehmen, mehren sich (siehe → Kapitel 2, S. 26 ff). An der Tatsache, daß Auto- und Industrieabgase die Entstehung von Allergien fördern, kommen wir nicht mehr vorbei! Doch nicht nur Industriebetriebe sind die Schuldigen. In einer Stadt wie Stuttgart entstammen etwa 80 % bestimmter Luftschadstoffe aus den Autoabgasen. Hier ist die Autoindustrie gefordert, abgasärmere Autos zu produzieren. Hier sind die Politiker gefordert, auch zwar unpopuläre, aber wirksame Maßnahmen wie Geschwindigkeitsbeschränkungen und verkehrsberuhigende Maßnahmen durchzusetzen oder die Verkehrsverlagerung auf die Schiene bevorzugt zu fördern. Nicht zuletzt müssen wir selbst eigene Bequemlichkeiten aufgeben und im Individualverkehr Alternativen zum Auto wahrnehmen, auch wenn der Weg zur Arbeit dann etwas länger dauert. Wir würden mit einer besseren Luft um ein Vielfaches entschädigt und bräuchten nicht am Wochenende dem «Großstadtmief» zu entflüchten – mit dem Auto natürlich.

Zusammenfassung:

Vor allem bei Kindern aus allergiebelasteten Familien sind Maßnahmen der *Allergievorbeugung* besonders wichtig. Vier- bis sechsmonatiges Stillen schützt; Beikost möglichst spät einführen. Bereits während der Schwangerschaft hat das Rauchen der Mutter einen ungünstigen Einfluß. Der Kontakt mit starken Allergieauslösern wie Milben, Haustieren oder Schimmelpilzen sollte reduziert werden. Setzen Sie Mittel zur Hautreinigung und -pflege (ohne Konservierungs- und Duftstoffe) nur sparsam ein. Nicht zuletzt müssen erheblich mehr Anstrengungen unternommen werden, die Schadstoffbelastung in der Luft zu reduzieren – wir sind es unseren Kindern schuldig!

15
Impfungen bei Allergikern

Impfungen sind ein wichtiger Bestandteil der vorbeugenden Medizin. In der Kinder- und Jugendmedizin kommt ihnen ein besonders hoher Stellenwert zu. Sie haben die Ausbreitung vieler komplikationsreicher, zum Teil lebensbedrohlicher Erkrankungen wie Wundstarrkrampf (Tetanus) und Diphterie bei geimpften Personen auf nahezu Null reduziert.

Grundsätzlich haben Allergiker denselben Impfschutz nötig wie Nichtallergiker. Im Zusammenhang mit allergischen Erkrankungen tauchen jedoch folgende Fragen auf:

Gibt es generelle Gegenanzeigen gegen Impfungen bei Allergikern?

Eine generelle Gegenanzeige gegen eine Impfung bei einem Allergiker besteht nur, wenn eine bekannte Allergie gegen einen der Inhaltsstoffe des Impfstoffes vorliegt. Impfstoffe enthalten neben der für die Immunisierung benötigten Substanz in geringen Mengen auch sogenannte Hilfsstoffe und eventuell Verunreinigungen aus dem Herstellungsprozeß. Hilfsstoffe wie Antibiotika oder Formaldehyd dienen der Stabilisierung und Haltbarmachung. Gegen die in modernen Impfstoffen verwendeten Hilfsstoffe sind Allergien extrem selten, so daß diese keine generelle Gegenanzeige zur Verwendung bei Allergikern darstellen. Ein Problem für Allergiker können jedoch Verunreinigungen durch Hühnereiweiß werden, welches vom Produktionsprozeß übriggeblieben ist.

Impfprobleme bei Hühnereiweißallergie

Die Hühnereiweißallergie stellt bei Impfstoffen, die mit Hühnereiweißbestandteilen verunreinigt sind, eine mögliche Gegenanzeige dar. Bedeutsam ist in diesem Zusammenhang lediglich die Hühnereiweißallergie vom Soforttyp, das heißt, wenn nach Genuß von Hühnereiweiß innerhalb kurzer Zeit Symptome wie Hautausschlag, Gesichtsschwellung, Erbrechen, Atemnot und Kreislaufkollaps auftreten. In diesem Zusammenhang ist es weniger von Bedeutung, wenn lediglich in RAST oder Pricktest eine Hühnereiweißsensibilisierung ohne klinische Symptome festgestellt wurde oder nach Hühnereiweißgenuß nach Tagen eine Ekzemreaktion an der Haut auftritt.

Eine Reihe von Impfviren wird oder wurde auf Hühnerembryonen gezüchtet. Inzwischen werden einige dieser Impfviren auf Zellkulturen (Hühnerfibroblastenkulturen) vermehrt. Die Erfahrung hat gezeigt, daß bei diesem Herstellungsverfahren deutlich weniger Probleme bei der Impfung von Hühnereiweißallergikern entstehen. Dies betrifft beispielsweise den Impfstoff gegen Masern und Mumps der Firma Behring, bei dem die Gegenanzeige «Hühnereiweißallergie» gestrichen werden konnte. In der Regel werden Kinder mit der Kombination von Masern, Mumps und Röteln (M-M-RVax®) geimpft. Die Rötelnkomponente macht dabei keine Probleme, da dieses Virus auf menschlichen Zellkulturen (HDC) gezüchtet wird.

Prinzipiell besteht auch die Möglichkeit, einen auf menschlichen Zellen gezüchteten Masern-Mumps-Röteln-Impfstoff aus der Schweiz zu beziehen. Dies erscheint jedoch inzwischen nur noch in Ausnahmefällen nötig.

Eine gewisse Vorsicht ist noch geboten bei einigen Impfstoffen gegen Grippe (Influenza) und FSME (Frühsommermeningoenzephalitis). Bei diesen Impfstoffen geben die Hersteller noch die Gegenanzeige «Hühnereiweißallergie» an. Falls diese Impfungen tatsächlich erforderlich sind, kann mit einer kleinen Testdosis die Verträglichkeit überprüft werden.

Heutzutage ist vor allem noch die Gelbfieberimpfung für Hühnereiweißallergiker problematisch, da dieser Impfstoff auf Hühnerembryonen gezüchtet wird. Eine Gelbfieberimpfung sollte daher bei einer Hühnereiweißallergie nicht durchgeführt werden.

Impfstoffe, deren Viren auf menschlichen Zellen gezüchtet werden, wie die meisten Rötelnimpfstoffe und die neueren Tollwutimpfstoffe, stellen für Hühnereiweißallergiker kein spezielles Problem mehr dar. Ebenso nicht Impfstoffe, die abgetötete Bakterien enthalten, wie der Impfstoff gegen Hämophilus influenzae oder Diphtherie sowie Impfstoffe, die sogenannte Toxoide enthalten, wie der Tetanusimpfstoff.

Allgemeine Vorsichtsmaßnahmen

Während einer *Verschlechterungsphase* einer jeglichen allergischen Erkrankung wird man nicht impfen, um das Immunsystem nicht zusätzlich zu beanspruchen.

Bei einer *Hyposensibilisierungsbehandlung* müssen je nach Impfstoff unterschiedliche Abstände zur Hyposensibilisierungsspritze eingehalten werden.

Bei der *Neurodermitis* kann es nach einer Impfung wie nach einem Infekt zu einer vorübergehenden Verschlechterung des Hautbefundes kommen. Dies ist jedoch kein Grund, auf die Routineimpfungen zu verzichten.

Gibt es Impfungen, die für Allergiker besonders nützlich sein können?

Ein Beispiel für einen potentiellen zusätzlichen Nutzen einer Impfung ist die Keuchhustenimpfung bei Kindern mit einem erhöhten Risiko für eine Asthma bronchiale. Die Keuchhustenimpfung ist in der Bundesrepublik Deutschland seit 1991 wieder eine öffentlich empfohlene Impfung. Die Vorwürfe, die Keuchhustenimpfung verursache unverhältnismäßig häufig Komplikationen am Zentralnervensystem, waren nicht mehr haltbar. Im Gegenteil, die Komplikations- und Sterblichkeitsrate ist bei nicht geimpften Kindern eindeutig höher.

Für Kinder mit einem überempfindlichen Bronchialsystem oder einem aus anderen Gründen erhöhten Risiko für ein Asthma bronchiale ist noch ein anderer, bisher wenig beachteter Aspekt wichtig: Eine Keuchhustenerkrankung führt zu einer ganz erheblichen Reizung des Bronchialsystems. Dies verstärkt zum einen die Neigung der Bronchien, sich zu verengen. Zum anderen wird möglicherweise auch die Durchlässigkeit der Bronchialschleimhaut für Allergieauslöser erhöht und somit die Entstehung eines allergischen Asthma bronchiale begünstigt. Daher sollte die Keuchhustenimpfung gerade auch bei den obengenannten gefährdeten Kindern durchgeführt werden. Eine echte Gegenanzeige ist lediglich bei Kindern mit bestimmten Vorschädigungen am Zentralnervensystem gegeben.

Begründete Hinweise, daß eine Keuchhustenimpfung die Allergieneigung verstärkt, liegen nicht vor.

Zusammenfassung:

Kinder mit Allergien benötigen im Prinzip denselben Impfschutz wie Kinder ohne Allergien. Allergien gegen Hilfsstoffe wie Antibiotika oder Formaldehyd in Impfstoffen sind extrem selten. Probleme können bei einer Hühnereiweißallergie auftauchen, wenn Impfstoffe verwendet werden, die mit Hühnereiweiß verunreinigt sind. Dies trifft im Moment noch für einige Impfstoffe gegen Masern, Mumps, Grippe, FSME und Gelbfieber zu.

Ergänzende Literatur:

Illing, S.: Impfungen. Stuttgart 1991 (Trias)
(Allgemeiner Impfratgeber)

16
Immunologische Grundlagen

In diesem Kapitel erfahren Sie nach der Erläuterung einiger wichtiger Grundbegriffe, wie das menschliche Immunsystem aufgebaut ist und funktioniert, insbesondere welche Reaktionen bei allergischen Erkrankungen ablaufen.

Erläuterung einiger Grundbegriffe

Allergie

Eine *Allergie* ist eine überschießende Reaktion des Immunsystems auf bestimmte allergieauslösende Stoffe (Allergene) aus der Umwelt. Eine allergische Reaktion tritt nicht bereits beim ersten Kontakt mit dem Allergen auf, sondern erst bei nachfolgenden (siehe →Abb. 16.1). Die normale Abwehrreaktion des Immunsystems schießt über das eigentliche Ziel, nämlich den Körper vor Fremdstoffen zu schützen, hinaus. Bei einer echten allergischen Reaktion ist immer das Immunsystem des Körpers beteiligt.

Pseudoallergie

Pseudoallergien sind allergieähnliche Reaktionen, bei denen keine immunologischen Vorgänge ablaufen. So sind beispielsweise viele Unverträglichkeitsreaktionen auf Nahrungsmittel pseudoallergischer Natur.

Abb. 16.1: Schritte der Allergieauslösung

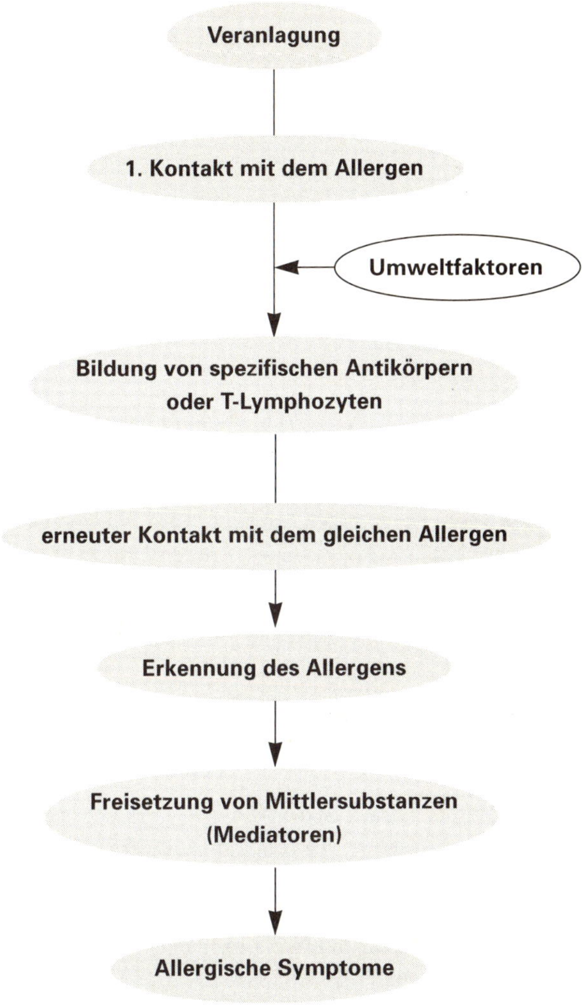

Antigen/Allergen

Eine Substanz, die vom Körper als «fremd» erkannt wird und eine Immunreaktion auslösen kann, wird als *Antigen* bezeichnet. Im Falle einer Allergieauslösung spricht man von einem *Allergen.*

Atopie

Unter einer *Atopie* versteht man eine familiär auftretende Veranlagung zu Ekzemen, Asthma und Heuschnupfen. Ein *Atopiker* hat eine anlagebedingte Bereitschaft, gegen bestimmte Allergene aus der Umwelt spezifische IgE-Antikörper zu bilden. Wahrscheinlich liegt eine Regulationsstörung aktivierender und hemmender Einflüsse auf die IgE-Bildung vor.

Sensibilisierung (Allergisierung)

Unter *Sensibilisierung* versteht man einen Vorgang im Immunsystem, der durch ein Allergen ausgelöst wird und zu einer spezifischen Immunantwort gegen dieses Allergen führt. Bei weiteren Kontakten mit dem Allergen kann dann eine allergische Reaktion eintreten.

Woraus besteht das Immunsystem, und was sind seine Aufgaben?

Das *Immunsystem* ist ein Teil des Abwehrsystems des Körpers, dessen primäre Aufgabe es ist, vor Infektionserregern zu schützen.

Zunächst werden Erreger durch physikalische Barrieren wie die intakte Haut oder die Schleimhäute abgefangen. Durchdringen die Keime diese Barrieren, so kommen sie mit dem eigentlichen Immunsystem in Kontakt. Dieses besteht aus zellulären Elementen (Leukozyten, Lymphozyten, Makrophagen) sowie aus gelösten Stoffen (z. B. Komplementfaktoren, Lysozym).

Man unterscheidet eine *unspezifische Abwehr*, die sich ohne vorausgegangenen Kontakt gegen körperfremde Stoffe (z. B. Bakterien, anorganische Teilchen) richtet, von einer *spezifischen Abwehr*, die gezielt bestimmte Antigene (z. B. Viren) wiedererkennt und bekämpft.

Zur Bewältigung seiner Abwehraufgaben muß das Immunsystem zwischen *körpereigen* und *körperfremd* unterscheiden können. Sogenannte *Gedächtniszellen* «merken» sich bestimmte Antigenstrukturen von Infektionserregern oder Allergenen, um sie bei erneutem Kontakt sofort wiederzuerkennen. Die Gedächtniszellen sorgen damit für eine lebenslange Immunität bei bestimmten Krankheiten wie Windpocken oder Masern.

Unerwünschte Reaktionen des Immunsystems sind:

- *Allergien*, bei denen ein harmloses Antigen wie Blütenpollen als fremd eingestuft und eine Überreaktion ausgelöst wird.
- *Autoimmunerkrankungen* wie der Diabetes mellitus Typ I oder die rheumatoide Arthritis (rheumatische Gelenksentzündung), bei denen das Immunsystem körpereigene Zellen als fremd einstuft und diese dann fatalerweise bekämpft.
- *Abstoßungsreaktionen* nach Organtransplantationen, wenn das transplantierte Organ als körperfremd erkannt und abgestoßen wird.

T- und B-Lymphozyten

Die *Lymphozyten* sind eine spezielle Sorte weißer Blutkörperchen. Ihre Vorläuferzellen (Stammzellen) finden sich beim Fetus zunächst in der Leber, später im Knochenmark. Die Lymphozyten entwikkeln sich im Thymus weiter zu *T-Lymphozyten,* im Knochenmark zu *B-Lymphozyten.* Die Lymphozyten zirkulieren im Blutkreislauf und im Lymphgefäßsystem zu verschiedenen Organen.

T-Lymphozyten

T-Lymphozyten stellen das *zellgebundene Abwehrsystem* dar. Es werden drei Untergruppen unterschieden:

- *T-Helferzellen* helfen bei der Einleitung der Immunglobulinproduktion, insbesondere von IgG und IgA.
- *T-Suppressorzellen* haben eine regulierende, hemmende Rolle, um eine überschießende Antikörperproduktion zu vermeiden.
- *T-Killerzellen* führen letztlich zur Zerstörung des eingedrungenen Krankheitserregers.

T-Lymphozyten helfen bei der Erstabwehr gegen bestimmte Bakterien, Viren und Pilze. Sie sind für die Transplantatabstoßung und die allergische Kontaktdermatitis (siehe →Kapitel 6, S. 150 ff) verantwortlich.

B-Lymphozyten

B-Lymphozyten sind ausentwickelt als *Plasmazellen* für die Produktion von Antikörpern (Immunglobulinen) zuständig. Es werden fünf *Immunglobulinklassen* unterschieden:

- *IgM* ist der nach Antigenkontakt zuerst gebildete Antikörper.
- *IgG* wird in der zweiten Abwehrphase gebildet und hat eine lange Lebensdauer. Es werden vier verschiedene IgG-Subklassen (IgG1 bis IgG4) unterschieden.
- *IgA* spielt hauptsächlich als Schleimhautschutzfaktor (z. B. der Atemwege, des Magen-Darm-Trakts, des Auges) eine Rolle.
- *IgE* ist der Antikörper der *allergischen Sofortreaktion.* IgE heftet sich an die Oberfläche von Mastzellen. Es führt nach Kontakt mit einem Allergen zur Ausschüttung von Histamin und anderen Mittlerstoffen der allergischen Sofortreaktion aus den Mastzellen (siehe →Abb. 16.2). Außerdem ist es für die Abwehr von Parasiten zuständig.
- Die Rolle des *IgD* ist noch nicht vollständig geklärt.

Abb. 16.2: Ablauf einer allergischen Sofortreaktion: a) Mastzelle, die in ihrem Innern Histamin enthält. An der Zelloberfläche befinden sich spezifische IgE-Bindungsstellen, an welche sich 2 IgE-Moleküle angelagert haben. b) Ein Allergen hat zu einer Brückenbildung zwischen den IgE-Molekülen geführt, was eine Histaminfreisetzung zur Folge hat. Das freigesetzte Histamin löst die allergischen Symptome aus

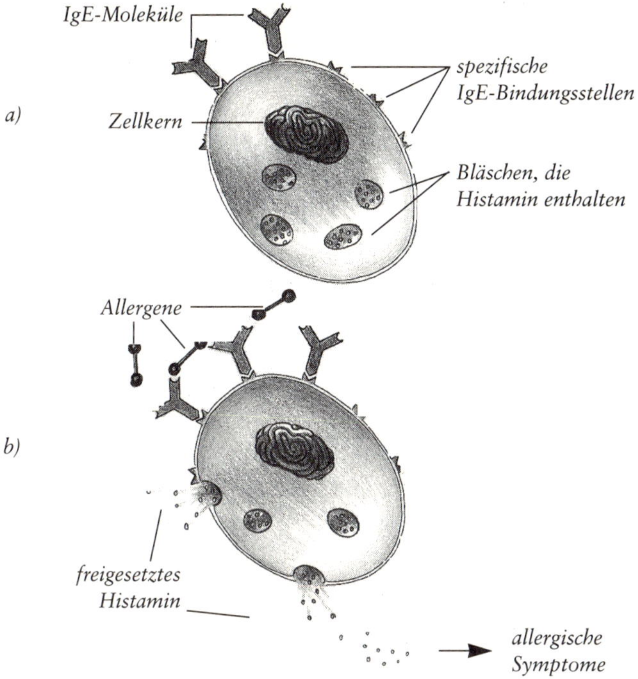

Weitere Komponenten des Immunsystems

Makrophagen

Makrophagen sind phagozytierende Zellen (Freßzellen), welche im Blut als Monozyten, im Gewebe als Histiozyten bezeichnet werden. Sie sind in der Lage, verschiedene Teilchen «aufzufressen». Außerdem können sie weitere Reaktionen im Immunsystem anregen (z. B. die Weiterentwicklung von B-Lymphozyten zu Plasmazellen).

Mastzellen

Mastzellen enthalten Histamin und andere Mittlersubstanzen allergischer Reaktionen. Sie finden sich als *Gewebsmastzellen* im Bindegewebe beispielsweise um Blutgefäße herum sowie im Blut als *basophile Granulozyten*.

Histamin und andere Vermittler allergischer Reaktionen

Das Histamin ist der wichtigste Mediator der humoralen Immunität. Es ist hauptsächlich in Gewebsmastzellen und basophilen weißen Blutkörperchen enthalten. Histamin und andere Mittlersubstanzen der allergischen Reaktion führen zu einer Verkrampfung der glatten Muskulatur, zu einer erhöhten Durchlässigkeit sowie einer Erweiterung der Blutgefäße, regen die Drüsentätigkeit und die sensorischen Nervenendigungen an.

Das Komplementsystem

Das Komplementsystem besteht aus einer Vielzahl von Eiweißstoffen, die durch verschiedene Mechanismen kaskadenartig aktiviert werden. Das Komplementsystem ist z. B. bei der Zerstörung von Zellen aktiv.

Welche Eigenschaften muß ein Allergen für die Allergieauslösung besitzen?

Allergene bestehen zumindest teilweise aus Eiweißbestandteilen und haben ein Molekulargewicht zwischen 10 000 und 70 000 Dalton. Allergene unter 10 000 Dalton sind unfähig, zwischen den IgE-Antikörpermolekülen auf den Mastzellen Brücken zu bilden, eine Voraussetzung für die Freisetzung von Histamin und anderen Mittlerstoffen allergischer Reaktionen. Allergene über 70 000 Dalton können die Schleimhäute der Atemwege oder des Magen-Darm-Trakts nicht passieren, so daß ein Kontakt mit den IgE-produzierenden Plasmazellen nicht möglich ist. Jedes Allergen hat eine nur für es charakteristische Stelle, durch die es spezifisch vom Immunsystem erkannt werden kann.

Welche Typen allergischer Reaktionen gibt es?

Man unterscheidet vier Haupttypen allergischer Reaktionen:

Typ I: Die allergische Sofortreaktion

Die allergische Sofortreaktion ist der Prototyp der allergischen Reaktion. Sie tritt Sekunden bis Minuten nach dem Allergenkontakt auf. Typische Beispiele sind der Heuschnupfen, das allergische Asthma bronchiale, anaphylaktische Reaktionen nach Insektenstich oder bei der Nahrungsmittelallergie vom Soforttyp.

Nach dem Erstkontakt mit einem bestimmten Allergen werden in den B-Lymphozyten spezifische IgE-Antikörper gebildet. Diese IgE-Antikörper lagern sich an der Oberfläche von Mastzellen an. Kommt es zu weiteren Kontakten mit dem bestimmten Allergen, so kann dieses Allergen eine Brücke zwischen zwei IgE-Molekülen auf der Mastzelle bilden. Diese Brückenbildung bewirkt eine Freisetzung von Histamin und anderen Mittlersubstanzen aus der Mastzelle. Die freigesetzten Substanzen verursachen dann die allergischen Symptome (siehe → Abb. 16.2).

Typ II: Zytotoxische Reaktion

Bei der zytotoxischen Reaktion reagieren Antigen und Antikörper (aus der IgG- oder IgM-Klasse) an Oberflächen von Zellen, z. B. Blutzellen, miteinander. Die Antigen-Antikörper-Reaktion führt letztlich zu einer Zerstörung der betreffenden Zelle. Ein Beispiel für eine zytotoxische Reaktion ist die Zerstörung von roten Blutkörperchen (Erythrozyten) nach einer Transfusion von Blut einer nicht passenden Blutgruppe oder die Zerstörung von Blutplättchen (Thrombozyten) bei einer Medikamentenallergie.

Typ III: Immunkomplexreaktion

Bei der Immunkomplexreaktion kommt es zu einer Schädigung von Geweben durch sogenannte Immunkomplexe. Die Immunkomplexe entstehen durch die Aneinanderlagerung von Antigen und Antikörper. Sie lagern sich beispielsweise an Blutgefäßen, der Niere oder der Lunge ab und aktivieren das Komplementsystem. Es werden chemotaktische Faktoren freigesetzt, welche wiederum Phagozyten (Freßzellen) anlocken. Die Freßzellen nehmen die Immunkomplexe auf und zerfallen dabei. Bei diesem Vorgang werden Enzyme freigesetzt, welche wiederum das Gewebe schädigen. Beispiele für eine allergische Immunkomplexreaktion sind die Glomerulonephritis (nichteitrige Entzündung der Nierenkörperchen) und die exogen allergische Alveolitis (z. B. Farmer- oder Taubenzüchterlunge). Die Typ-III-Reaktion äußert sich im Verlauf von Stunden nach Antigenkontakt.

Typ IV: Zellvermittelte verzögerte Reaktion

Die Typ-IV-Allergien sind zellvermittelte Reaktionen, die durch spezifisch sensibilisierte T-Lymphozyten vermittelt werden. Sie sind die Ursache für Kontaktallergien der Haut (z. B. gegen Nikkel, Kosmetika), bestimmte Unverträglichkeitsreaktionen von Medikamenten und die Organabstoßung nach Transplantation. Die Typ-IV-Allergie hat eine Anlaufzeit von Stunden bis Tagen.

Die genannten Reaktionen können isoliert in Reinform auftreten oder aber auch miteinander kombiniert. So laufen z. B. beim

Asthma bronchiale neben einer IgE-vermittelten Reaktion vom Soforttyp auch verspätete entzündliche Reaktionen ab.

Manche Reaktionen sind auch noch nicht exakt klassifiziert, beispielsweise die verzögerte Ekzemreaktion bei der Neurodermitis.

Welche Vorgänge laufen bei einer Hyposensibilisierung ab?

Beispielhaft sollen hier die Vorgänge bei einer Hyposensibilisierung gegen Pollen geschildert werden. In der ersten Woche einer Hyposensibilisierung gegen Pollen steigen die IgE-Antikörper gegen Pollen an. Im weiteren Verlauf der Behandlung fällt das IgE dann jedoch ab. Auch während der Pollensaison steigt normalerweise das IgE bei einem Pollenallergiker an. Durch eine Hyposensibilisierung wird dieser Anstieg abgefangen.

Während der Dauertherapie erscheinen bei der Hyposensibilisierung IgG-Antikörper gegen Pollen im Blut. Die IgG-Antikörper haben offensichtlich eine blockierende, allergenbindende Wirkung. Als weitere Wirkung der Hyposensibilisierung wird die Histaminausschüttung aus den Mastzellen gehemmt. Zusätzlich wird beim Asthma bronchiale die allergische Spätreaktion gedämpft.

Zusammenfassung:

Das menschliche Abwehrsystem muß zwischen körpereigen und körperfremd unterscheiden. Es funktioniert durch eine enge Zusammenarbeit von Abwehrzellen mit gelösten Abwehrstoffen im Blut. Bei einer Allergie kommt es zu einer unangemessenen überschießenden Antwort des Immunsystems auf im Prinzip harmlose Substanzen.

Es werden vier Typen allergischer Reaktionen unterschieden:

Die *Typ-I*-Reaktion ist die *allergische Sofortreaktion*. Durch die Interaktion von IgE-Antikörpern mit einem Antigen an der Oberfläche von Mastzellen werden Histamin und andere Mittlersubstanzen allergischer Reaktionen freigesetzt. Beispiele sind der Heuschnupfen und das allergische Asthma bronchiale.

Bei der *Typ-II*-Reaktion (*zytotoxische Reaktion*) reagieren Antigen und Antikörper aus der IgG- oder IgM-Klasse an der Oberfläche von Zellen miteinander, was letztlich zur Zellzerstörung führt. Ein Beispiel ist die Zerstörung roter Blutkörperchen nach Bluttransfusion einer nicht passenden Blutgruppe.

Bei der *Typ-III*-Reaktion (*Immunkomplexreaktion*) kommt es zu einer Ablagerung von Antigen-Antikörper-Komplexen an bestimmten Geweben, wobei als Folge eine Gewebsschädigung eintritt. Ein Beispiel ist die nichteitrige Entzündung der Nierenkörperchen (Glomerulonephritis).

Die *Typ-IV*-Reaktion läuft *zellvermittelt* über spezifisch sensibilisierte T-Lymphozyten ab. Folgen sind die allergische Kontaktdermatitis oder die Organabstoßung nach einer Transplantation.

17
Alternative Diagnose- und Behandlungsmethoden

Allergische Erkrankungen sind oft belastende und über Jahre verlaufende Erkrankungen, die keiner schnellen Heilung zugeführt werden können. Es ist verständlich, daß Eltern alles unternehmen wollen, ihrem Kind auf Dauer zu helfen. Ist der Krankheitsverlauf schwer und hartnäckig, greifen viele Eltern auf sogenannte «alternative» Methoden zurück.

Anspruch und Wirklichkeit alternativer Methoden

Die Verfechter dieser Methoden liefern oft eine einfache Erklärung für viele Erkrankungen und versprechen eine schnelle und endgültige Heilung. Im Gegensatz dazu deckt die «Schulmedizin» beispielsweise beim Asthma bronchiale immer komplexere Ursachengefüge auf. Die Versuchung, sich mit einfacheren Erklärungen zufriedenzugeben, liegt nahe.

Für Sie als Eltern ist es meist schwierig, «alternative» Methoden auf ihre Stichhaltigkeit hin zu beurteilen. Dieses Kapitel will Ihnen daher einige Denkanstöße und Informationen zu diesem Thema liefern.

Auch «alternative» Methoden müssen sich einem Wirksamkeits- und Unbedenklichkeitsnachweis stellen

Eine neue Diagnosemethode muß sich an bewährten diagnostischen Verfahren messen lassen. Eine neue Behandlungsmethode muß in vergleichenden Untersuchungen wirksamer sein als ein Placebo (Medikament, das keinen Wirkstoff enthält). Auch ihre möglichen Nebenwirkungen müssen festgehalten werden.

Viele «alternative» Methoden wurden in den letzten Jahren gründlich überprüft, für manche dieser Methoden fehlen Vergleichsuntersuchungen. Eine Reihe dieser Methoden hat sich in kontrollierten Studien als nicht sinnvoll erwiesen. Sie werden jedoch weiterhin angewendet und kosten mitunter viel Geld.

Die alleinige subjektive Verlaufsbeobachtung ist kein ausreichender Wirksamkeitsnachweis. Dies gilt insbesondere für Erkrankungen wie beispielsweise den Heuschnupfen oder die Neurodermitis. Der Heuschnupfen kann bei jedem einzelnen von Jahr zu Jahr sehr unterschiedlich stark verlaufen, da die Pollendichte in jedem Jahr unterschiedlich ist. Auch die Neurodermitis hat natürlicherweise deutliche Schwankungen und hat zudem die Neigung, sich im Laufe der Zeit abzuschwächen. Diese natürlichen Verläufe einer Erkrankung dürfen nicht von vornherein mit der Wirksamkeit einer Behandlungsmethode gleichgesetzt werden!

«Alternative» Methoden bergen auch Gefahren in sich

Man hört oft das Argument, die «alternativen» Methoden könnten ja zumindest nicht schaden. Dies gilt nur mit Einschränkungen:

- Der eigenmächtige Abbruch einer Therapie ohne Rücksprache mit dem bisher behandelnden Arzt zugunsten einer «alternativen» Therapie kann zum Beispiel bei einem Kind mit Asthma bronchiale bedrohliche Konsequenzen haben. Sprechen Sie aus diesem Grunde offen mit Ihrem Kinderarzt, bevor Sie eine von ihm verordnete Therapie beenden, damit Sie Ihr Kind nicht gefährden.

- Alternative Methoden zur Allergiediagnostik neigen dazu, zu viele gar nicht vorhandene Allergien zu diagnostizieren. Diese werden dann angeblich rasch und natürlich wieder geheilt. Oder das Kind wird beispielsweise bei angeblichen Nahrungsmittelallergien gewaltigen Ernährungseinschränkungen bis zur Mangelernährung unterworfen.
- Auch «alternative» Medikamente sind nicht immer ganz harmlos. Viele homöopathische Medikamente enthalten beispielsweise 40%igen Alkohol, der zur Gewinnung von Pflanzenauszügen verwendet wird. Eine Verabreichung von Alkohol an Säuglinge und Kinder auch in kleinen Mengen ist grundsätzlich problematisch. Bei manchen «alternativen» Medikamenten sind die Inhaltsstoffe nicht deklariert. So enthielt etwa die Goldnerzcreme Kortikoide aus dem Fett des Goldnerzes; der Hersteller deklarierte dies nicht, da das Produkt nicht als Heilmittel, sondern als Kosmetikum verkauft wurde.
- Bestimmte Methoden können unkontrollierte Immunreaktionen im Körper auslösen. Dies ist bei allergischen Erkrankungen, bei denen das Immunsystem sowieso bereits überschießend reagiert, besonders bedenklich. Beispiele sind die Therapie mit Frischzellen oder die Injektion von Eigenurin.

Im folgenden sollen einige «alternative» Methoden kurz beleuchtet werden. Zunächst ist jeweils der theoretische Anspruch der Methode, dann sind kontrollierte Untersuchungen aufgeführt.

Zur Diagnostik eingesetzte Methoden

Kinesiologie

Die kinesiologische Diagnostik wurde in den 60er Jahren von dem Amerikaner Goodheart kreiert. Der Behandler überprüft beim Erkrankten die Anspannung von bestimmten Muskeln und zieht daraus Rückschlüsse auf erkrankte Organe, Nahrungsmittelunverträglichkeiten oder fehlende Spurenelemente. Auch später verabreichte Medikamente werden auf diese Art und Weise ausgetestet.

Kontrollierte Studien konnten die von den Anhängern dieser Methode gemachten Behauptungen nicht nachvollziehen.

Leukozytotoxischer Test

Der leukozytotoxische Test soll vor allem der Diagnostik von Nahrungsmittelallergien dienen. Leukozyten (weiße Blutkörperchen) aus dem Blut des Patienten werden mit dem vermuteten Allergen in Kontakt gebracht. Unter dem Mikroskop wird beobachtet, ob Veränderungen (vor allem eine Auflösung der Zellen) an den Leukozyten auftreten, und daraus auf eine mögliche Allergie geschlossen.

Überprüfungen dieser Methode haben gezeigt, daß sehr häufig eine Auflösung der Leukozyten auftritt, ohne daß eine Allergie vorliegt. Auch können die Ergebnisse beim selben Patienten von Tag zu Tag unterschiedlich ausfallen. Die Anwendung des leukozytotoxischen Tests ist also unzuverlässig und kann nicht empfohlen werden.

Andere abzulehnende Diagnosemethoden

Das Wünschelrutengehen, Pendeln und die Irisdiagnostik haben objektiven Überprüfungen nicht standgehalten.

Zu Diagnose und Therapie eingesetzte Methoden

Symbioselenkung

Eine veränderte Bakterienflora im Darm soll ganz unterschiedliche Krankheiten verursachen und unterhalten. Durch eine Stuhluntersuchung sollen diese Störungen in der Darmflora (Dysbiose) diagnostiziert werden. Als Behandlung werden dann Bakterien, welche eine normale Darmflora wiederherstellen sollen, in Tropfen- oder Tablettenform eingenommen.

Zuverlässige Untersuchungen über die Wirksamkeit dieser Therapie liegen nicht vor. Wie viele eingenommene Bakterien bereits im Magen durch die Magensäure abgetötet werden und wie viele letztlich im Darm ankommen ist unklar.

Elektroakupunktur nach Voll (EAV)

Bei der EAV wird der elektrische Hautwiderstand an verschiedenen Punkten des Körpers gemessen. Aus den gemessenen Hautwiderständen werden Rückschlüsse auf veränderte Energieflüsse im Körper und damit verschiedene Erkrankungen gezogen. Auch Medikamente, die oft nur in die Hand genommen werden, werden mit dieser Methode ausgetestet.

Die Elektroakupunktur nach Voll hielt konkreten Überprüfungen nicht stand.

Provokations- und Neutralisationstest

Diese Methode wurde vor allem zur Diagnostik und Therapie von Nahrungsmittelallergien propagiert. Zunächst wird durch Injektion oder Verabreichung des angeschuldigten Allergens unter die Zunge diejenige Dosis herausgefunden, welche beim Betroffenen Symptome auslöst. Danach wird versucht, mit einer niedrigeren Dosis des Allergens die Symptome wieder zu «neutralisieren». Diese «neutralisierende Dosis» wird dann zweimal wöchentlich in die Haut (intrakutan) gespritzt bzw. unter die Zunge gegeben.

Kontrollierte Studien konnten diese Methode nicht als zuverlässig beurteilen.

Zur Therapie eingesetzte Methoden

Eigenbluttherapie

Eigenes Blut wird aus einer Vene entnommen und anschließend wieder in eine Vene oder unter die Haut gespritzt. Das dem Körper wieder zugeführte Blut soll das Immunsystem des Körpers «umstimmen» und die Abwehrreaktionen steigern. Manchmal werden noch Pflanzenextrakte zugesetzt oder das Blut homöopathisch verdünnt (potenziert). Bei Kindern wird das Eigenblut oft nicht gespritzt, sondern eingenommen.

Ein überzeugender Wirksamkeitsnachweis wurde bisher nicht geliefert.

Eigenurinbehandlung

Ähnlich wie bei der Eigenblutbehandlung wird eigener Urin entweder gespritzt oder eingenommen. Da der Urin Zellen und Eiweißstoffe aus der Niere enthalten kann, können bei einer Injektionsbehandlung mit Urin Antikörper gegen das eigene Nierengewebe gebildet werden, was zu schweren Krankheitssymptomen führen kann.

Diese Art der Behandlung ist daher abzulehnen.

Homöopathie

Die Homoöpathie ist eine zwar beliebte, jedoch weiterhin umstrittene Behandlungsmethode. Sie wurde von dem deutschen Arzt Samuel Hahnemann Anfang des 19. Jahrhunderts initiiert. Die Homoöpathie geht davon aus, daß «Ähnliches» mit «Ähnlichem» geheilt werden kann. Dies bedeutet, daß eine Substanz, die in einer bestimmten Menge Krankheitssymptome hervorruft, die Krankheitserscheinungen in einer anderen Verdünnung (oder Potenzierung) zum Verschwinden bringen kann. Die Ursubstanzen werden zu diesem Zwecke verdünnt (in der Sprache der Homöopathie potenziert). Ab einer Verdünnung von $1:10^{23}$ (D23) kann allerdings kein einziges Molekül des ursprünglichen Stoffes mehr enthalten sein. Die Homoöpathie nimmt nun an, daß durch das Potenzieren «Energie» auf die Trägersubstanz (z. B. Alkohol, Milchzucker) übergehe und so die Wirkung homöopathischer Medikamente zu erklären sei.

Kritiker der Homoöpathie führen an, daß nach schulmedizinischen Kriterien ein Wirksamkeitsnachweis nicht geliefert wurde und daß die Wirkung homoöpathischer Medikamente die Wirkung eines Placebos nicht überschreite, das heißt, der Glaube an die Wirksamkeit des Medikaments die ausschlaggebende Rolle spiele. Anhänger der Homoöpathie wenden ein, die homoöpathische Behandlung müsse so individuell auf jeden einzelnen Patienten abgestimmt werden, daß eine Überprüfung mit schulmedizinischen Methoden überhaupt nicht zulässig sei.

Manche Stimmen meinen, die Homoöpathie könne zumindest nicht schaden. Wenn Sie eine homöopathische Behandlung durchführen lassen, sollten Sie jedoch folgendes beachten:

- Eine wirksamere Behandlung darf nicht versäumt oder abgesetzt werden. Dies gilt vor allem für schwere und akute Erkrankungen.
- Vorsicht ist geboten bei der Verabreichung von alkoholhaltigen Medikamenten an Kinder.
- Bei wenig verdünnten Schwermetallen oder Giftpflanzen (sogenannten Niedrigpotenzen) können durchaus Vergiftungen oder allergische Reaktionen auftreten.
- Homöopathische Mischpräparate («Komplexmittel») haben mit der Lehre Hahnemanns, der immer individuelle Einzelmittel verordnete, nicht mehr viel zu tun. Einen homöopathischen Cocktail, der allen hilft, kann es nach der Theorie der Homöopathie nicht geben.

Auch zur Wirksamkeit der traditionellen Akupunktur bei allergischen Erkrankungen liegen keine gesicherten Wirksamkeitsnachweise vor, die über eine Placebowirkung hinausgehen. Eine amerikanische Studie hat beispielsweise die Akupunktur beim Asthma bronchiale getestet und keine überzeugende Wirkung festgestellt.

Mittel zur Abwehrsteigerung

Häufig wird auch bei allergischen Erkrankungen der Wunsch geäußert, doch ein Mittel zur Abwehrsteigerung anzuwenden. Diese Vorstellung trifft jedoch nicht den Kern der meisten allergischen Erkrankungen. Bei einer Allergie liegt ja eine überschießende Reaktion des Immunsystems vor, so daß das Immunsystem nicht stimuliert, sondern eher gebremst werden müßte.

Andrerseits sind im Rahmen der allgemeinen Lebensführung sogenannte abhärtende Maßnahmen wie regelmäßiges körperliches Training, Wasseranwendungen, Sauna oder Kneipptherapie grundsätzlich sinnvoll, wenn sie im Einzelfall mit dem Arzt abgesprochen werden.

Behandlung mit Pflanzeninhaltsstoffen

Die *Phytotherapie* behandelt mit Pflanzeninhaltsstoffen. Inzwischen sind viele Inhaltsstoffe von Pflanzen gründlich auf ihre Wirksamkeit und Giftigkeit untersucht worden. Viele Einzelstoffe konnten isoliert und geprüft werden. Eine ganze Reihe wertvoller Medikamente wurde ursprünglich aus Pflanzen gewonnen und entweder direkt als Pflanzenextrakt verwendet oder durch chemische Abwandlungen in der Wirksamkeit gesteigert.

Bei diesen Untersuchungen konnten von der Volksmedizin überlieferte Wirkungen bestätigt, jedoch auch gelegentlich ernsthafte

Nebenwirkungen entdeckt werden. Für die Allergologie ist beispielsweise die allergieauslösende Wirkung bestimmter Kamillenarten (insbesondere der Hundskamille) von Bedeutung. Überprüft werden konnte z. B. eine leicht schleimlösende Wirkung von Efeuextrakten, eine echte bronchialerweiternde Wirkung tritt jedoch in der üblichen Dosierung noch nicht ein.

Pflanzliche Medikamente können also bei verschiedenen, vor allem leichteren Erkrankungen durchaus sinnvoll eingesetzt werden, jedoch nicht alle Krankheiten lassen sich ausschließlich mit pflanzlichen Medikamenten behandeln.

Zusammenfassung:

Der oft jahrelange Verlauf allergischer Erkrankungen weckt in vielen Eltern den Wunsch nach «alternativen» Diagnose- und Behandlungsmethoden. Jedoch auch für diese Methoden gilt, daß sie ihre Wirksamkeit und Unbedenklichkeit unter Beweis stellen müssen. Viele «alternative» Verfahren sind in der Zwischenzeit gründlich untersucht worden, für eine ganze Reihe konnte ein überzeugender Wirksamkeitsnachweis nicht geliefert werden.

Sinnvoll eingesetzt werden kann bei leichteren Erkrankungen die Phytotherapie (Therapie mit Pflanzeninhaltsstoffen). Vorbeugend und stabilisierend wirken auch regelmäßiges körperliches Training, Wasseranwendungen und die Sauna.

Ergänzende Literatur:

Federspiel, K. und *Herbst, V.:* Die andere Medizin. Nutzen und Risiken sanfter Heilmethoden, Berlin 1991 (Stiftung Warentest) (Beschreibt detailliert den theoretischen Hintergrund und die Vorgehensweise der einzelnen Methoden und würdigt sie kritisch)

TEIL D:

Anhang

Glossar

adaptierte Milch	der Muttermilch angepaßte Milch
Aerosol	in Luft schwebende Teilchen
Allergen	allergieauslösende Substanz (siehe auch → Antigen)
Allergie	überschießende Reaktion des Körpers auf allergieauslösende Stoffe
Alveolen	Lungenbläschen
anaphylaktischer Schock	schwerste Form einer allergischen Allgemeinreaktion mit Kreislaufzusammenbruch
Antigen	Substanz, die vom Körper als «fremd» erkannt wird und eine Immunreaktion auslösen kann, im Rahmen einer Allergieauslösung auch als → Allergen bezeichnet
Antihistaminika	antiallergisch wirkende Medikamente, welche die Histaminwirkung blockieren
Antikörper	als Reaktion auf ein → Antigen gebildeter spezifischer Eiweißkörper

Asthma bronchiale	anfallsweise auftretende Verengung der Atemwege
Atopie	familiär auftretende Veranlagung zu Ekzem, Asthma und Heuschnupfen
Atopische Dermatitis	siehe → Neurodermitis
Basophile	weiße Blutkörperchen, die Histamin enthalten
Bodyplethysmographie	Lungenfunktionsuntersuchung in der Lungenfunktionskammer
Bronchitis	Entzündung der Bronchien
Bronchospasmolyse	Lösung einer Bronchialverkrampfung
Bronchospasmolytikum	bronchialerweiterndes Medikament
Bronchospasmus	Verkrampfung der Bronchien
Dalton	Maßeinheit für das Molekulargewicht
Dermatitis	Entzündung der Haut, meist für akute Formen verwendet
DNCG	Dinatriumcromoglicinsäure stabilisiert die → Mastzellen und hemmt so die Histaminausschüttung
Ekzem	Erkrankung der Oberhaut mit Knötchen-, Bläschen- und Schuppenbildung, meist für chronische Formen verwendet
epikutan	auf die Haut
Gen	Erbanlage
Histamin	wichtigste Mittlersubstanz allergischer Reaktionen

Hyposensibilisierung	Behandlungsform, bei der dem Körper ein Allergen in ansteigender Dosierung zugeführt wird mit dem Ziel, daß keine allergische Reaktion mehr eintritt
IgE	Immunglobulin E; Antikörper der allergischen Sofortreaktion
Immunglobulin	Antikörper der spezifischen körpereigenen Abwehr
Immunsystem	Abwehrsystem des Körpers
Inhalation	Einatmen von Gasen, Dämpfen oder zerstäubten Flüssigkeiten
intrakutan	in die Haut
intravenös	in die Vene
irritativ	reizend
Konjunktivitis	Bindehautentzündung
Kreuzallergie	Allergie auf verschiedene Allergene mit ähnlichem Aufbau (z. B. zwischen Birkenpollen und Apfel)
Leukozyten	weiße Blutkörperchen
Lymphozyten	spezielle Sorte weißer Blutkörperchen
Mastzellen	Zellen, die Histamin und andere Mittlersubstanzen allergischer Reaktionen enthalten
Mediator	Mittlersubstanz
Mukoviszidose	Angeborene Stoffwechselstörung mit Funktionsstörungen der Lunge und des Darmes (= Cystische Fibrose)

µm	Mikrometer = ein Millionstel Meter
Neurodermitis	stark juckende, chronisch oder in Schüben verlaufende entzündliche Hauterkrankung
NO_x	Sammelbezeichnung für Stickoxide
obstruktive Bronchitis	Entzündung der Bronchien, die mit einer Verengung der Bronchien einhergeht
Peak Flow	maximaler Luftfluß bei der Ausatmung
Placebo	Scheinmedikament ohne Wirkstoff
Plasmazellen	ausdifferenzierte B-Lymphozyten, produzieren Immunglobuline
Pollen	Blütenstaub
Pollinose	durch Pollen hervorgerufene allergische Erkrankung
ppm	Teilchen pro Million (parts per million)
Provokationstest	Auslösung von Krankheitssymptomen durch kontrollierte Reize
Pseudoallergie	allergieähnliche Reaktion, bei der das Immunsystem nicht beteiligt ist
Rhinitis	Schnupfen
Rhinokonjunktivitis	Schnupfen, begleitet von einer Bindehautentzündung
Schweißtest	Untersuchung zur Bestimmung des Salzgehaltes im Schweiß; wird zur Diagnose einer Mukoviszidose verwendet

Sensibilisierung	Immunantwort, die durch ein Allergen ausgelöst wird
SO_2	Schwefeldioxid
spastische Bronchitis	siehe → obstruktive Bronchitis
subkutan	unter die Haut
toxisch	giftig
Toxoid	abgewandelter Giftstoff, der noch als Antigen wirkt, jedoch keine Giftwirkung mehr hat
Urtikaria	Nesselsucht

Selbsthilfegruppen

Selbsthilfegruppen können für chronisch kranke Kinder und deren Eltern eine große Hilfe und Möglichkeit zum Informationsaustausch sein. Hier sind die Anschriften der Zentralen der jeweiligen Selbsthilfegruppen angegeben. Von diesen können Sie sich nähere Informationen besorgen und auch regionale Kontaktadressen erfahren.

Deutschland

Allergiker- und Asthmatikerbund e. V.
Hindenburgstr. 110
41061 Mönchengladbach
Tel. 02161/10207

Arbeitsgemeinschaft Allergiekrankes Kind (AAK)
Hilfen für Kinder mit Asthma, Ekzem oder Heuschnupfen e. V.
Hauptstr. 29
35745 Herborn
Tel. 02772/41237

Bundesverband Neurodermitiskranker in Deutschland e. V.
Sabelstr. 39
56135 Boppard
Tel. 06742/2598

Deutsche Allergie- und Asthmahilfe e. V.
Dorotheenstr. 174
22299 Hamburg
Tel. 040/4604947

Deutscher Neurodermitiker Bund e. V.
Mozartstr. 11
22083 Hamburg
Tel. 040/2205757

Österreich

Lungen-Union
Die Selbsthilfegruppe Asthma–Bronchitis–Allergie
Obere Augartenstr. 26–28
A-1020 Wien
Tel. 0222/3304286

Schweiz

Schweizerische Elternvereinigung
Asthma- und Allergiekranker Kinder
Schaufelgrabenweg 28
CH-3033 Wohlen
Tel. 031/8290042

Vereinigung «Das Band»
für Asthma- und andere Atemwegserkrankte
Gryphenhübeliweg 40
CH-3000 Bern 6
Tel. 031/441138

Ausführliches Inhaltsverzeichnis

3 Wie werden Allergien diagnostiziert?

TEIL B: Allergische Erkrankungen

4 Allergische Erkrankungen der oberen Atemwege

TEIL C: Spezielles

12 Allergieauslöser näher betrachtet

13 Allergiebehandlung durch Hyposensibilisierung

14 Allergievorbeugung

15 Impfungen bei Allergikern

16 Immunologische Grundlagen

17 Alternative Diagnose- und Behandlungsmethoden

TEIL D: Anhang

Register

Naturheilverfahren · Heilmassage

Kuan Hin
Chinesische Massage und Akupressur *Eine Anleitung zur Selbsthilfe*
(rororo sachbuch 9346)
Massage und Akupressur sind zwei Gebiete der traditionellen chinesischen Medizin, die sich ideal für eine Anleitung zur Selbsthilfe eignen, da sie lediglich rudimentäres Grundwissen voraussetzen und sich ohne jegliche Hilfsmittel anwenden lassen. Die besonders sanften Methoden eigenen sich sowohl zur Vorbeugung und Gesunderhaltung von Körper und Geist als auch zur Linderung und Heilung von akuten Beschwerden, deren Eigenbehandlung ausführlich angeleitet wird.

Shitsuto Masunaga / Wataru Ohashi
Shiatsu *Theorie und Praxis der japanischen Heilmassage*
(rororo sachbuch 8416)

Connie Peck
Schmerz laß nach! *Selbsthilfe bei chronischen Schmerzen*
(rororo sachbuch 8584)
Connie Peck hat in ihrer langjährigen klinischen Praxis ein Selbsthilfeprogramm entwickelt, das Menschen die unter chronischen Schmerzen leiden, in die Lage versetzt, ihre Situation spürbar zu verbessern und Schritt für Schritt wieder mehr Lebensqualität und –freude zu gewinnen.

Paavo Airola
Natürlich gesund *Ein praktisches Handbuch biologischer Heilmethoden*
(rororo sachbuch 8314)

rororo medizin und gesundheit

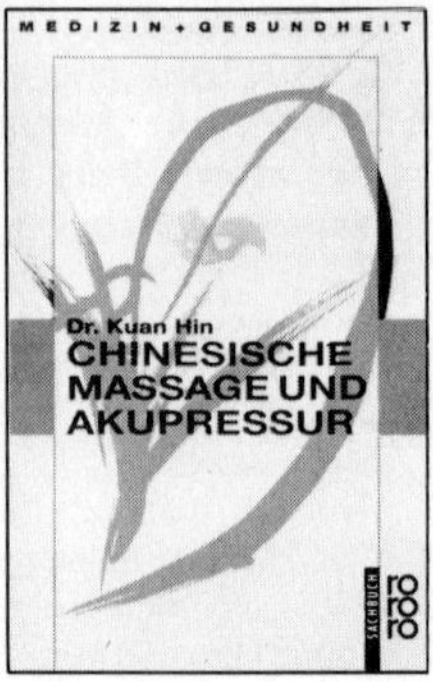

Peter Kensok / Dietrich Ley
Hausmittel *Sanfte Arzneien – einfach und wirksam*
(rororo sachbuch 8811)

Mathias Dorcsi
Homöopathie heute *Ein praktisches Handbuch*
(rororo sachbuch 8562)
Dieses Handbuch ist Lesebuch und Nachschlagewerk zugleich und informiert umfassend über Geschichte, theoretische Grundlagen und praktische Anwendung der Homöopathie.

Ein Gesamtverzeichnis aller lieferbaren Titel der Reihe *rororo medizin und gesundheit* finden Sie in der *Rowohlt Revue*. Jedes Vierteljahr neu. Kostenlos in Ihrer Buchhandlung.

3407/1b

Bewegung · Entspannung

Hans–Dieter Kempf
Die Rückenschule *Das ganzheitliche Programm für einen gesunden Rücken*
(rororo sachbuch 8767)
Der Autor präsentiert hier einen Leitfaden zur aktiven Gesundheitsvorsorge und Rehabilitation von Rückenschmerzen. Dabei wird die Veränderung von Alltagsbelastungen, die sinnvolle Ausübung bestimmter Gymnastikübungen ebenso ausführlich behandelt wie die Möglichkeiten am Arbeitsplatz, negative Auswirkungen auf die Wirbelsäule zu vermeiden. Das Buch wendet sich an alle, die bereits Probleme mit ihrem Rücken haben, ebenso an jene, die Rückenschmerzen vorbeugen wollen.

Joachim Grifka
Die Knieschule *Hilfe bei Kniebeschwerden*
(rororo sachbuch 9186)

Sue Luby
Hatha Yoga *Entspannen, auftanken, sich wohl fühlen*
(rororo sachbuch 8592)

Yogi Deenbandhu
(Detlef Uhle)
Yoga für Alle *Übungen für jeden Tag*
(rororo sachbuch 9386)
Körper– und Atemübungen des Hatha–Yoga (Körperliches Yoga basieren auf jahrtausendealtem Wissen um die Physiologie des Menschen. Dieser Band ermöglicht durch klare Beschreibungen und viele Fotos ein systematisches Selbststudium oder, noch besser, die Vor– und Nachbereitung eines Yogakurses.

rororo medizin und gesundheit

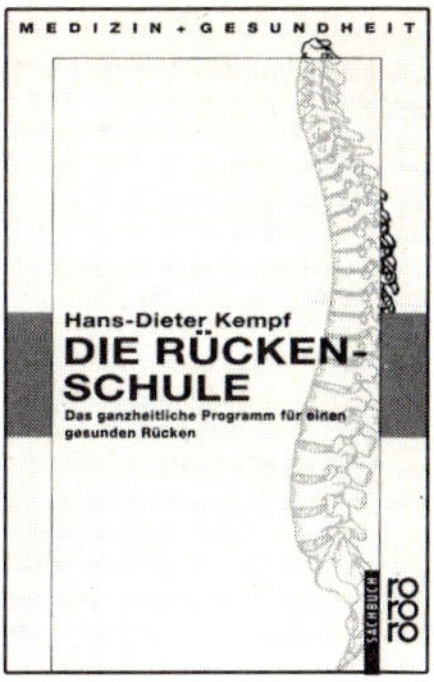

Ingo Jarosch
Tai Chi *Neue Körpererfahrung und Entspannung*
(rororo sachbuch 8803)
Der Autor zeigt, wie man mit Tai Chi die Rückbesinnung auf sich selbst und die dabei erfahrene körperliche und geistige Entspannung mit seiner Methode rasch erlernen kann.

Robert J. Blom
Chiropraktik *Die Wirbelsäule als Zentrum vielfältiger Beschwerden*
(rororo sachbuch 8765)

Ein Gesamtverzeichnis aller lieferbaren Titel der Reihe *rororo medizin und gesundheit* finden Sie in der *Rowohlt Revue*. Jedes Vierteljahr neu. Kostenlos in Ihrer Buchhandlung.

3407/ 1e

Frauen und Gesundheit

Angelika Blume
Verhüten oder Schwangerwerden
Natürliche und gefahrlose Wege zur selbstbestimmten Fruchtbarkeit
(rororo sachbuch 8369)
Immer mehr Frauen suchen nach Informationen, wie sie ihre fruchtbaren Tage präzise herausfinden können, entweder weil sie sich ein Kind wünschen oder aber weil sie sicher verhüten wollen. Dabei möchten sie auf hormonelle Eingriffe (etwa durch Ovulationshemmer wie die Pille) und mechanische Methoden (Spirale, Präservativ, Diaphragma) möglichst verzichten. Die Medizinpublizistin Angelika Blume gibt grundlegende Informationen zu Verhütung und Empfängnis und stellt die verschiedenen Methoden und ihre sichere und praktische Anwendung vor.
Sterilisation *Entscheidungshilfen für Männer und Frauen*
(rororo sachbuch 8865)
PMS – Das Prämensturelle Syndrom
(rororo sachbuch 9129)

Ingrid Olbricht
Die Brust *Organ und Symbol weiblicher Identität*
(rororo sachbuch 8525)
Die Bedeutung der Brust für die Frau ist Thema dieser einzigartigen Arbeit.
Dr. med. Ingrid Olbricht, Chefärztin einer psychosomatischen Klinik, verdeutlicht weit über den medizinischen und psychotherapeutischen Bereich hinausgehend, in welch ausgeprägtem Maße das weibliche Selbstverständnis mit diesem Organ verknüpft sein kann.

rororo medizin und gesundheit

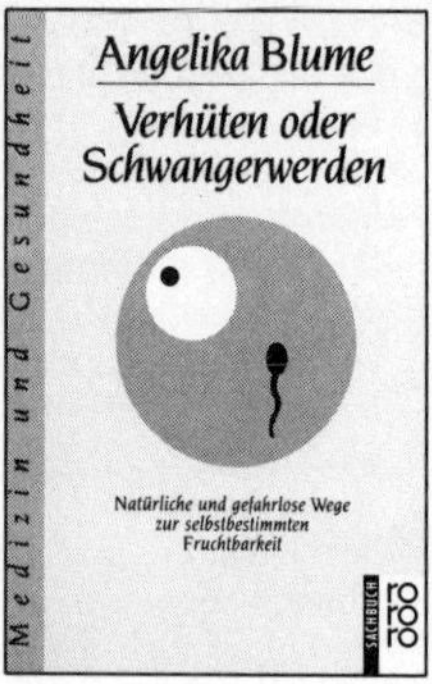

John Guillebaud
Die Pille
Vollständig überarbeitete und erweiterte Neuausgabe
(rororo sachbuch 9127)

Dr. med. Sherman J. Silber
Endlich schwanger *Medizinische Ursachen und Therapien bei Unfruchtbarkeit.*
Überarbeitete und erweiterte Neuausgabe
(rororo sachbuch 8869)

Robin J. R. Blatt
Bekomme ich ein gesundes Kind?
Chancen und Risiken der vorgeburtlichen Diagnostik
(rororo sachbuch 8833)

Frédérick Leboyer
Yoga für Schwangere *Übungen, Texte und Bilder*
(rororo sachbuch 8870)

Carol Dix
Depressionen nach der Geburt
Hilfe für Mütter (und Väter)
(rororo sachbuch 8821)